图解 经络祛病小功法

朱天荣 编著

電子工業出版社
Publishing House of Electronics Industry
北京·BEIJING

图书在版编目（CIP）数据

图解经络祛病小功法 / 朱天荣编著. -- 北京 : 电子工业出版社, 2025. 3. -- ISBN 978-7-121-49792-6

Ⅰ. R224.1-64

中国国家版本馆 CIP 数据核字第 2025BA6848 号

责任编辑：刘伊菲
印　　刷：天津画中画印刷有限公司
装　　订：天津画中画印刷有限公司
出版发行：电子工业出版社
　　　　　北京市海淀区万寿路 173 信箱　　邮编：100036
开　　本：720×1000　1/16　印张：10　字数：169 千字
版　　次：2025 年 3 月第 1 版
印　　次：2025 年 3 月第 1 次印刷
定　　价：49.80 元

凡所购买电子工业出版社图书有缺损问题，请向购买书店调换。若书店售缺，请与本社发行部联系，联系及邮购电话：（010）88254888，88258888。

质量投诉请发邮件至 zlts@phei.com.cn，盗版侵权举报请发邮件至 dbqq@phei.com.cn。

本书咨询联系方式：（010）68161512，meidipub@phei.com.cn。

目录 Contents

第一章 追溯经络的发展史，从经络小功法开始

第二章 人体经络图谱解析

第三章 国医精挑细选的经络养生疗疾小功法

第四章 应季、应时的养生疗疾小功法

第五章 十大热门经络保健小功法

第六章 对付八大系统常见病的小功法

第一章

追溯经络的发展史，从经络小功法开始

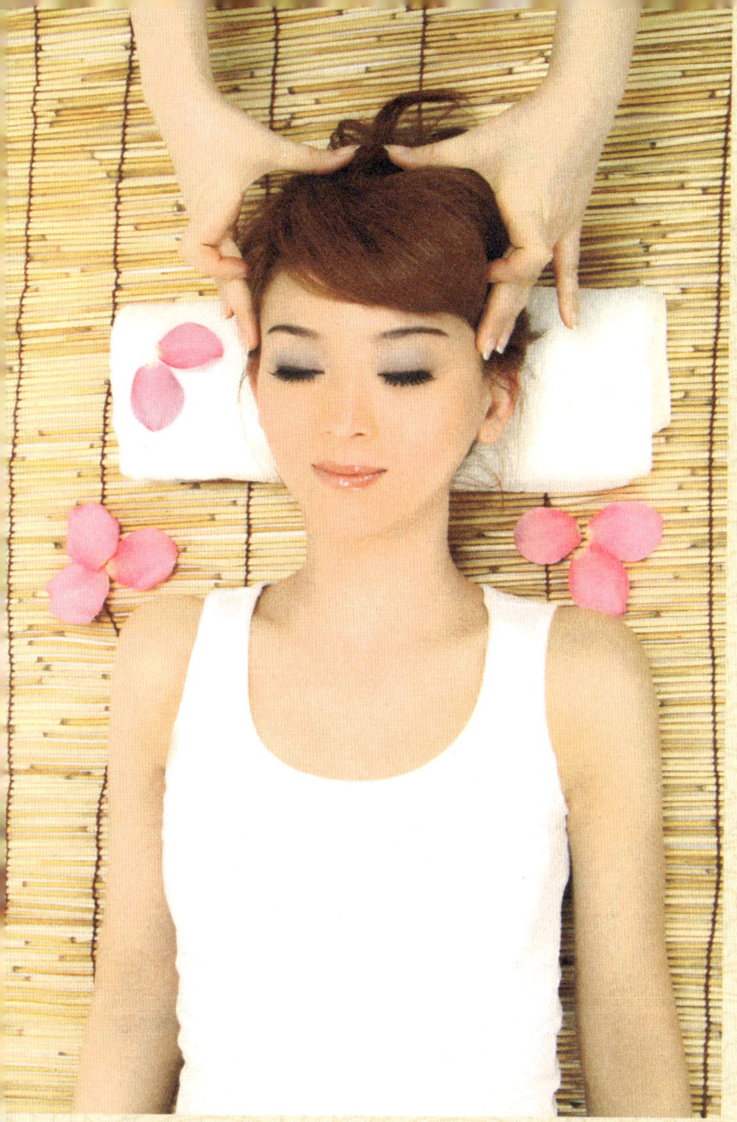

古人所说的经络究竟指的是什么？武侠小说里提到的打通经脉及赫赫有名的葵花点穴手，这些颇有噱头的武功真的有理论基础吗？人体内究竟有没有这种超越现代医学认知的神奇生理系统？本章将为你揭开这层神秘的面纱。

经络小功法的渊源

初次接触经络

经络是人体经脉和络脉的总称。经，有路径之意，经脉贯通上下，沟通内外，是经络系统的主干；络，有网络之意，络脉是经脉的分支，较经脉细小，纵横交错，遍布全身。经络沟通于脏腑与体表之间，在内连属于脏腑，在外则连属于筋肉、皮肤、肢节，将人体的脏腑、组织、器官连接成一个有机的整体，从而使人体的各部分功能活动保持在相对协调的平衡状态。

经络学说与道家思想千丝万缕的关系

中国道学是以老子、庄子为代表的道家气化思想，《庄子·知北游》中有言："人之生，气之聚也。聚则为生，散则为死。"这就告诉我们，气是构成生命的源泉，追求气的有益变化是养生的主要目的。后世道教气功提出"人在气中，气在人中"，即本源于此。道家从讲养生开始，进而养气，再发展为练气、练功。正是在道家气功的修炼过程中，人们才领悟到身体中的经络现象。

正如古人曾描述的，在练习小周天气功时，初期身体会有发热、发胀、触电的感觉，随着修炼时间的延长，功力逐渐加深，练习者会感到体内有一股气流沿着身体正中线的任、督二脉走动。首先，在丹田发热，接着气从丹田（脐下3寸，"寸"是指同身寸，即患者拇指关节的宽度为1寸）出发，逐渐向下，经过会阴穴、尾闾穴，从脊柱内上行至大椎穴、风府穴，直到头顶的百会穴；然后，经印堂穴，沿鼻柱到齿龈穴交会于任脉；最后，向下经膻中穴、气海穴返回至丹田。若继续练习则可打通大周天，练习者会感觉神庭处有一团"亮光"，并随大小周天的路线和气道循行。这就是最初人们认识到的两条经脉——位于身体前正中线的任脉和位于身体后正中线的督脉。

上古时期有很多著名的医家，如岐伯、俞跗、少俞，以及后世的扁鹊、葛洪、孙思邈等，都被后人称为"道医"。他们一边修炼气功，追求长寿，一边从事医疗活动，将自己的气功修炼心得运用到医疗活动中，并从中证实了经络的存在。根据记载，俞跗能够观察、测度经络感传现象，即经络传感的路线，然后记录下经络的走向，经过后人不断地补充和完善，就形成了我们现代中医学中的经络体系。在史实记载中还有很多名医使用针灸来治疗疾病。如华佗在给曹操治疗头痛时，就是用毫针刺太阳、百会等穴位的。

可见，中国道家的气化思想与中医经络之间的关系密不可分，在道家“太极分阴阳”“三生万物”等思想的影响下，医者们在医疗实践活动中找到了经络的循行路线和分布在经络上的穴位。

经络的发展史

事实上，经络发现的关键在于穴位的发现。而穴位的发现却具有一定的偶然性。

例如，一个人伤到了合谷穴所在的部位，虽然手被划伤了，很痛，但是同时，他却发现原先牙痛的症状减轻了，甚至消失了。于是，下次牙痛时，他便会去掐掐或刺破合谷穴所在的地方。这样的经验被推广应用后，人们便发现了合谷穴。经过千年的积累，我们的祖先最终发现了人体的各个穴位，并将有相似作用的穴位用线连接起来。在经络敏感的人身上进行施治时，人们发现了特异的传感路线，竟然与穴位的连线基本吻合，这就逐渐演变成了经络。

经络在现代医学中大显身手

经络学说源于远古时期，是中国传统医学基础理论的核心之一，在两千多年的中医学发展过程中，它为中华民族的健康做出了重要的贡献。

相关学者发现，经脉循行路线与周围神经的分布大体一致。例如，手太阴肺经循行于上肢内侧前缘，实质是沿肌皮神经、前臂内侧皮神经的走向分布的。经脉上的弯曲部位或从经脉中分出较大络脉的部位，也有相应的神经或其分支分布。

经络和穴位对内脏疾病的治疗作用，以及许多经络现象和穴位的病理反应，都与自主神经系统的调节功能密切相关。人们还通过人体解剖等研究发现，穴位主治功效的分区情况与其所在神经节段的划分相符合。虽然现代医学意识到了经络与神经存在某种关联，但现代医学仅笼统地认为，经络系统是一个神经、内分泌、免疫三者相互协调的未知系统。

腧穴
——经络小功法祛病的关键点

腧穴的概述

中医穴位也称腧穴，是人体脏腑经络之气输注于体表的特殊部位。人体穴位是疾病的反应点，也是按摩治病的关键部位。

腧穴的由来

远古时期，我们的祖先一旦身体的某一部位或脏器发生疾病，就会在疼痛部位砭刺、叩击、按摩、针刺、火灸等。他们发现这样可以减轻或消除疼痛，于是就把这些部位视为一些特定的点。这种以痛为腧（以疼痛部位为腧穴）的取穴方式，是发现腧穴的最初阶段。随着生产力的提高和生活经验的积累，人们发现刺灸某些"部位"或"点"时，有酸、麻、胀、痛等特殊的感觉，并沿着身体中的一定路线传导和扩散。有些疾病会沿着身体中的一定路线出现热、寒、凉、抽搐、皮疹或红肿疼痛等奇怪的现象，于是人们发现了经络，此为经络的雏形。随着生产力的进一步发展，人们总结了很多治疗疾病的方法，对腧穴的认知也越来越深入，于是较为系统的腧穴理论便应运而生。除此之外，人们还可以根据腧穴的主治功能和体表特征对这些穴位加以命名并进行取穴定位。

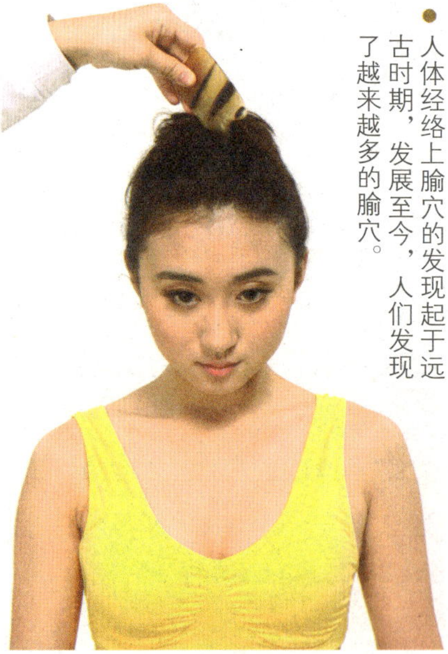

人体经络上腧穴的发现起于远古时期，发展至今，人们发现了越来越多的腧穴。

穴位在《黄帝内经》中被称作"节""会"。"腧"有输注之意，比喻脉气好像水一样流动，而"穴"就是"洞""孔"的意思，腧穴就如同泉溪江河流经途中的孔隙洞穴。对于人体来说，腧穴就是人体的经络之气输注于体表的特殊部位。

腧穴的分门别类

一般我们把腧穴分成三类：十四经穴、奇穴和阿是穴。

十四经穴

十四经穴简称经穴，是指归属于十二正经和任、督二脉循行线上的穴位，有固定的名称、固定的位置和归经，具有主治本经病症的作用，是穴位的主要部分。国际上承认的人体经穴有361个，是腧穴中最主要的部分。其中，十二正经腧穴均为左右对称的一名双穴；任脉穴和督脉穴分布于前后正中线上，一名一穴，为单穴。

奇穴

奇穴也称经外奇穴，是指十四经穴之外具有固定名称、位置和主治作用的穴位，与经络也有密切联系。

阿是穴

阿是穴又称压痛点，这类腧穴既无固定名称，又无固定位置，也没有固定的主治病症，只是以疼痛部位或与病痛有关的压痛点、敏感点作为穴位，故而素有不定穴之称。阿是穴这一名称源于唐代孙思邈所著的《千金要方》一书，“言人有病痛，即令捏其上，若果当其处，不问孔穴，即得便快或痛处，即云阿是，灸刺皆验”。所谓快或痛，即敏感反应的意思，因此阿是穴也就是现代所说的压痛点。从阿是穴的取穴方法可以推出穴位的起源，即人们在生活中，偶然因体表受到撞击而使所患的病痛得以减轻或痊愈；或者在身体不舒服的部位按摩或捶打，使病痛得以缓解。

经过长时期的实践，人们对穴位逐渐有了明确的认识，最终形成了我国医学中所称的腧穴。

腧穴的命名依据

说到腧穴的命名，犹如芸芸众生的名字一样。人体的腧穴名称多源于天文、地理、人体、建筑、功能、形象、脏腑、经脉、气血、精神、阴阳、八卦、音律、度量、传说、历史等。掌握腧穴名称的含义，对理解腧穴的定位、功能、主治，以及腧穴与中医理论的联系等方面有较大帮助。

以部位命名

若腧穴名称中含有谷、池、溪、渊、泉等字样，则该穴多位于四肢躯干的凹陷处，如阳谷、合谷、阳池、太溪、阳溪、太渊、渊腋、极泉等穴，均可从穴名中推测出该穴处于身体的凹陷之处。

以作用命名

如耳前之听会穴、听宫穴，针刺可使听觉汇聚，有聪耳之功；胆经之光明穴、膀胱经之睛明穴、膀胱经之承光穴、胃经之四白穴，针刺之有提高视力、明目之效。

以天体命名

如紫宫、天枢、华盖、璇玑等腧穴，就是以天体命名的。在古天文学中，紫宫、天枢、华盖、璇玑是天空中的星体，隶属于紫微垣，即五宫当中的中宫，又称中元北极紫微宫。其星之命名，为帝王之首，众官之制。所以，将此星名配之于人体心胸之穴位，以表示心为君主之官。

以地貌命名

如承山、商丘、太溪、合谷、曲池等腧穴，就是以地貌来命名的。肌肉之间大的凹陷被称为谷，如合谷穴；肌肉之间小的凹陷被称为溪，如侠溪穴。

以建筑物命名

如中庭、步廊、巨阙、中府、库房、云门等腧穴，这些穴位的命名，大的涉及行政区划分，小的涉及楼堂府舍。因为宫体的建筑布局已基本具备，故中间的大殿为紫宫，宫前之殿堂为玉堂，堂前之宫城为膻中，膻前的庭院为中庭，庭院之侧道为步廊，庭院之前门为巨阙；宫后之旁殿为俞府、中府，并有两侧之库房，间在户舍以布，其旁则开一小门——云门。

以动植物命名

如伏兔穴，位于大腿外侧，其形状像一只伏卧的兔子，故名伏兔；又如鱼际穴，位于手掌，其形状像一条鱼，故名鱼际。诸如此类的穴位名还有很多，都是按其象形来命名的。

结合中医理论命名

气海、血海、神堂等腧穴以其生理功能来命名；阳陵泉（外）、阴陵泉（内）等腧穴以阴阳命名；承浆、承泣等腧穴则以气血脏腑功能来命名。

人体九大特定腧穴概述

在十四经脉的腧穴中，有许多特殊作用的腧穴。根据它们的分布和主治作用不同，将其区分为五输穴、原穴、络穴、郄穴、募穴、交会穴、八会穴和八脉交会穴、背俞穴等。

五输穴

十二正经在肘、膝以下各有五种特殊的腧穴，从四肢末端向肘、膝关节分布的穴位分别为井穴、荥穴、输穴、经穴、合穴，这五种穴位被称为五输穴。

原穴

原穴是脏腑原气经过和留止的部位。十二正经在腕、踝关节附近各有一个原穴，故名十二原穴。在六阳经上，原穴单独存在，排列在输穴之后；六阴经则“以输代原”。

络穴

络脉在由经脉分出的部位上各有一个腧穴，称为络穴，由正经分出，遍布周身，联络表里两经，使阴经与阳经之间表里相通。络穴皆位于四肢的肘、膝关节以下，加之任脉络穴——鸠尾穴位于腹部，督脉络穴——长强穴位于尾骶部，脾之大络——大包穴位于胸胁部，共十五穴，称为十五络穴。

郄穴

郄，间隙的意思，指经气在深部集聚的部位。十二正经在四肢部各有一个郄穴，阴维脉、阳维脉、阴跻脉、阳跻脉也各有一个郄穴，合称十六郄穴。郄穴为治疗本经循行部位及其所属脏腑急性病痛的腧穴之一。

募穴

募穴是脏腑之气输注于胸腹部的腧穴，其位置多与相关脏腑所在的部位相近。脏腑有病多见于相应的募穴部位出现压痛等反应，可见募穴对于诊治与其相关脏腑的病症有着非常重要的作用。

交会穴

两条或两条以上经脉交会通过的穴位称为交会穴，如三阴交，即为足三阴经相交汇合之穴。交会穴大多数分布在头面部和躯干部，可主治本经及与其相交的经脉上的病症。

八会穴

八会穴是指脏会穴、腑会穴、气会穴、血会穴、筋会穴、脉会穴、骨会穴、髓会穴。八会穴与其所属的八种脏器组织的生理功能关系密切。

八脉交会穴

八脉交会穴是十二正经与奇经八脉在四肢相交会的八个腧穴，所以这八个腧穴既可以治疗奇经上的病，又可以治疗正经上的病。

背俞穴

脏腑之气输注于背部相应的腧穴，称为背俞穴。背俞穴均位于背部脊柱两侧，多与脏腑相近，对于诊治脏腑病症有重要作用。

阴阳五行
——经络小功法祛病的玄机

经络之阴阳论

中医的“阳”代表那些向上的、明亮的、亢进的、强壮的东西；“阴”则代表向下的、黑暗的、衰退的、虚弱的东西。阴阳的划分有一定的规律，如人体的上半身为阳，下半身为阴。

阴阳之间是相互制约的关系。当属阴的一方增长时，会使属阳的一方消减；当属阳的一方增长时，会使属阴的一方消减。

阴阳之间又是互相依存的关系。当属阳的一方消减时，属阴的一方虽然在短时间内会增长，但由于长期得不到滋生和促进，就会随之消减；当属阴的一方消减时，属阳的一方虽然在短时间内会增长，但由于长期得不到滋生和促进，也会随之消减。

经络之五行学说

《黄帝内经》中称木、火、土、金、水为五行，并将人体的内脏分别归属于五行，以五行的特性来说明五脏（肝、心、脾、肺、肾合称为五脏）的生理功能，并由五行的属性和五类属性间的内在联系来推理认识五脏的病理变化。木性可曲可直，枝叶条达，有生发的特性，而肝喜条达恶抑郁，有疏泄的功能，所以肝属木，如肝失宣泄则病；火性温热，其性炎上，而心阳有温煦之功，所以心属火，如心火过盛则病；土性敦厚，有生化万物的特性，而脾有运化水谷、营养五脏六腑（胆、小肠、大肠、胃、膀胱、三焦合称为六腑）及四肢百骸之功，为气血生化之源，所以脾属土，如脾运失常则病；金性清肃、收敛，而肺具清肃之性，肺气以肃为顺，所以肺属金，如肺气壅滞则病；水性润下，有寒润、下行、闭藏的特性，而肾有藏精、主水等功能，所以肾属水，如肾气泄漏则病。

五行学说，以木、火、土、金、水五种物质的特性来归类自然界的各种事物和现象。根据《黄帝内经》中五行的思维模式，可以运用五行规律推出五脏之象由五脏、五窍、五体、五志、五液、五神、五色、五味、五音等内容组成。五行之间彼此还有相生相克的关系，五行相生指的是木生火、火生土、土生金、金生水、水生木；五行相克指的是木克土、土克水、水克火、火克金、金克木。依据这种生克规律，可以揣测五脏间的内在联系。

五行相生相克关系图解

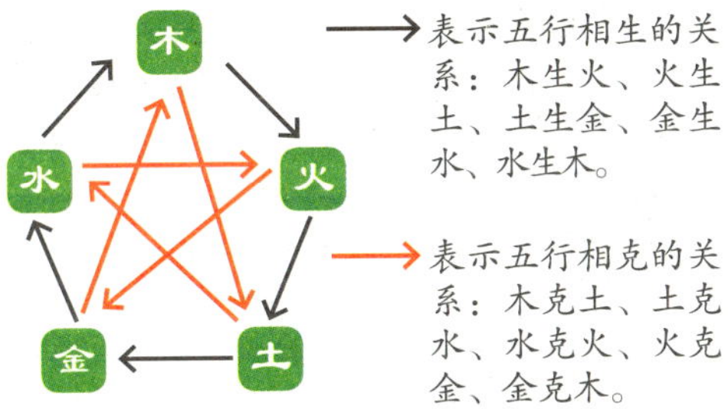

经络之阴阳五行配属法

十二正经分别对应并归属于五脏六腑，阴阳与五行也与归属的脏腑相同，详情见下表所示。

按照“阳井金，阴井木”的规律可进行配属。以手太阴肺经为例，肺经的五输穴是少商（井）、鱼际（荥）、太渊（输）、经渠（经）、尺泽（合），肺经属阴，按照“阴井木”，所以肺经的井穴少商属木，鱼际、太渊、经渠、尺泽分别属火、土、金、水。

六阴经五输穴五行配属表

六阴经	井（木）	荥（火）	输（土）	经（金）	合（水）
肺（金）	少商	鱼际	太渊	经渠	尺泽
肾（水）	涌泉	然谷	太溪	复溜	阴谷
肝（木）	大敦	行间	太冲	中封	曲泉
心（火）	少冲	少府	神门	灵道	少海
脾（土）	隐白	大都	太白	商丘	阴陵泉
心包（相火）	中冲	劳宫	大陵	间使	曲泽

六阳经五输穴五行配属表

六阳经	井（金）	荥（水）	输（木）	经（火）	合（土）
大肠（金）	商阳	二间	三间	阳溪	曲池
膀胱（水）	至阴	通谷	束骨	昆仑	委中
胆（木）	窍阴	侠溪	足临泣	阳辅	阳陵泉
小肠（火）	少泽	前谷	后溪	阳谷	小海
胃（土）	厉兑	内庭	陷谷	解溪	足三里
三焦（相火）	关冲	液门	中渚	支沟	天井

五行五脏结构系统概述表

类别	内容					类别	内容				
五行	木	火	土	金	水	五液	泪	汗	涎	涕	唾
五方	东	南	中	西	北	五走	酸走筋	苦走血	甘走肉	辛走气	咸走骨
五时	春	夏	长夏	秋	冬	五病	语	噫	吞	咳	嚏
五气	风	热	湿	燥	寒	五声	呼	笑	歌	哭	呻
五星	岁星	荧星	镇星	太白星	辰星	五恶	风	热	湿	寒	燥
五色	青	赤	黄	白	黑	五发	阴病发骨	阳病发血	阴病发肉	阳病发冬	阴病发夏
五音	角	徵	宫	商	羽	五邪	春得秋脉	夏得冬脉	长夏得春脉	秋得夏脉	冬得长夏脉
五味	酸	苦	甘	辛	咸	五劳所伤	久行伤筋	久视伤血	久坐伤肉	久卧伤气	久立伤骨
五臭	臊	焦	香	腥	腐	五形志	形苦志乐	形乐志苦	形乐志乐	形苦志苦	形数惊恐
五谷	麦	黍	稷	稻	豆	五有余	神有余	气有余	血有余	肉有余	志有余
五果	李	杏	枣	桃	栗	五不足	神不足	气不足	血不足	肉不足	志不足
五畜	鸡	羊	牛	马	彘	五实死	闷瞀	脉盛	腹胀	皮热	前后不通
五脏	肝	心	脾	肺	肾	五虚死	气少	脉细	饮食不入	皮寒	泄利前后
五菜	韭	薤	葵	葱	藿	五变	色	时	音	味	藏
五体	筋	脉	肉	皮毛	骨	五夺	形肉已夺	大夺血	大汗出	大泄	新产大血
五窍	目	舌	口	鼻	耳	五痿	筋痿	脉痿	肉痿	痿躄	骨痿
五志	怒	喜	思	忧	恐	五痹	筋痹	脉痹	肌痹	皮痹	骨痹
五神	魂	神	意	魄	志	五脏咳	肝咳	心咳	脾咳	肺咳	肾咳
五脏之脉	肝弦	心钩	脾代	肺毛	肾石	五疟	肝疟	心疟	脾疟	肺疟	肾疟
五行之人	木形	火形	土形	金形	水形	五输	春刺荥	夏刺输	长夏刺经	秋刺合	冬刺井

十二正经
——经络小功法祛病的“指导医师”

十二正经名称的由来

十二正经又称十二经脉，指十二脏腑所属的经脉，是经络系统的主体，所以称为“正经”。十二正经的名称由手足、阴阳、脏腑组成。首先，用手、足把十二正经分成手六经和足六经；然后，结合循行于手足不同部位的阴阳属性，根据阴阳学说而给予不同命名；最后，加上所隶属的脏腑名。

十二正经的分布规律

十二正经的分布规律如下图所示。六阴经分布于四肢内侧和胸腹，手三阴经在上肢内侧，其排列是太阴在前、厥阴在中、少阴在后，足三阴经在下肢内侧，其排列也是太阴在前、厥阴在中、少阴在后，但在内踝上8寸以下，是厥阴在前、太阴在中、少阴在后；六阳经分布于四肢外侧和头面、躯干，手三阳经在上肢外侧，足三阳经在下肢外侧，手足三阳经在四肢的排列是阳明在前、少阳在中、太阳在后。

在古代，人们劳作时是“面朝黄土背朝天”。在这种情况下，头、后背、腰是接受日晒最多的地方，肤色深，按阴阳划分日晒多的自然属阳；相反，脸、胸、腹部背对着太阳，肤色比

十二正经的分布规律

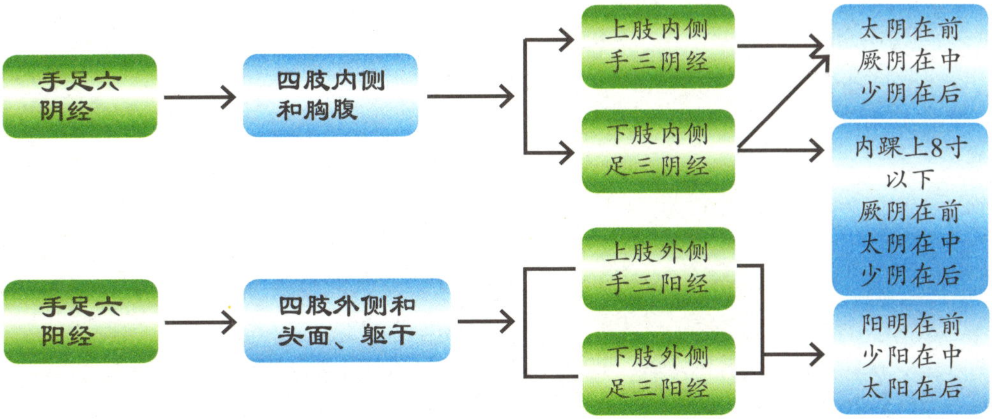

较白，属阴。但凡属阳的经脉，大多都分布在背部及四肢外侧；而属阴的经脉，常常分布在胸腹部及四肢内侧。

十二正经的走向与流注情况

十二正经的气血流注始于手太阴肺经，依次逐经传注直到足厥阴肝经，因足厥阴肝经从足走胸中，故又传注至手太阴肺经，再由手太阴肺经逐经相传，从而形成了一个周而复始、循环无端的传注系统，将气血周流全身，保证了全身各组织器官的营养和功能，以及人体生命活动的正常进行。其具体的循行分布情况如下表所示。

十二正经循行分布情况表

十二正经		循行路线	属络脏腑
手三阴经	手太阴肺经	上胸外侧（第三侧线上端）→上肢内侧前→拇指指腹	属肺，络大肠
	手厥阴心包经	乳旁→上肢内侧中→中指指腹	属心包，络三焦
	手少阴心经	腋下→上肢内侧后→小指指腹	属心系，络小肠
手三阳经	手阳明大肠经	食指指背→上肢外侧前→肩前→颈→下齿→鼻旁	属大肠，络肺
	手少阳三焦经	无名指指背→上肢外侧中→肩上→颈→耳后→眉梢	属三焦，络心包
	手太阳小肠经	小指指背→上肢外侧后→肩胛→颈→耳前	属小肠，络心
足三阴经	足太阴脾经	大趾内→下肢内侧中、前→胸腹第三侧线	属脾，络胃
	足厥阴肝经	大趾外→下肢内侧前、中→阴部、胁部	属肝，络胆
	足少阴肾经	小趾外→足心→下肢内侧后→胸腹第一侧线	属肾，络膀胱
足三阳经	足阳明胃经	目下→面周→颈前→胸腹第二侧线→下肢外侧前→脚第二趾	属胃，络脾
	足少阳胆经	外眦→头颞→项侧→胁腰侧→下肢外侧中→脚第四趾	属胆，络肝
	足太阳膀胱经	内眦→头顶第一侧线→项后→背腰第一、第二侧线→下肢外侧后→小趾	属膀胱，络肾

注：经脉直接联系的脏或腑，称为“属”；属脏或腑的经脉又联络与其相表里的腑或脏，这种联络称为“络”。

奇经八脉
——经络小功法祛病的“得力助手”

奇经八脉的由来

奇经八脉，是在十二正经之外“别道奇行”的八条经脉，这八条经脉纵横交错、穿插循行于十二正经之间，其分布既不像十二正经那样规则，又不直接络属于五脏六腑。“奇”即奇特、奇异，由于这八条经脉在循行分布和与脏腑的联系上均与十二正经不同，所以称其为“奇经八脉”。

奇经八脉的循行规律

奇经八脉的走向和分布没有特定的规律。在奇经八脉中，除带脉环行围绕腰腹一周、冲脉有一分支向下行外，其余六条经脉都是从下肢或腹部向上循行；带脉、督脉、任脉都只有一条单行路线，不是对称的。在奇经八脉中，除任、督二脉有自己的独立腧穴外，其他六条经脉的腧穴都寄附于十二正经与任、督二脉之中。

奇经八脉及分布情况如下表所示。任脉行于人体前正中线，上达下颌部；督脉行于人体后正中线，上至头面； 带脉环行腰腹一周；冲脉与足少阴肾经相并上行，行于腹部、下肢及脊柱前；阴维脉起于小腿内侧，行于下肢内侧、腹部、颈部，至咽喉与任脉汇合；阳维脉起于足背外侧，行于肢外

奇经八脉及分布情况简表

名称	人体分布情况	作用
任脉	人体前正中线	调节全身阴经经气
督脉	人体后正中线	调节全身阳经经气
带脉	环行腰腹一周，状如束带	约束纵行躯干的多条经脉
冲脉	腹部、下肢及脊柱前	滋养十二经气血
阴维脉	小腿内侧，上行于咽喉	调节六阴经经气
阳维脉	足背外侧，上行颈项	调节六阳经经气
阴跻脉	足跟内侧，上行目内眦	调节肢体运动，掌管眼睑开合
阳跻脉	足跟外侧，上行目外眦	

侧、肩、头颈至项后与督脉汇合；阴跻脉起于足跟内侧，行于下肢内侧、腹部、头目；阳跻脉起于足跟外侧，行于下肢外侧、腹部、肩、头部。

奇经八脉与十二正经

奇经八脉是人体经络系统的重要组成部分，其错综循行于十二正经之间，而且与十二正经在人体中多处交会，加强了十二正经之间的联系，将部位相近、功能相似的经脉联系起来。因而奇经八脉不仅有蓄积十二正经气血和调节十二正经盛衰的作用，还有统摄有关经脉气血、协调阴阳的作用。

奇经八脉与养生

奇经八脉与周身所有的经脉相互联络，奇经八脉一旦疏通，全身的气血就会通畅，精力也会越来越充沛。因此，很多人开始探寻针对奇经八脉的养生之道。

打通任、督二脉

古有言："任、督二脉，人身之子午也，乃丹家阳火阴符升降之道，坎水离火交媾之乡。"这句话主要表明任、督二脉介于水与火、阴与阳之间，对于调节它们的平衡关系有着举足轻重的作用。任、督二脉是奇经八脉中最重要的两条脉络，因此，用奇经八脉进行养生最好方法就是打通任、督二脉，以更好地强健体魄和调养生息。

意通八脉法

❶取坐位，平心静气，微合双目，紧闭双唇，心神凝聚，用鼻根呼吸，并尽快调整呼吸。

❷吸气，感觉气由会阴穴沿着督脉一直行到百会穴，屏住呼吸。

❸呼气，感觉气沿任脉循行到会阴穴，屏住呼吸。

❹再吸气，感觉气由会阴穴提起，在气穴分开，上行于两肩窝。

❺再呼气，感觉气由两肩窝分开，分别行走于双臂外侧，一直到劳宫穴。

❻换吸气，感觉气由劳宫穴上行于双臂内侧，至双乳屏住呼吸。

❼换呼气，感觉气下行回到会阴穴。

❽又吸气，感觉气由会阴穴上行于绛宫穴，屏住呼吸。

❾又呼气，气由绛宫穴沿双腿外侧，下降到涌泉穴。

❿再换吸气，气由双足的涌泉穴一直上行于气穴。

⓫再换呼气，气由气穴下行于会阴穴，全身放松。

经脉相通
——经络小功法祛病的依据

经络养生祛病的原则

据统计，全国因为各种慢性疾病造成死亡的人数，平均每天高达15 000多人。在疾病生成的各种因素中，60%的原因是由自己造成的。因为这些患病的人大多没有健康观念，不懂得养生方法。因此，如何养生、如何树立正确的健康观念就显得尤为重要了。

大体而言，中华养生文明源远流长，有着五千多年的历史。从《黄帝内经》开始就提出了饮食节制、七情调和、起居有常等养生方法，后世医学家又进一步扩充，总结了二十四节气养生、四季养生、房事养生、经络养生等方法。

经络养生就是在中医经络理论的指导下，通过拔罐、针刺、灸法、推拿按摩、气功、导引等方法，调理人体的经络系统，使气血运行通畅、脏腑功能协调、机体阴阳平衡，从而达到防病治病、强身健体的目的。

经络养生的基础包括经典中医理论和现代医学理论两方面。经典中医理论认为，养生的重要原则就是天人相应，而天人相应是靠经络来实现的。对于人体而言，自然界的许多变化通常先影响经络，进而才影响机体。经络依靠体内的经气来维持机体与自然界无形之气之间的某种平衡，这种平衡由体表经络上的穴位来验证。如足底的涌泉穴，当人体劳累虚弱时，按压这个穴位就会感觉疼痛。

随着现代医学的发展，医学家们一直想要利用现代的科技手段找到经络的实质，但是迄今为止仍然没有

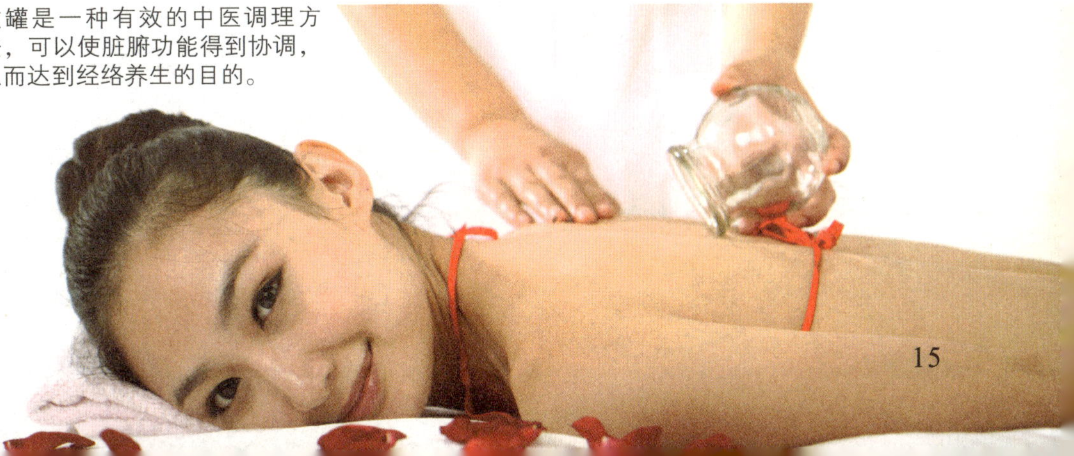

拔罐是一种有效的中医调理方法，可以使脏腑功能得到协调，从而达到经络养生的目的。

取得突破性的进展。目前借助于西医的解剖、生理、生化等学科，人们归纳出了四大主流学派及各自的学术主张：神经生理学派——神经传导学说；生理生化学派——体液循环学说；生物物理学派——生物场学说；整体间隙学派——结缔组织结构学说。但无论是哪个学派，都一致认为经络养生是科学的。因为经过多方研究总结，人们发现穴位经多种方法刺激后，不但能够促进血流通畅，而且可以促进人体分泌脑内吗啡，以激活、修复脑细胞，同时还可以提高机体的免疫功能，从而起到养生保健的作用。

经络调理的整体作用

中医把人看作一个整体，而经络把人体的五脏六腑、四肢百骸及五官九窍等全身各部分都紧密联系起来，形成了一个奥妙无穷的整体。对于经络的作用，中医的经典之作《黄帝内经》里做了较为详尽的描述："夫十二经脉者，人之所以生，病之所以成，人之所以治，病之所以起。"意思是说，经络是人生下来、活下去及生病、治病的根本，并指出经络可以"决死生，治百病"，这是对经络地位和功能的经典概括。经络内属脏腑，外络肢节，沟通于脏腑与体表之间，将人体的脏腑、组织和器官联系起来组成一个有机的整体，并借以行气血、营阴阳，使人体各部分的功能都可以保持协调和相对平衡。虽然现在的医学技术很发达，但我们也不可能时刻都把医师带在身边。如果我们掌握了经络的循行分布特点，充分利用经络和穴位进行自我保健、预防及治疗疾病，就等于随身携带了一个医疗队。经络就是医疗队里的"各级医师"，其中任、督二脉是"主任医师"，十二正经是"各科主治医师"，络脉是"各级医护人员"，冲脉、带脉、跻脉、维脉是"各功能科室主任"，十二皮部和十二经筋则是"接诊医师"。经络调理的强大作用，基本可以归结为以下三方面。

◎**抗御病邪、保卫机体**。营气行于脉中，卫气行于脉外。经络行气血而使营卫之气密布周身，在内和调于五脏，洒陈于六腑；在外抗御病邪，防止内侵。卫气充实于络脉，络脉散布于全身而密集于皮表，当外邪侵犯机体时，卫气首先发挥其抗御外邪、保卫机体的屏障作用。

◎**联络沟通、传导功能**。体表所感受到的病邪和各种刺激，可传导至脏腑；脏腑的生理功能失常，也可反映于体表，这些都是经络联络沟通作用的具体表现。

◎**运行气血、营养全身**。气血是人体生命活动的物质基础，全身各组织器官只有得到气血的温养和濡润才能完成正常的生理功能。经络是人体气血运行的通道，能够将营养物质输送到全身各个组织脏器之中，使脏腑组织得以补充营养，筋骨得以濡润，关节得以通利。

经络的近治作用与远治作用

我们的经络四通八达，遍布全身，经络上的某个穴位除了对局部起作用，还对它所归属的经脉起始端及结束端的部位和器官起作用。这里我们就引出了两个概念：腧穴的近治作用和远治作用，这是我们运用腧穴保健治疗的理论基础。

近治作用——“腧穴所在，主治所在”

近治作用是所有腧穴都具有的共同特点，凡是腧穴均能治疗该穴所在部位及邻近组织器官的病症。例如，偏头痛，取悬颅、颔厌等穴；面目浮肿，取水沟、前顶等穴；耳聋气闭，取听会、翳风等穴；上肢病痛，取肩髃、曲池、合谷等穴；下肢病痛，取环跳、委中等穴；肺部疾患，取肺俞、风门、天突等穴；心脾胸胁疾患，取心俞、巨阙、章门等穴；胃肠疾患，取中脘、天枢、大肠俞等穴；泌尿、生殖系统疾患，取肾俞、关元、中极、维道等穴……。这些都是腧穴治疗局部体表或邻近内脏疾患的例子。

也就是说，随着经脉循行部位的不同，腧穴的主治范围也随之转移，由于不同经脉的腧穴在局部范围内会有相似的主治方向，因此，应用腧穴治疗局部体表或邻近内脏的疾患，往往可以不受经脉所循线路的制约，而体现出横向的阶段性的分部主治规律。以少阴肾经的腧穴为例：足底的涌泉穴可治足心热；足跟的大钟穴可治足跟痛；腓肠肌下端的筑宾穴可治小腿内侧痛；小腹部的横骨穴、大赫穴可治生殖、泌尿系统疾病；上腹部的幽门穴、腹通谷穴可治胃肠病；胸肠部的俞府穴、神藏穴可治肺脏病。其他经络上的腧穴也都一样有近治作用。

远治作用——“经脉所过，主治所及”

这是十四经腧穴主治作用的基本规律。在十四经腧穴中，尤其是十二正经在四肢肘膝以下的腧穴，不仅能治局部病症，而且能治本经循行所涉及的远端部位的组织、器官、脏腑的病症，甚至具有治疗全身病症的作用。这就是腧穴的远治作用。“肚腹三里留，腰背委中求，头项寻列缺，面口合谷收”“头面之疾寻至阴，腿脚有疾风府寻，心胸有病少府泻，脐腹有病曲泉针”，“四总穴歌”中的这些内容所表达的就是腧穴的远治作用。然而，这些穴位为何能治疗看似几乎毫不相干的疾病呢？

这是因为经穴的远治作用与经络的循行分布是紧密相连的。例如，在手少阴心经上位于肘以下的穴位，一般都能预防和治疗心血管系统、神经系统、大脑等部位的疾病，而手少阴心经所出现的症候，又同该条经脉上的穴位主治功能基本一致。一旦人体出现心血管疾病，如心脏病、高血压等，中医医师就会取该经脉上的穴位予以施治。

如今，临床上也常取合谷穴治疗牙痛，取内关穴治疗胃脘痛，取后溪穴、中渚穴治疗颈项扭伤，取足三里穴、上巨虚穴治疗胃肠疾患等，这些正是针对腧穴远治作用的具体操作，且效果显著。其他如上病下取、下病正取、中病旁取，左右交叉及前后对刺等，同样也都是基于经络学说的原理。根据经络学说的叙述，每条经脉上所分布的穴位，都是这条经脉脉气所发的部位。如果这条经脉发生了异常变化，则可通过刺激这条经脉上的穴位来调整经脉、脏腑的气血，治愈疾病。

经络是身体健康的“显示器”

众所周知，经络是联系人体各组织器官的重要通道，能通内达外，每个脏腑都连接着一条经络，当我们的身体出现问题时，经络就成了疾病传导的途径。所以，当我们的体表感受到病邪时，就会通过经络传导于脏腑，而身体哪里有病，哪个脏器的生理功能失调，也会在相应的经络穴位上反映出来。

如果某人身体的某个部位有明显的压痛、凸起、凹陷或结节，说明此人的经络在循行上出现了问题，或在经气聚集时堵塞了，所以发出了这种警告。我们要注意和警惕这种经络的警告，当经络发出某种疾病的警告时，我们应及时刺激相应的经络，这样就会使身体得到有效的调节。

例如，有人因为打篮球而导致受伤，如果肘部外侧出现疼痛，通过刺激肘部外侧的手三阳经就可以减轻症状；如果偏于大拇指的方向疼痛，那么在手阳明大肠经肘部上下的循行线按摩就可以了；如果偏于肘尖（尺骨鹰嘴）处疼痛，那么按摩手少阳三焦经，即肘后部正中上下的凹陷处，疼痛就会减轻。又如，当出现偏头痛时，就刺激少阳经；脊柱酸痛时，就刺激督脉和膀胱经；有胃病时，就刺激胃经。通过刺激经络穴位，可以让经络重新畅通，进而使身体恢复健康。

简便易行健体魄
——经络小功法的初体验

自愈能力是人体与生俱来的能力，也是人的一种本能。但是，随着科技的发展，越来越多的人却将这种本能寄托在医院、医生及医疗器械上，从而使自身的免疫力遭到破坏，甚至有濒临退化的危险。其实，在日常生活中，一些看似微不足道的小功法就能给身体带来好处，让你学会自愈，学会保养身体。

为什么要学经络小功法

经络小功法的具体含义

所谓经络小功法，主要是指运用自身的力量来刺激经络，促进筋骨与肌肉的活动。虽然每个动作都很简单，却能够刺激经穴、活络经脉、按摩脏腑、促进新陈代谢。通过经络小功法可以使全身的气血通畅，促使原本血气滞碍的病体重新恢复生机，回到正常运作的健康状态。

经络小功法的大健康功用

现代人已经意识到，锻炼身体是最经济、最有效的保健方式。这种保健方式，不是依靠外界的作用，而是通过促进人体内环境的良性运转来激发人体自身的活力，从而提高健康水平。下面我们所要介绍的正是这些经络小功法究竟会对人体起到怎样的作用。我们可以从以下4个方面来理解。

◎**调节脏腑机能**。经络小功法虽然简单，但它的每一个动作都是符合现代医学和中医学原理的，我们要有针对性地进行锻炼。练习这些小功法，可以很好地增强心气，以推动血液运行的能力，使血脉通畅，进而提高各脏腑器官的功能。例如，《红炉点雪》

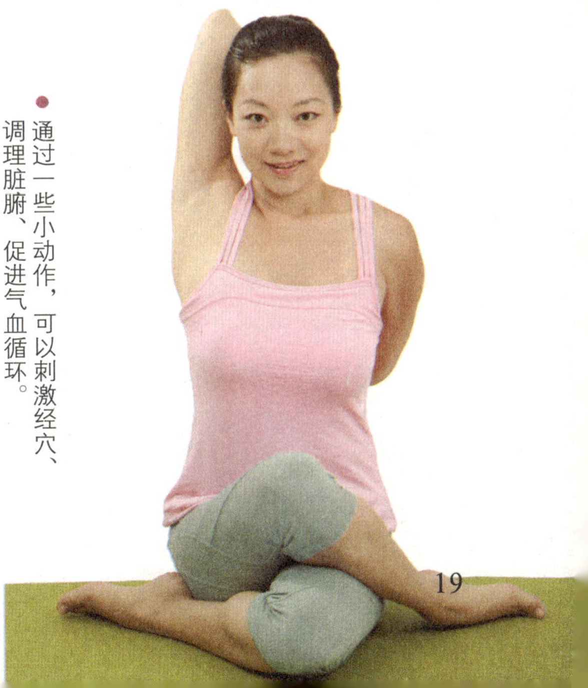

●通过一些小动作，可以刺激经穴、调理脏腑、促进气血循环。

中记载："津既咽下，在心化血，在肝明目，在脾养神，在肺助气，在肾生津，自然百骸调畅，诸病不生。"由此可见，"咽津"这个小功法不仅能补益肾精，而且能调养五脏、增强脏腑机能，甚至具有滋养肌肤的强大功效。

◎**疏通经络气血**。经络是运行气血的通道，其内连脏腑、外络肢节，沟通人体的上下内外，故可保持并协调人体各部位功能活动的相对平衡与稳定。有针对性的小功法可调动人体的经络功能，推动气血在经脉中畅流，从而使经络发挥正常的生理功能。

例如，耳为全身经络分布最密集的地方，十二正经、三百六十五络的别气都走于耳，此外还有许多经脉注于耳。因此，经常锻炼双耳，对局部进行按摩、牵拉等刺激，可以疏通经络、促进血液循环。

◎**充养人体气机**。气、血、精、津是人体生命活动的基本物质。气又是推动人体各脏腑机能活动的动力，也是温煦人体内脏、肌肤的一种气态物质。因此，气、血、精、津充盛，各脏腑组织得其所养，人之生命活动机能就健旺。而运动既能够激发或增强各脏腑的功能，进一步化生气、血、精、津，又能滋润和濡养各脏腑组织。

◎**滋养人体官窍**。中医学认为，五官九窍与脏腑有着紧密的联系，目为肝之窍，舌为心之窍，口为脾之窍，鼻为肺之窍，耳及二阴为肾之窍，各官窍得其所养则功能健旺。因此，简单的小功法不仅可以调和脏腑之气血，令人官窍通畅，还可以起到防病养生的作用。

经络小功法的优势

简单易学，便于掌握

经络小功法之所以称为"小"，就是以简便易行为出发点，建立的一个全新的健康理念。这些动作诸如散步、叩齿、弹耳、浴面等，不仅简单，而且可以随时随地运用；不仅适合健康人士保健养生之用，而且适宜患者治病祛病之用。

正因为经络小功法的方便性和

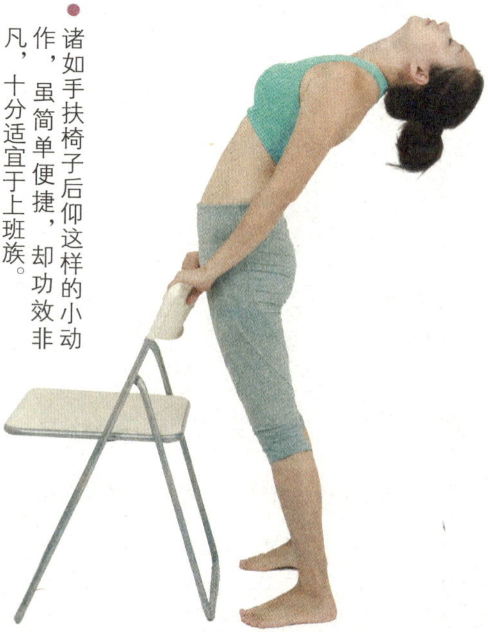

诸如手扶椅子后仰这样的小动作，虽简单便捷，却功效非凡，十分适宜于上班族。

实用性决定了其练习群体不分男女老少，只要能够坚持长期按部就班地练习，便会有明显的效果。

经络小功法通过调节相关脏腑功能，可以改善血液循环、降血压，起到稳定或缓解病情的作用，使患有慢性病的人群增强体质，提高生活质量。所以，经络小功法是慢性病人群行之有效的辅助治疗手段。

增强自我意识，具有积极主动性

古代的导引养生主要是以自我调节为主的一种主动性锻炼方法。这种自我调节表现在不借助他人的帮助，不依靠外界物质的作用，而是运用自身能力来运动肢体、调节情志、改善脏腑功能及代谢水平，以达到防病保健、益寿延年的目的。

动静结合，形神兼养

中国传统养生保健方法有一个非常重要的特征，那就是动静结合。经络小功法很好地将动与静有机地结合起来，并兼容形与神两种境界，这充分体现了中医所推崇的经络养生疗疾保健思想的系统性和完整性。动以养形，静以养神；动则强壮，静则长寿。两者要相互兼用、相互促进。只有形神俱旺，才能起到较好的保健、养生、疗疾等效果。

经络小功法的原则

要“疏导”，拒绝“围堵”

这里所说的“疏导”和“围堵”，是指气血在人体内的运行。当气血流通不顺畅时，就会引发各种疾病，而当应用一些小功法后，便会慢慢地改善气血的运行状态，使其变得顺畅，从而使疾病得到缓解。

中医自疗中的经络小功法，都是通过促进血液循环，最终达到气血流通目的的。所以，中医自疗中拒绝“围堵”，即使被“围堵”了，也要通过种种途径让其“疏导”，从而缓解病痛。

定时、坚持是成功的两大法宝

运动最忌讳的就是半途而废，所以，为了身体的健康，我们一定要按时练习，并且长期坚持。

经络小功法最大的特色就是简单易做、不费力、无须特定场所、无须外力，只要身体能动就可以做。

因人而异要牢记

由于各方面的原因，参加健康锻炼的人群较为复杂，因此，在进行经络小功法养生疗疾时也要因人而异，综合考虑自身特点来制订养生方案。

举手之劳保健康
——经络小功法的基本手法

不同的人群，不同的疾病，不同的穴位及经络，其按摩手法也是不一样的，具体操作手法如下文所述。

循搓经络

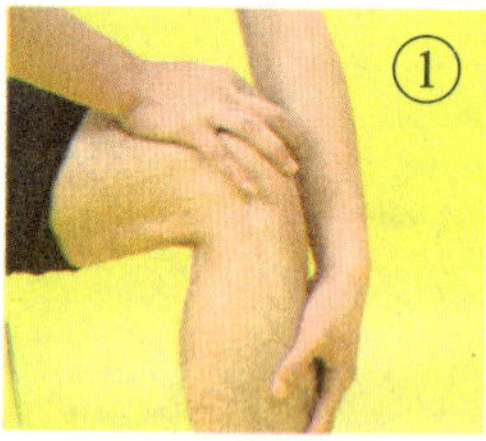

循是顺着经络循行方向，搓是用手掌或手指用力搓摩。循搓经络可以利用搓摩生热，并且因是顺着经络循行方向，所以会补虚散寒，对于肢体麻木、冷痛有很好的效果。

拇指自然伸直，其余四指的掌指关节和指间关节自然弯曲，以拇指指端或指腹着力于体表经络上，以循和搓的手法沿着经络按摩（图①）。该方法适用于头痛、失眠、近视、面瘫、颈项强痛、腰痛、胃痛、腹泻、便秘、月经不调、关节酸痛等症。

推捋经络

推捋经络可以疏通经气，从而达到防病治病的目的。例如，坐在椅子上，把手自然分开，放在大腿中部，由上往下推，拇指和中指的位置相当于足太阴脾经和足阳明胃经的循行路线（图②）。在中医理论中，脾主四肢肌肉，脾与胃相表里，推捋脾胃经可以疏通这两条经络的经气，从而放松肌肉和驱逐脾胃疾病。

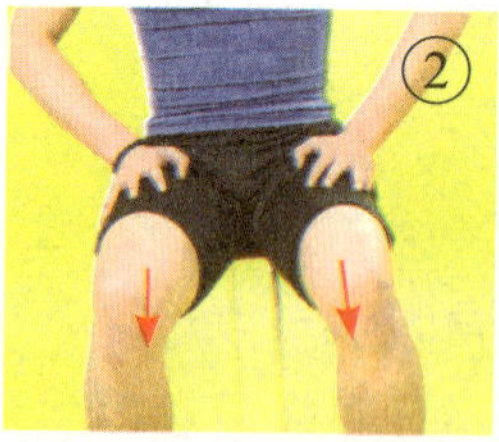

敲揉经络

平时我们走路走得两腿酸痛时，习惯的动作就是捶腿，敲揉经络相对推捋经络来说刺激要大些，甚至有些人认为敲揉的疗效比针灸还要好。我们日常休息时，可以用手掌侧面或木槌等工具对全身经络进行敲揉（图③）。

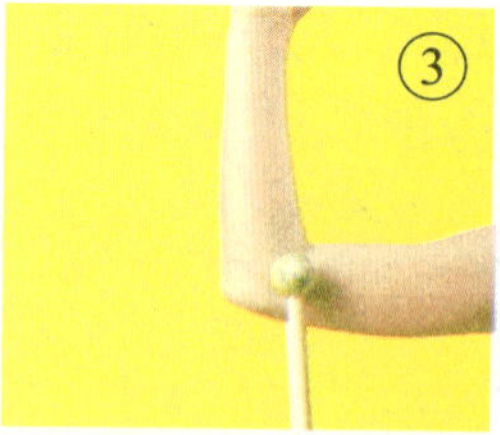

滚法

肩关节放松下垂，肘关节自然

弯曲约40°，上臂中段距胸约一拳左右，腕关节放松，手指自然弯曲，不要过度弯曲或挺直，然后以手指或掌指关节滚动按摩。滚法适用范围很广。

侧滚法

用小指的背侧面着力于一定部位，以小指的掌指关节背侧为支点，肘关节微屈并放松，靠前臂的旋转及腕关节的屈伸，使产生的力持续地作用在治疗部位上（图④）。

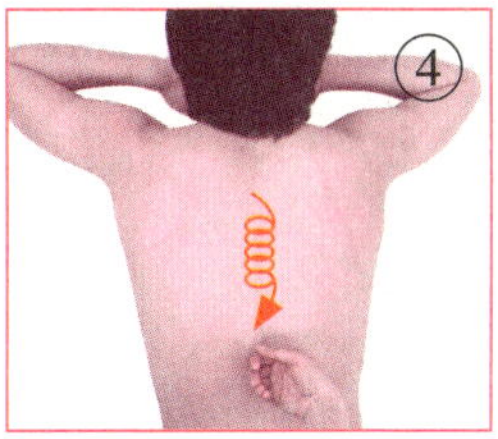

拳滚法

用小指、无名指、中指的背侧及其掌指关节着力于一定部位，以小指掌指关节背侧为支点，肘关节伸直，靠前臂的旋转及腕关节的屈伸，使产生的力持续地作用在治疗部位上（图⑤）。

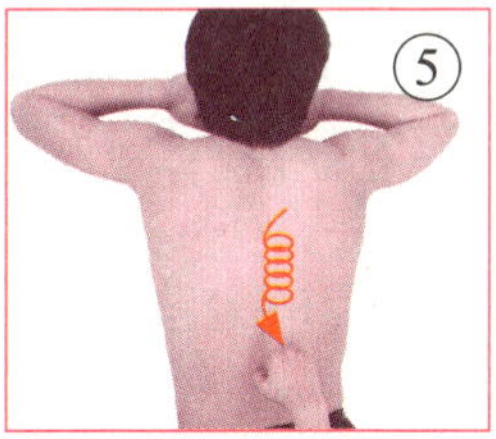

一指禅推法

一指禅指端推法

以拇指指端或指腹着力于一定部位或穴位上，通过指间关节的屈伸和腕关节的往返摆动，使产生的力通过拇指持续地作用在治疗部位或穴位上（图⑥）。

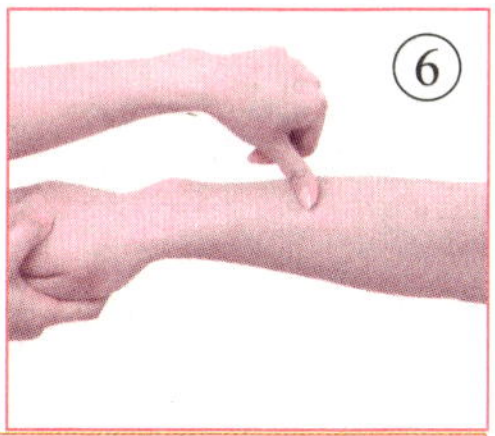

蝶推法

按摩者将双手同时在患者前额部做偏锋一指禅推法，这被称为蝶推法（图⑦）。

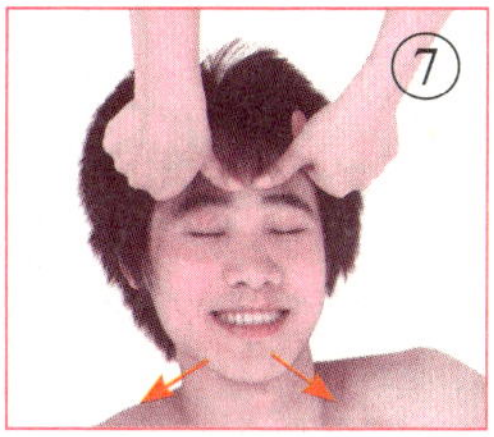

拨法

拇指拨法

拇指伸直，以拇指指腹着力于一定部位，其余四指置于相应位置。拇指适当用力下压，待被按摩部位有酸胀感时，再做与肌纤维、肌腱、韧带、经络呈垂直方向的单向拨动或来回拨动（图⑧）。若单手指力不足，可以双手拇指重叠来进行操作。

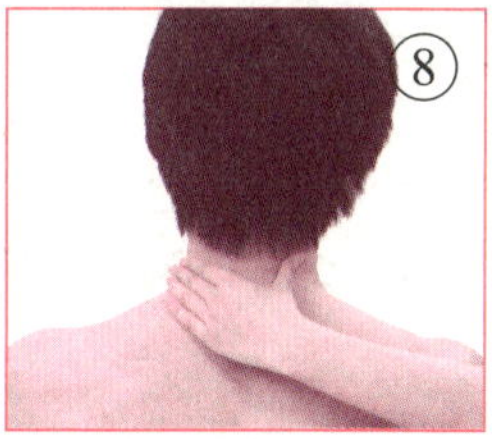

肘尖拨法

以肘尖着力于按摩部位，垂直于

肌腱、韧带、穴位，进行往返用力拨动（图⑨）。本法多用于臀部的环跳、秩边等穴位。

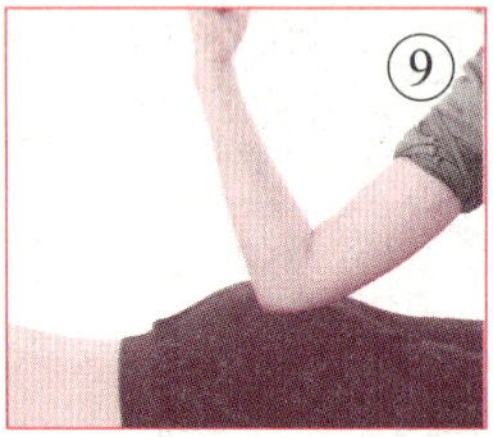

揉法

以手掌大鱼际或掌根、全掌、手指指腹着力，吸定于体表治疗部位，做轻柔和缓的上下、左右环旋动作，称作揉法。

掌揉法

将整个手掌的掌面着力于一定的部位，做轻柔且缓和的环旋活动（图⑩）。

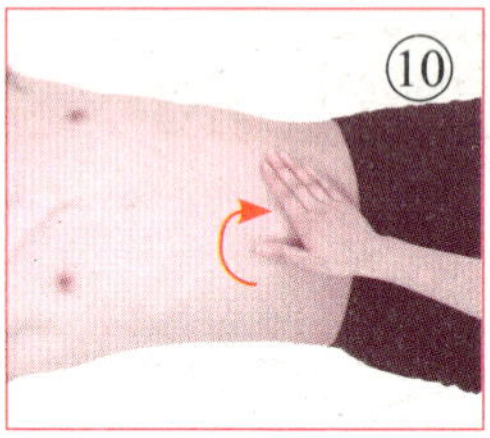

肘揉法

用肘尖着力于一定的部位，用力做环旋揉动或左右揉动的按摩，使产生的力持续作用于治疗部位（图⑪）。该法适用于面积较小的肌肉丰厚处，如环跳穴。

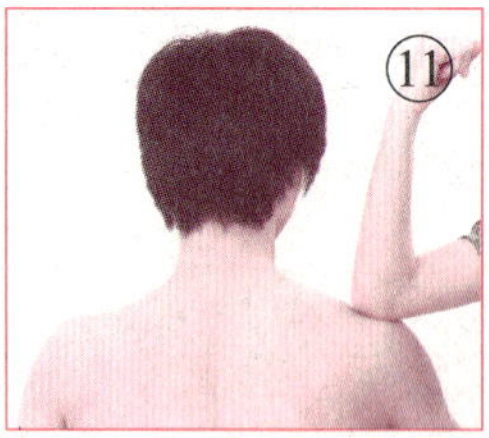

击法

拳击法

手握空拳，腕关节伸直，用拳背或拳眼有节律地击打被按摩者的体表部位（图⑫）。

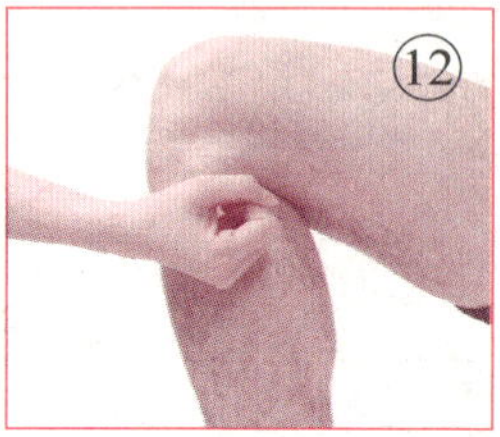

指尖击法

单手五指弯曲，腕关节放松，以指端有节律地击打按摩部位（图⑬）。

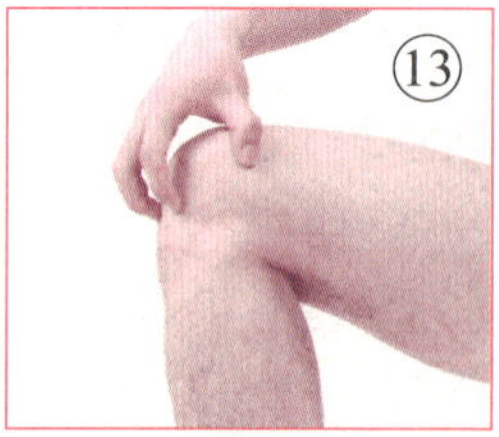

搓法

搓动时双手的动作幅度要均等、用力要对称。搓动时频率可加快，但在体表的位置移动要缓慢，挟持力量要适中。

夹搓法

以双手掌面夹住被按摩者的肢体，令其肢体放松，以肘关节和肩关节为支

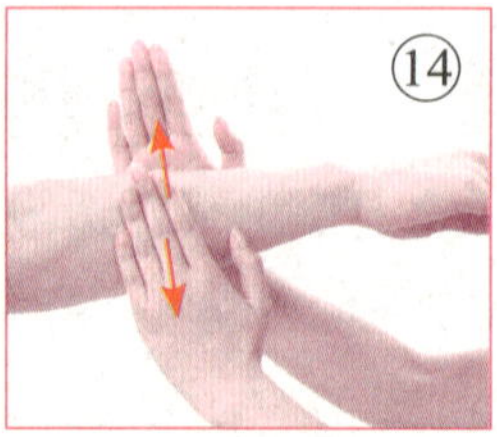

点，前臂与上臂主动施力，左右手做相反方向的快速搓动，同时上下往返移动（图⑭）。

推搓法

以单手或双手掌面着力于按摩部位，以肘关节为支点，前臂主动用力，快速做推去、拉回的搓动（图⑮）。

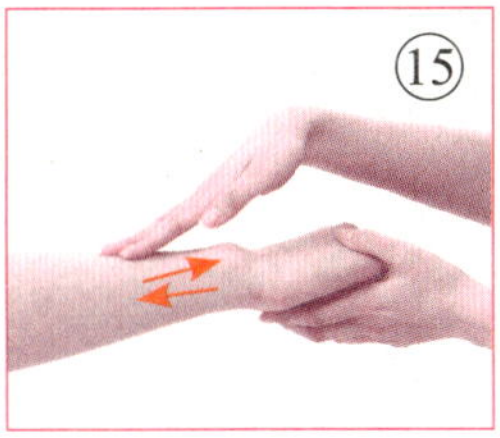

按法

按压时力的方向要垂直向下，用力要由轻到重，稳而持续，使刺激感充分达到肌体的深部组织，切忌用迅猛的暴力。

指按法

用拇指指腹或指端按压体表，其余四指自然弯曲，拇指主动用力，垂直向下按压（图⑯）。当按压力度达到所需力度后，要稍停片刻，然后放松，再做重复按压，按压时动作要平稳且有节奏。当单手指力不足时，可用另一手拇指重叠辅以按压。

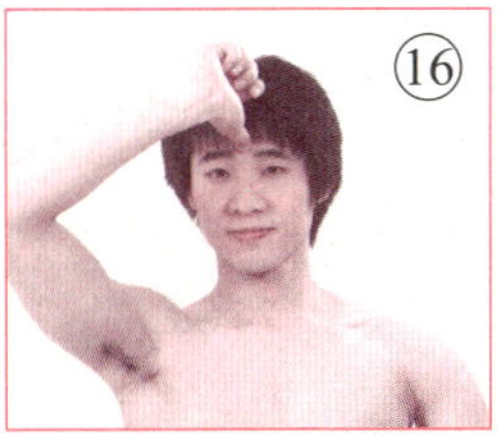

掌按法

用掌根或全掌着力按压体表，以肩关节为支点，利用上半身的重量，通过上臂、前臂将力传至手掌部，垂直向下按压。掌按法可单掌按压，也可双掌重叠按压（图⑰）。

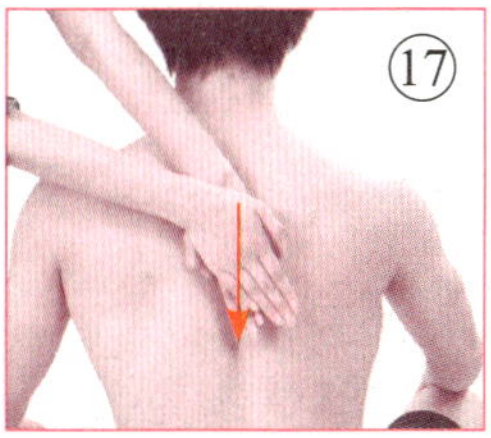

推法

手指、掌或肘部紧贴体表，速度要平稳适中，缓慢而均匀。单方沿直线推进，不可歪曲斜推。

掌推法

用掌部着力于治疗部位，腕关节略背伸，肘关节伸直，以肩关节为支点，通过肘、前臂、腕进行单方向的直线推动。

拇指分推法

以拇指的桡侧置于前额部位，自前额正中线向两旁分推（图⑱）。

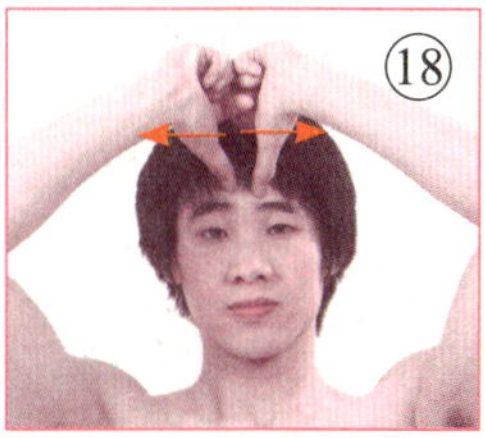

弹法

用拇指的指腹压住同手任何一个手指的指甲，用力弹出，连续弹击需要治疗的部位（图⑲）。

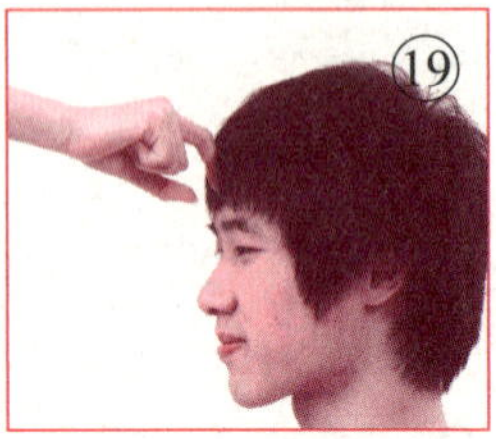

操作时弹击力度要均匀，每分钟弹击120～160次即可。

捋法

拇指捋法

单手食指和中指屈曲，以指关节着力于一定的部位，沿着指关节、足趾关节由上至下推动（图⑳）。

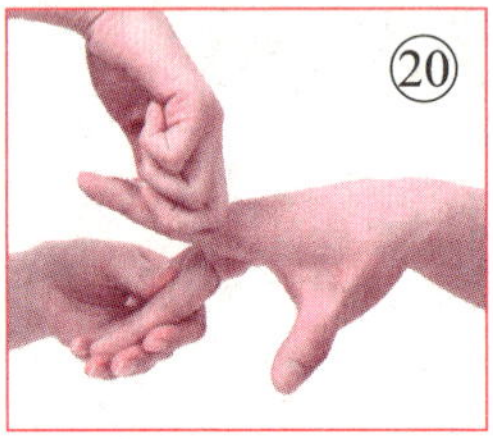

掌指捋法

以一拇指指腹置于按摩部位，另一手掌按于拇指上，以掌发力，拇指着力，沿着脊柱两侧、肌腹、骨缝往返推动（图㉑）。

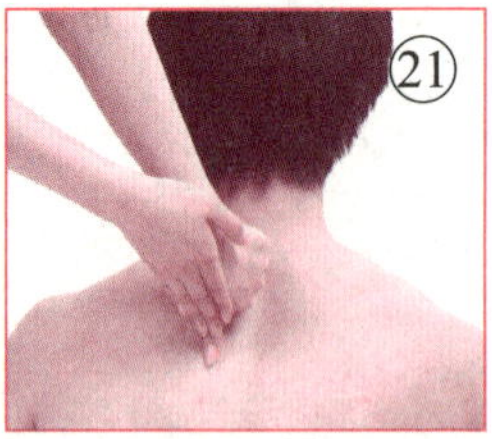

捏法

三指捏法

双手腕关节略背伸，拇指横抵于皮肤，食指、中指两指置于拇指前方的皮肤处，三指捏拿肌肤，双手边捏边交替前进（图㉒）。

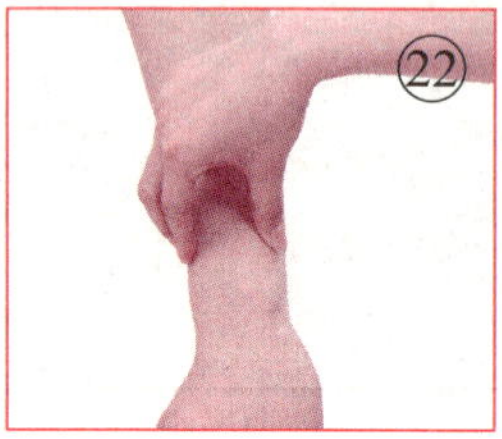

二指捏法

双手腕关节略尺偏，食指中节桡侧横抵于皮肤，拇指置于食指前方的皮肤处，以拇指、食指捏拿皮肤，以局部略感疼痛为宜。该捏法适用于咽喉部位（图㉓）。

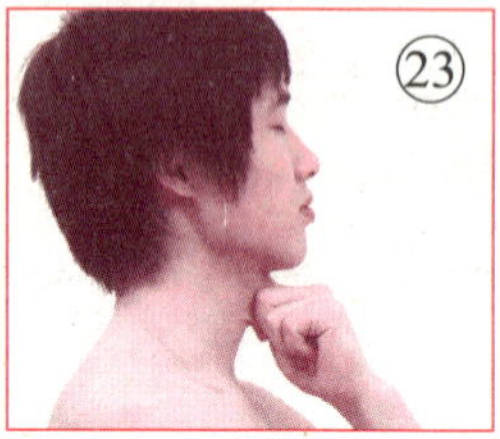

点法

最常用的点法是拇指指端点法，操作方法如下：双手手握空拳，拇指伸直并紧贴于食指中节的桡端侧面，以拇指端为着力点压于需要治疗的部位或穴位上，前臂与拇指主动发力，进行持续点压。

第二章

人体经络图谱解析

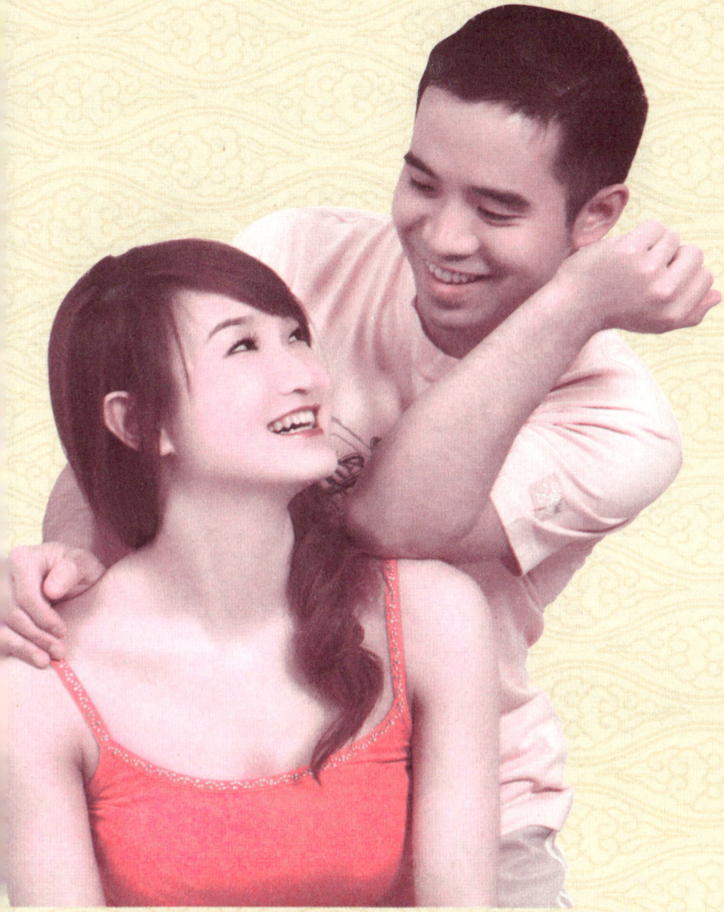

人体内分布有十二正经、十二经别、奇经八脉等经脉，每条经脉上的穴位加在一起，共有720个之多。其中，中医经络养生最常用的经络为十二正经、任脉和督脉，了解并正确运用这些经络图谱及循行络脉的走向，不但可以强身健体，还可以防病治病。

十二正经经络图谱

手太阴肺经

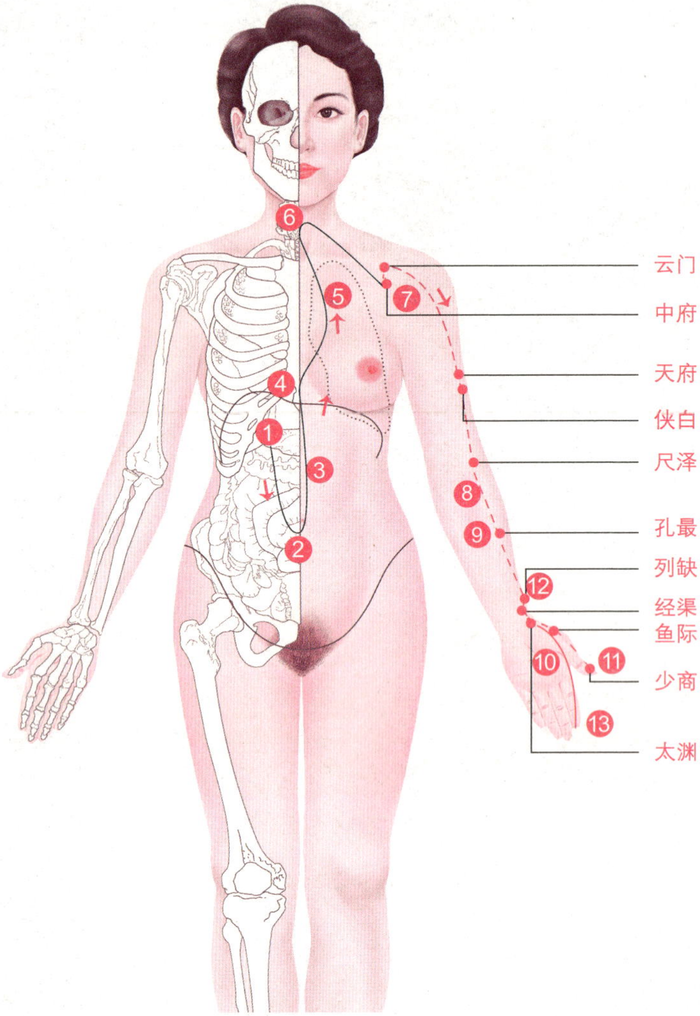

循行脉络

手太阴肺经起始于中焦胃部（见①），向下联络大肠（见②），回绕过来沿着胃上口（见③）穿过膈肌（见④），进入肺脏（见⑤）。从肺系上行至气管（见⑥）、喉咙部横行出于腋下（中府、云门），沿上臂内侧下行（见⑦），行于手少阴心经、手厥阴心包经的前面（天府、侠白），向下经过肘窝中（尺泽）（见⑧），沿前臂内侧前缘（孔最）（见⑨）进入寸口，即桡动脉搏动处（经渠、太渊），向上达大鱼际部，沿边际（鱼际）（见⑩）出于拇指的桡侧端（少商）（见⑪）。手腕后方的支脉，从列缺处分出（见⑫），走向食指的桡侧端，与手阳明大肠经相交（见⑬）。

相关脏腑

属肺，络大肠，并与胃、气管、喉咙联系。

手阳明大肠经

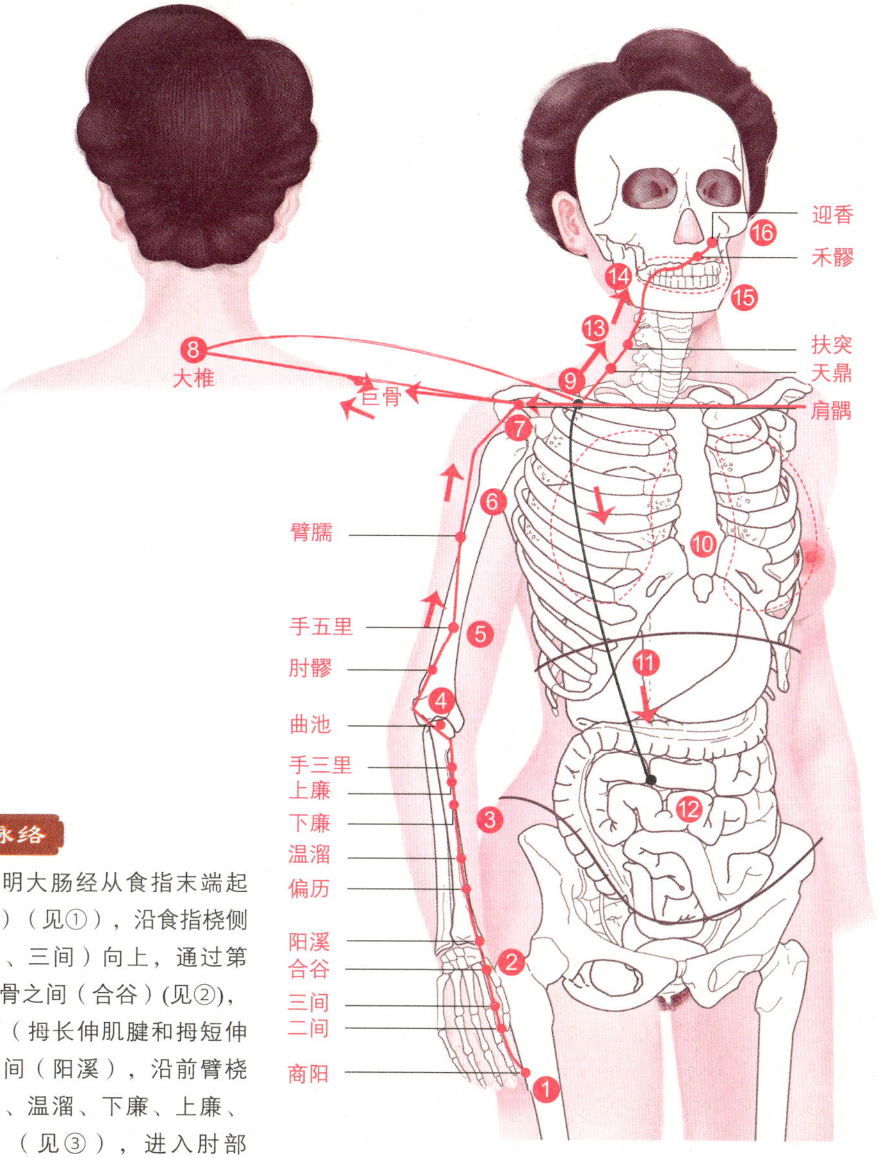

循行脉络

手阳明大肠经从食指末端起始（商阳）（见①），沿食指桡侧缘（二间、三间）向上，通过第1、第2掌骨之间（合谷）(见②)，进入两筋（拇长伸肌腱和拇短伸肌腱）之间（阳溪），沿前臂桡侧（偏历、温溜、下廉、上廉、手三里）（见③），进入肘部外侧（曲池、肘髎）（见④），再沿上臂外侧前缘（手五里、臂臑）（见⑤），上走肩端（见⑥），沿肩峰前缘（肩髃）（见⑦），向上交会颈部（大椎）（见⑧），再向下入锁骨上窝部（见⑨），联络肺脏（见⑩），通过膈肌（见⑪），属于大肠（见⑫）。

缺盆部支脉：从锁骨上窝上行颈旁（天鼎、扶突）（见⑬），通过面颊，进入下齿龈（见⑭），回绕至上唇，交叉于人中（督脉水沟）——左脉向右，右脉向左（见⑮），分布在鼻孔两侧（迎香），与足阳明胃经相交（见⑯）。

相关脏腑

属大肠，络肺，并与鼻、下齿有联系。

足阳明胃经

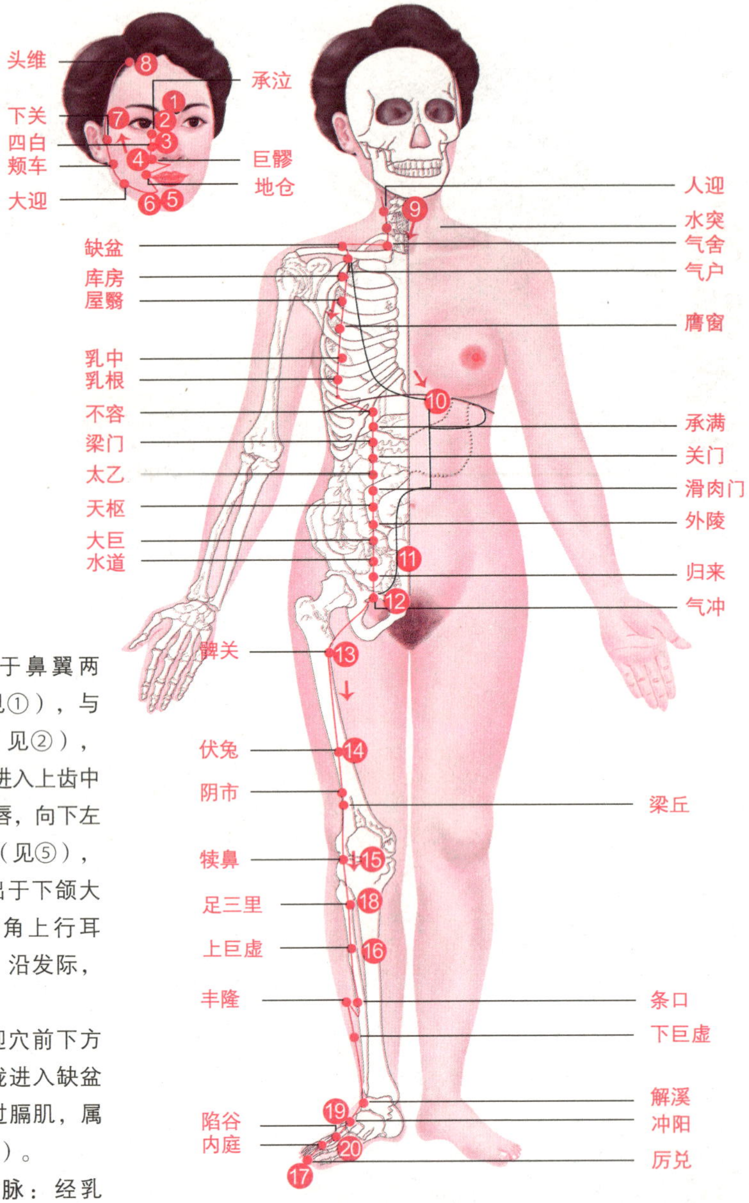

循行脉络

足阳明胃经起始于鼻翼两侧，上行到内眼角（见①），与足太阳膀胱经相交会（见②），向下沿鼻外侧（见③）进入上齿中（见④），复出环绕口唇，向下左右两脉交会于颏唇沟处（见⑤），再向后沿口腮后方，出于下颌大迎（见⑥），沿下颌角上行耳前，经下关（见⑦），沿发际，到达前额（见⑧）。

面部支脉：从大迎穴前下方走到人迎穴，沿着喉咙进入缺盆部（见⑨），向下通过膈肌，属于胃，联络脾脏（见⑩）。

缺盆部直行的支脉：经乳头，向下夹脐旁（见⑪），进入少腹两侧气冲。

胃下口部支脉：首先沿腹部向下到气冲汇合（见⑫），再沿大腿前侧下行（见⑬、⑭），下至膝盖（见⑮），沿胫骨外侧前缘（见⑯），下行至足背，进入足第2趾的外侧端（见⑰）。

胫部支脉：从外膝眼下3寸（足三里）处分出（见⑱），进入足中趾外侧（见⑲）。

足背部支脉：从足背分出，进入足大趾内侧端，与足太阴脾经相交（见⑳）。

相关脏腑

属胃，络脾，并与眼、耳、鼻、上齿、唇、喉咙联系。

足太阴脾经

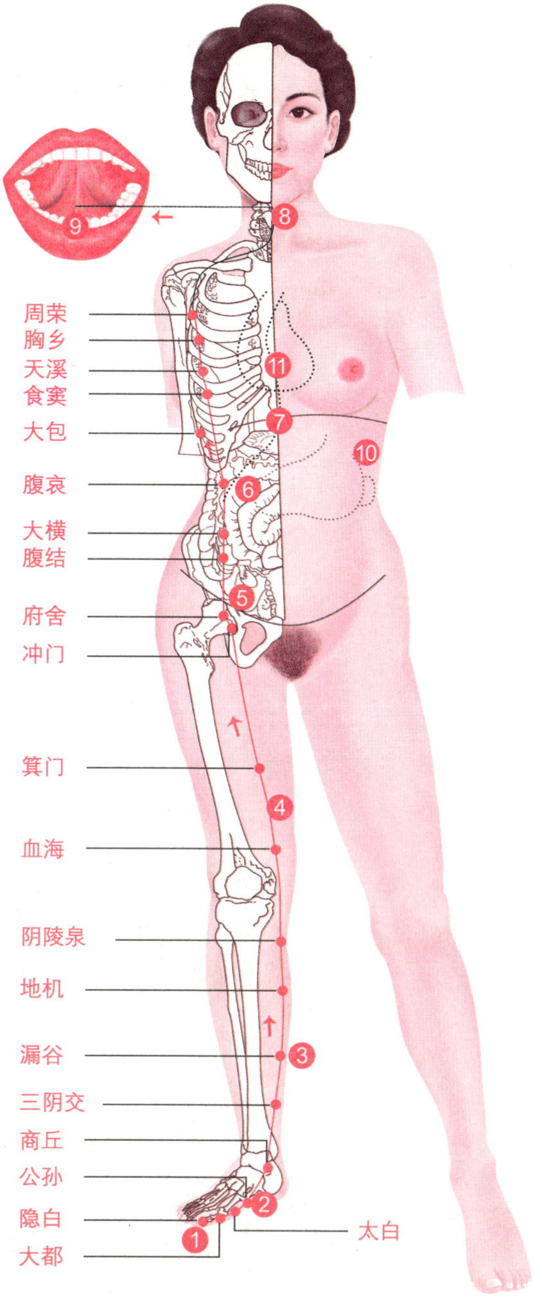

循行脉络

足太阴脾经从大趾末端开始（隐白）（见①），沿足大趾内侧赤白肉际（大都，足背皮肤与足掌皮肤交界处），经过足大趾本节后第1跖趾关节上行，到达内踝前面（见②），向上行至小腿内侧，沿胫骨后缘（三阴交、漏谷），与足厥阴肝经交叉，行于肝经之前（地机、阴陵泉）（见③），向上经过膝关节和大腿内侧前缘（血海、箕门）（见④），进入腹部（府舍、腹结、大横）（见⑤），属于脾，联络胃（腹哀）（见⑥），通过膈肌（见⑦），夹食管两旁（见⑧），至舌根，散布于舌下（见⑨）。

胃部支脉：从胃部分出，向上经过膈肌（见⑩），流注心中，与手少阴心经相交（见⑪）。

相关脏腑

属脾，络胃，流注心中，并与咽、舌有联系。

手少阴心经

循行脉络

手少阴心经起始于心中，出属于心系（心与其他脏器相连的脉络）（见①），通过膈肌，向下联络小肠（见②）。

心系向上的支脉：起于心中（见③），沿食管上行（见④），连结于目系（指眼球与脑相连的脉络）（见⑤）。

心系直行的支脉：向上行于肺部，再向下出于腋窝（极泉）（见⑥），沿上臂内侧后缘、肱二头肌内侧沟（见⑦），至肘窝内侧，沿前臂内侧后缘（见⑧），到达掌后豌豆骨部（见⑨），进入手掌（见⑩），沿着小指桡侧，出于末端（少冲），与手太阳小肠经相交（见⑪）。

相关脏腑

属心系，络小肠，并与肺、咽喉、眼紧密联系。

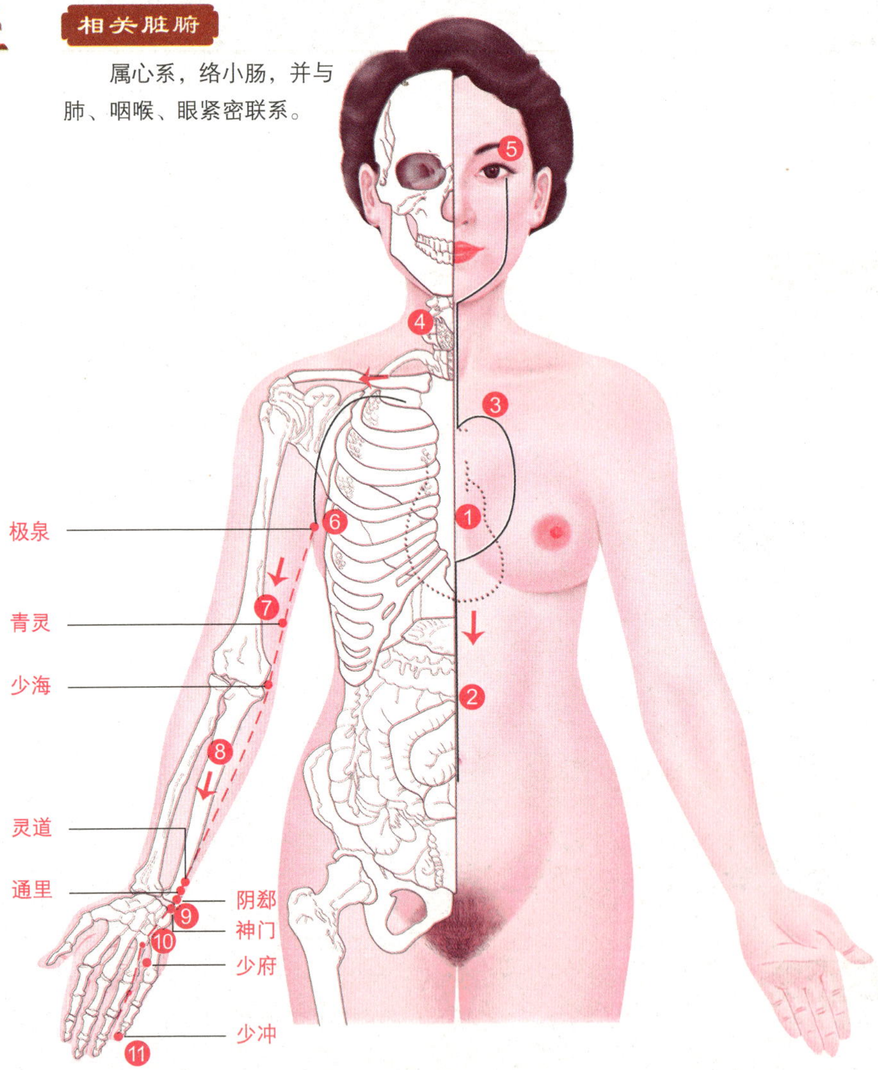

手太阳小肠经

循行脉络

手太阳小肠经起始于手小指尺侧端（少泽）（见①），沿手背尺侧上行至腕部，直上出于尺骨茎突（见②），沿前臂外侧后缘上行，经过肘尖与肱骨内上髁之间（见③），沿上臂外侧后缘（见④）出于肩关节（见⑤），绕行肩胛骨（见⑥），左右两脉交会于督脉大椎穴（见⑦），向下进入缺盆穴（见⑧），联络心（见⑨），再向下沿食管（见⑩）通过膈肌（见⑪）到达胃（见⑫），属于小肠（见⑬）。

缺盆部支脉：沿颈部上至面颊（见⑭），至目眶下（见⑮），转入耳中（听宫）（见⑯）。

面颊部支脉：上行到达目眶下，抵于鼻旁，至内眼角（睛明）（见⑰），与足太阳膀胱经相交。

相关脏腑

属小肠，络心，并与胃、咽喉、眼、耳、鼻有联系。

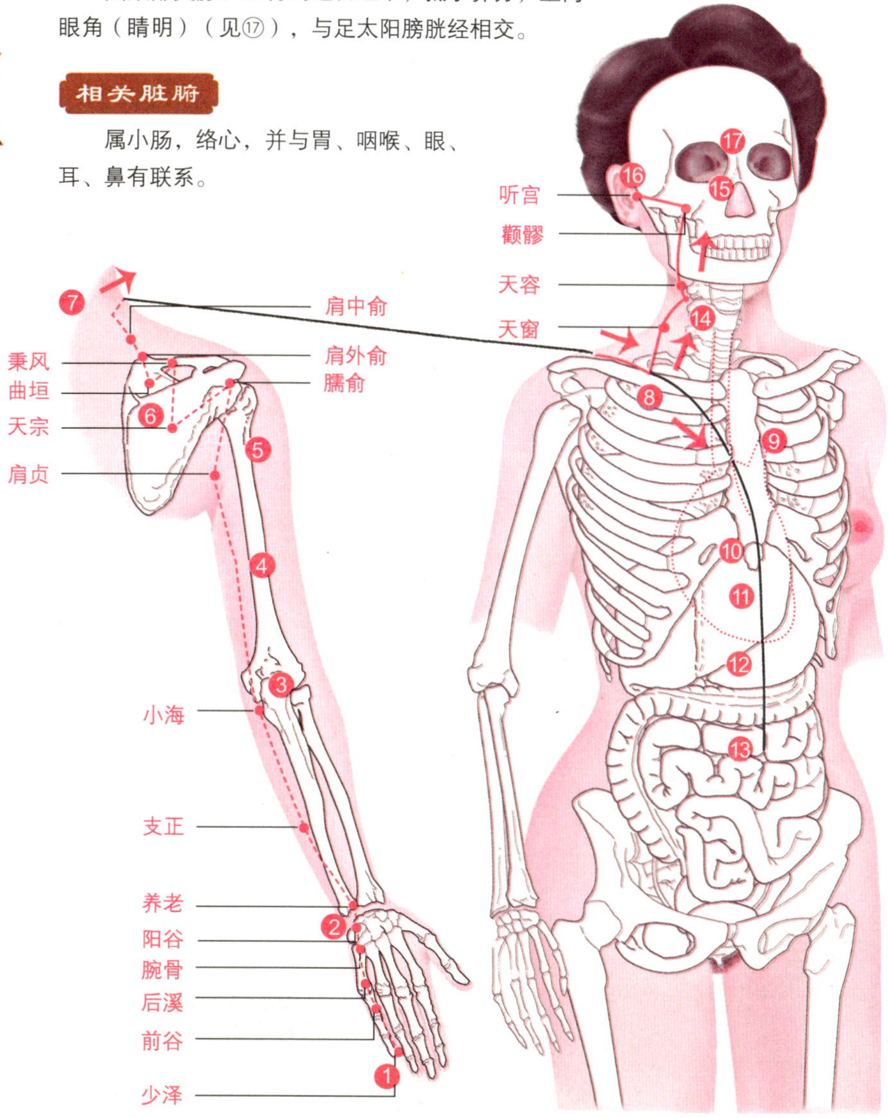

足太阳膀胱经

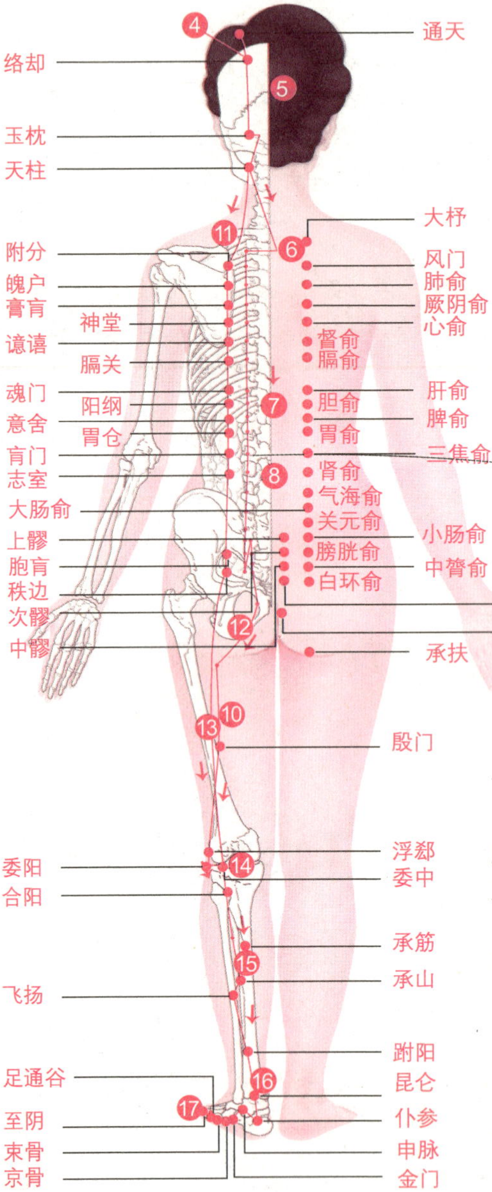

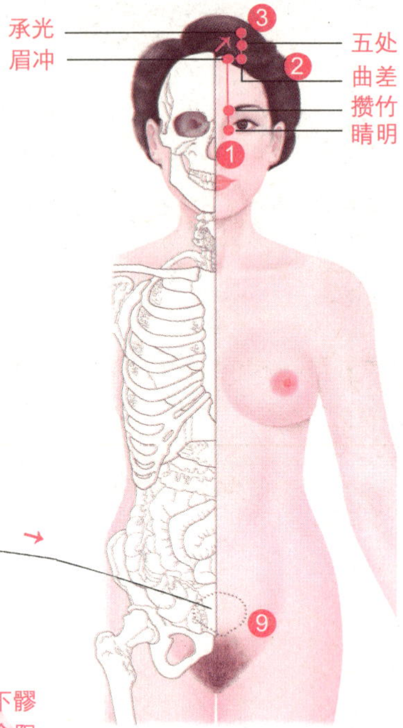

循行脉络

足太阳膀胱经起始于内眼角（见①），向上经过前额（见②），交会于头顶（见③）。

头顶部支脉：从头顶到达耳上角（见④）。

头顶部直行的支脉：从头顶入颅内联络大脑（见⑤），回出分开下行至项后（见⑥），沿肩胛部内侧（大杼），经脊柱两侧（见⑦）到达腰部（见⑧），从脊柱旁肌肉进入体腔联络肾脏（见⑨），属于膀胱。

腰部支脉：向下通过臀部，经过大腿后方（殷门）（见⑩），进入腘窝内（委阳）。

后项部支脉：通过肩胛骨内缘向下（附分）（见⑪），经过臀部下行（见⑫），沿大腿后外侧（见⑬）与腰部下来的支脉汇合于膝关节腘窝中（委中）（见⑭），再向下通过腓肠肌（见⑮），出于外踝后方（见⑯），至足小趾外侧端，与足少阴肾经相交（见⑰）。

相关脏腑

属膀胱，络肾，并与眼、脑、耳有联系。

足少阴肾经

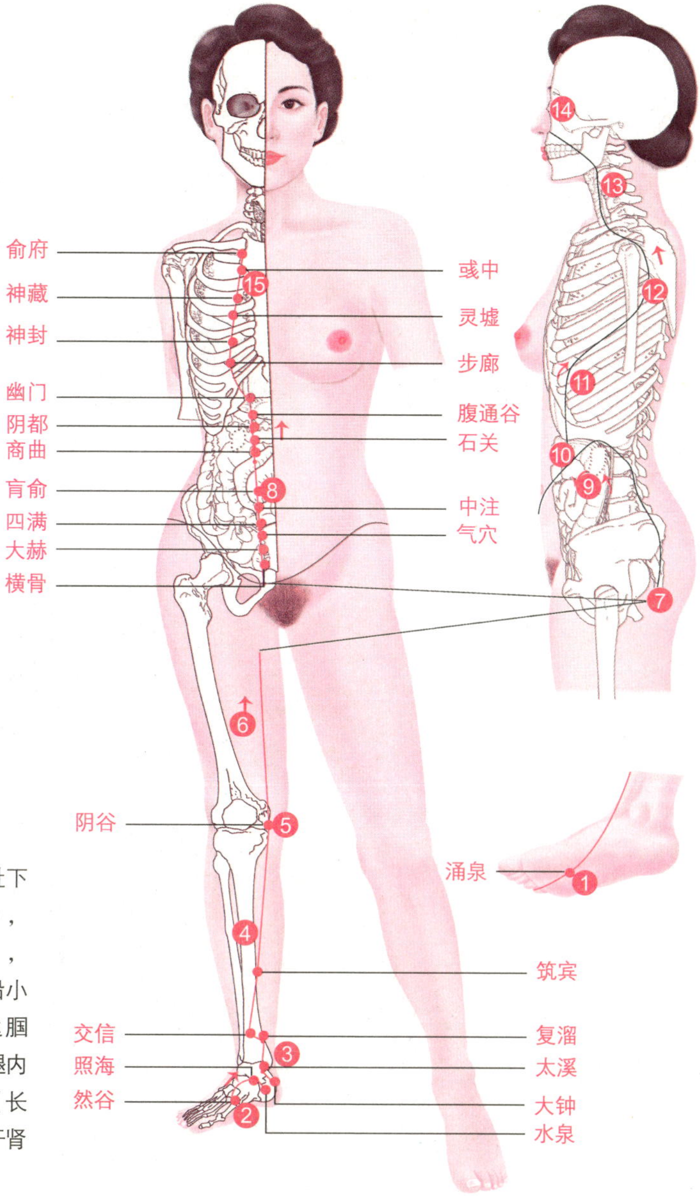

循行脉络

足少阴肾经起始于足小趾下面，斜走于足心（涌泉）（见①），出于舟骨粗隆的下方（见②），沿内踝后缘（见③），向上沿小腿内侧后缘（见④），到达腘窝内侧（见⑤），上行经过大腿内侧后缘（见⑥），进入脊柱内（长强），穿过脊柱（见⑦），属于肾（见⑧），联络膀胱（见⑨）。

直行支脉：从肾脏上行（见⑩），然后穿过肝脏和膈肌（见⑪），进入肺（见⑫），再沿喉咙（见⑬），到达舌根两旁（见⑭）。

另一支脉：从肺中分出，联络心，流注于胸中，与手厥阴心包经相交（见⑮）。

相关脏腑

属肾，络膀胱，并与肝、肺、心、喉咙、舌根有联系。

手厥阴心包经

循行脉络

手厥阴心包经起始于胸中，出于心包络（见①），向下穿过膈肌（见②），再向下到达腹部，依次联络上、中、下三焦（见③）。

胸部支脉：经过胸中（见④），出于胁肋部，至腋下（天池）（见⑤），向上行至腋窝中（见⑥），沿上臂内侧中央下行至手太阴经和手少阴经之间（见⑦），经过肘窝（见⑧），再向下行于前臂中间（见⑨），进入手掌中（见⑩），沿中指，出于中指尖端（中冲）（见⑪）。

掌中支脉：从劳宫分出，沿无名指到指端（关冲），与手少阳三焦经相交（见⑫）。

相关脏腑

属心包，络三焦。

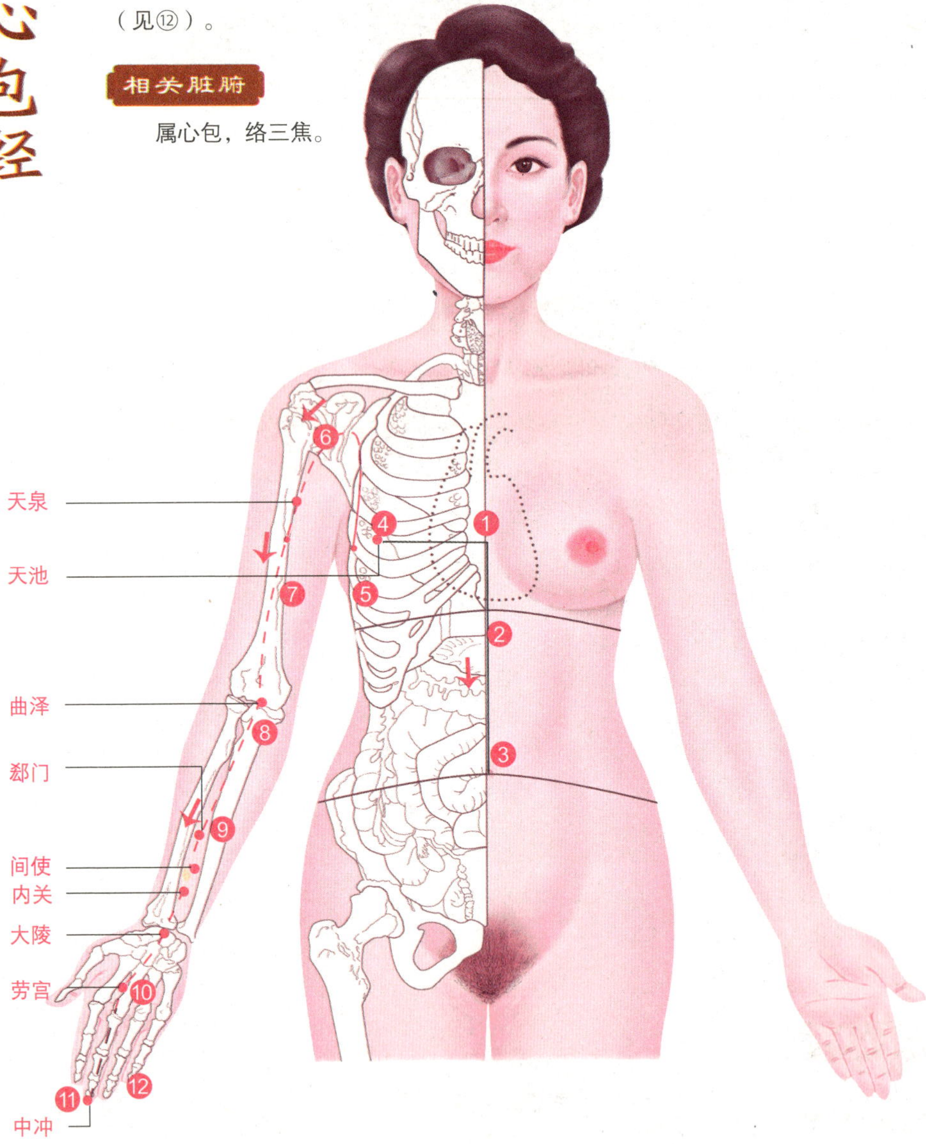

手少阳三焦经

循行脉络

手少阳三焦经起始于无名指末端（关冲）（见①），向上行于小指与无名指之间（液门）（见②），沿着手背（中渚、阳池）（见③），出于前臂外侧两骨（尺骨、桡骨）之间（见④），向上通过肘尖（见⑤），沿上臂外侧（见⑥），向上通过肩部，交出于足少阳胆经的后面（见⑦），向前进入缺盆（见⑧），分布于胸中，联络心包（见⑨），向下通过膈肌（见⑩），从胸至腹，属于上、中、下三焦（见⑪）。

胸中支脉：从膻中上行（见⑫），出于锁骨上窝（见⑬），向上行于后项部（见⑭），联系耳后（见⑮），直上出于耳上方，到额角（见⑯），再曲而下行至面颊，到达目眶下（见⑰）。

耳后支脉：从耳后入耳中，出走耳前，经过上关前，与前脉交叉于面颊部（见⑱），到达外眼角，与足少阳胆经相交（见⑲）。

相关脏腑

属三焦，络心包，并与耳、目锐眦有联系。

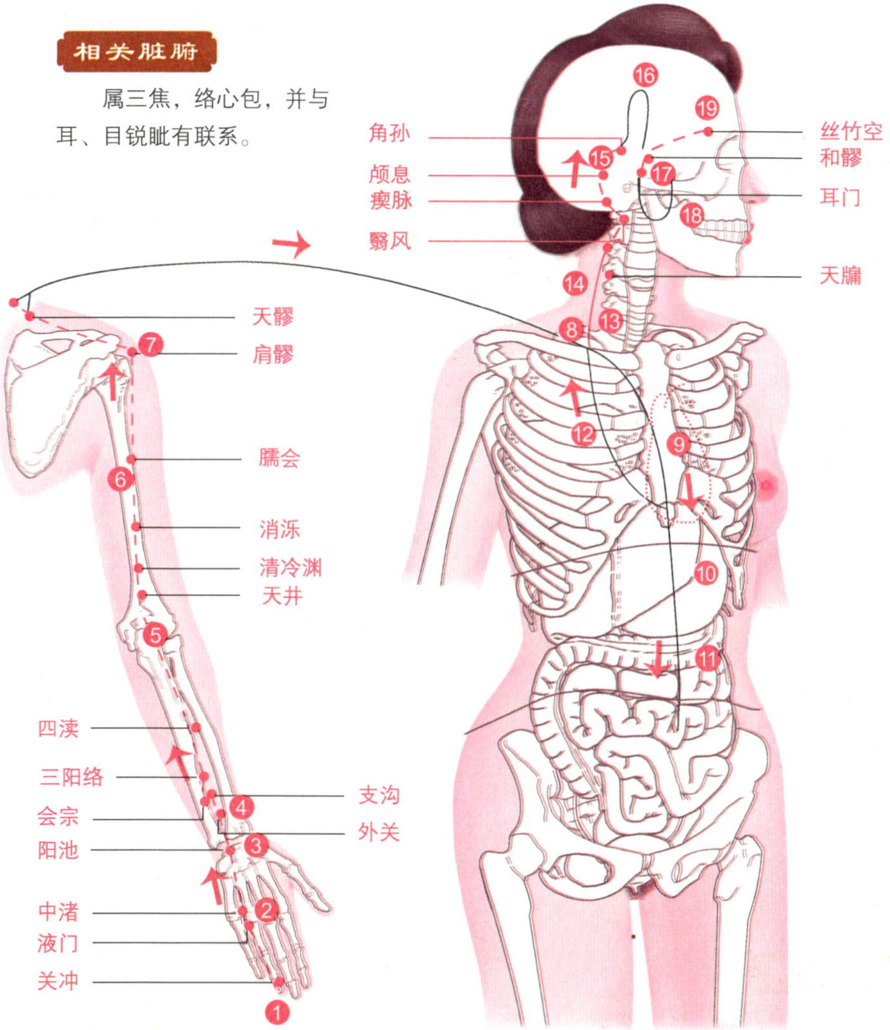

足少阳胆经

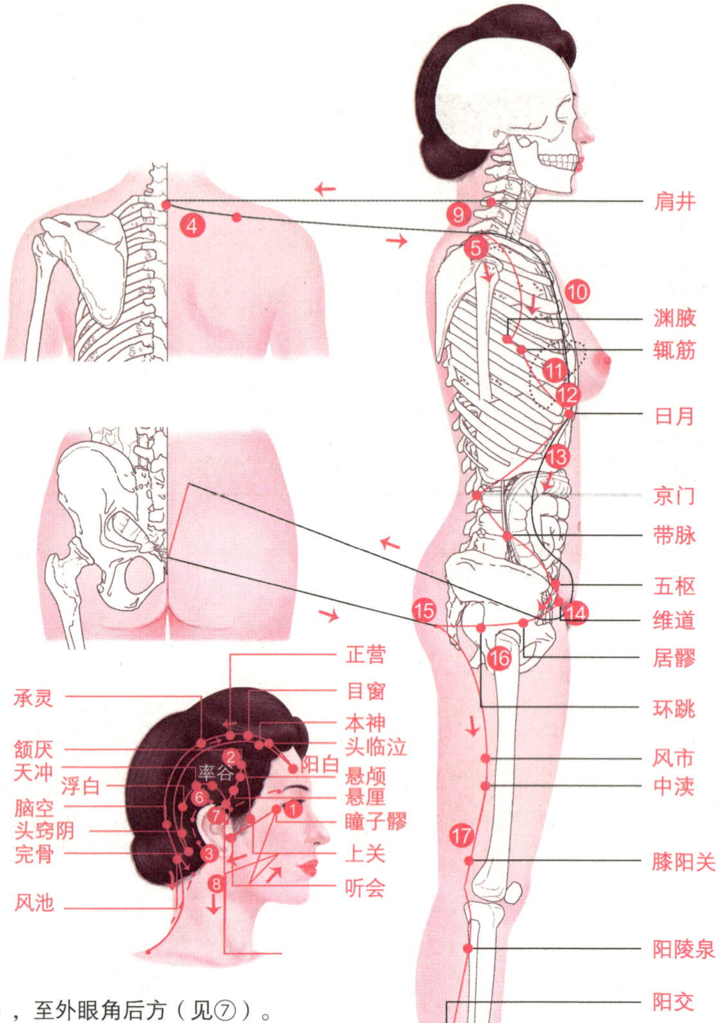

循行脉络

足少阳胆经起始于外眼角（见①），上行到额角（见②），向下经过耳后（见③），沿着头颈向下行至第7颈椎（见④），退回来向前进入缺盆部（见⑤）。

耳部支脉：从耳后进入耳中，出于耳前（见⑥），至外眼角后方（见⑦）。

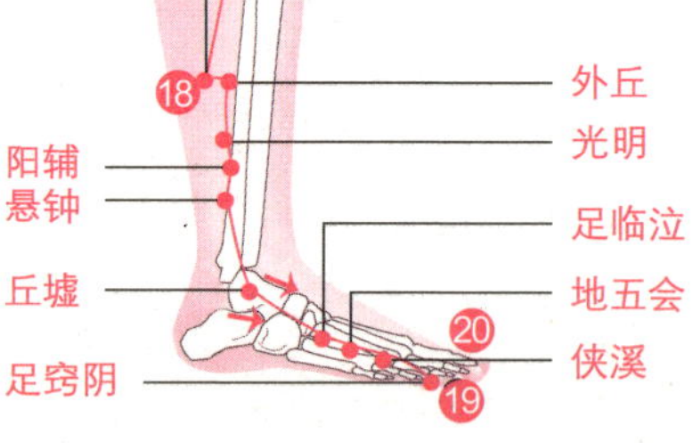

外眼角部支脉：从外眼角分出，向下到大迎穴，与手少阳三焦经在眼下汇合（见⑧），下行至颈部，与前脉汇合于缺盆（见⑨），由此向下进入体腔，通过膈肌（见⑩），联络肝（见⑪），属于胆（见⑫），沿胁肋部（见⑬），向下绕阴部毛际（见⑭），横向进入髋关节部（见⑮），与前脉汇合于此。

缺盆部支脉：从锁骨上窝部下行到腋下，沿侧胸部，经过胁肋部，向下与前脉汇合于髋关节部（见⑯）。再向下，沿着大腿外侧，膝关节外侧（见⑰），向下行于腓骨前缘，直下到腓骨下段（见⑱），下出于外踝之前，沿足背到达足第4趾外侧端（见⑲）。

足背支脉：从足背上分出，进入足大趾端，回转来通过趾甲，出于大趾背毫毛部，与足厥阴肝经相交（见⑳）。

相关脏腑

属胆，络肝，并与心有联系。

足厥阴肝经

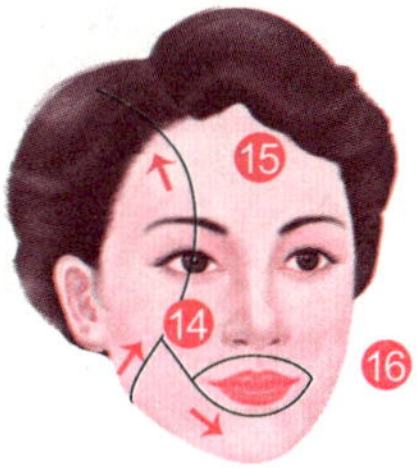

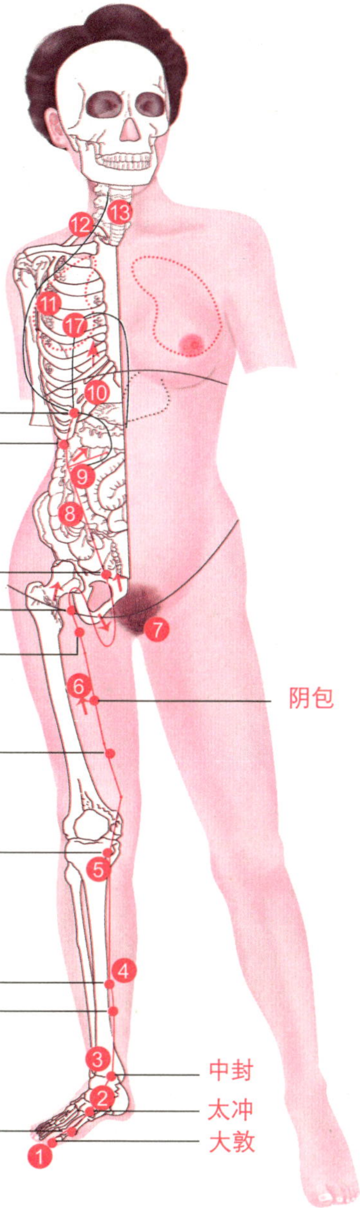

循行脉络

足厥阴肝经起始于足大趾（见①），向上沿足跗部上行（见②），经内踝前1寸处（见③），行至内踝上8寸处（见④），交出于足太阴脾经之后，沿小腿内侧正中上行，经膝关节内侧（见⑤），沿大腿内侧（见⑥）进入阴部（见⑦），环绕阴部上至腹部（见⑧），夹胃旁过，属于肝脏，联络胆腑（见⑨），再向上通过膈肌（见⑩），分布于胁肋部（见⑪），沿气管后侧（见⑫），向上进入咽喉部（见⑬），连接于“目系”（见⑭），再上行出于额部，与督脉交汇于头顶（见⑮）。

目系支脉：从目系下行经过面颊，环绕口唇之内（见⑯）。

肝部支脉：从肝分出，通过膈肌，向上流注于肺，与手太阴肺经相交（见⑰）。

相关脏腑

属肝，络胆，并与胃、肺、咽喉、外阴、眼、脑有联系。

任脉

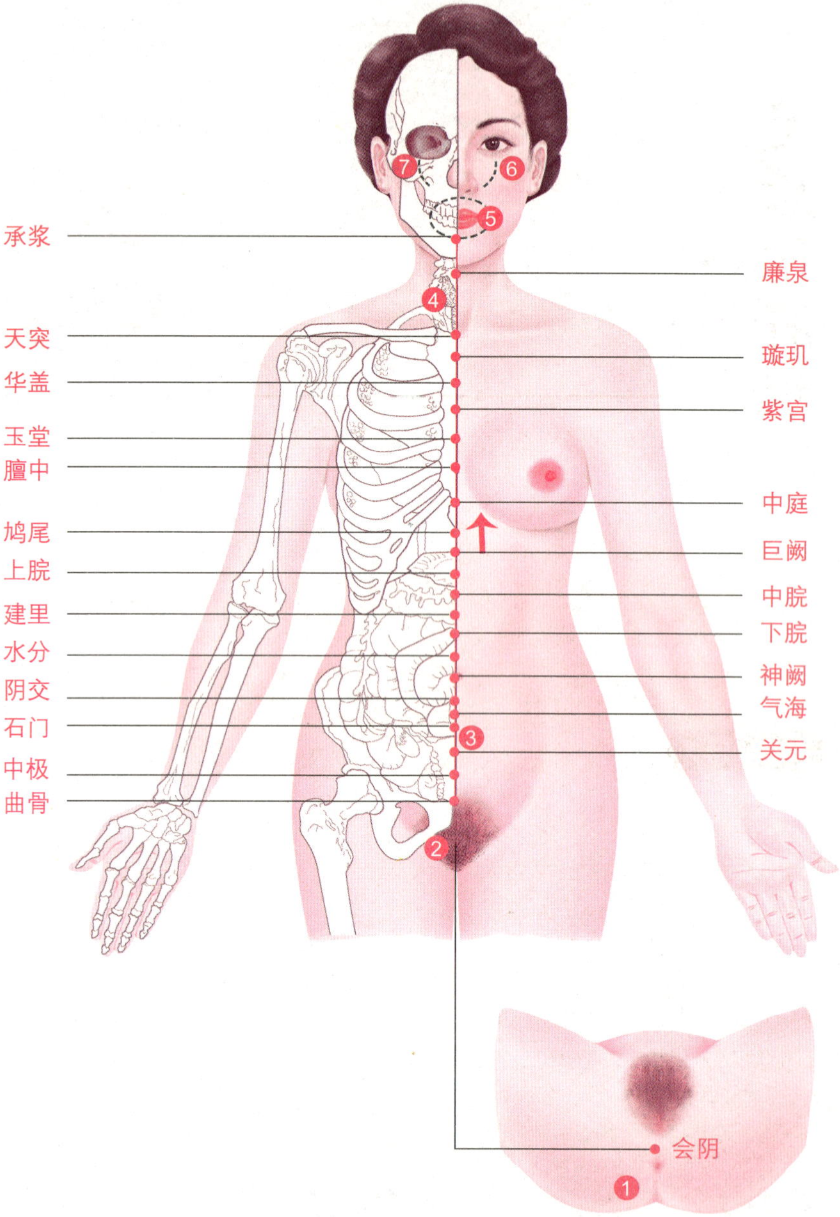

循行脉络

任脉起始于小腹内，下出于会阴部（见①），向上行于阴毛部，沿着腹部正中线上行，经过曲骨、关元、鸠尾等穴（见②③），向上到达咽喉部（天突）（见④），至下唇内，左右分行，环绕口唇之内（见⑤），再分别通过鼻翼两旁，进入眼眶下，交于足阳明经（见⑥⑦）。

分支：由胞中分出，与冲脉相并，上行于脊柱，循行于背部。

督脉

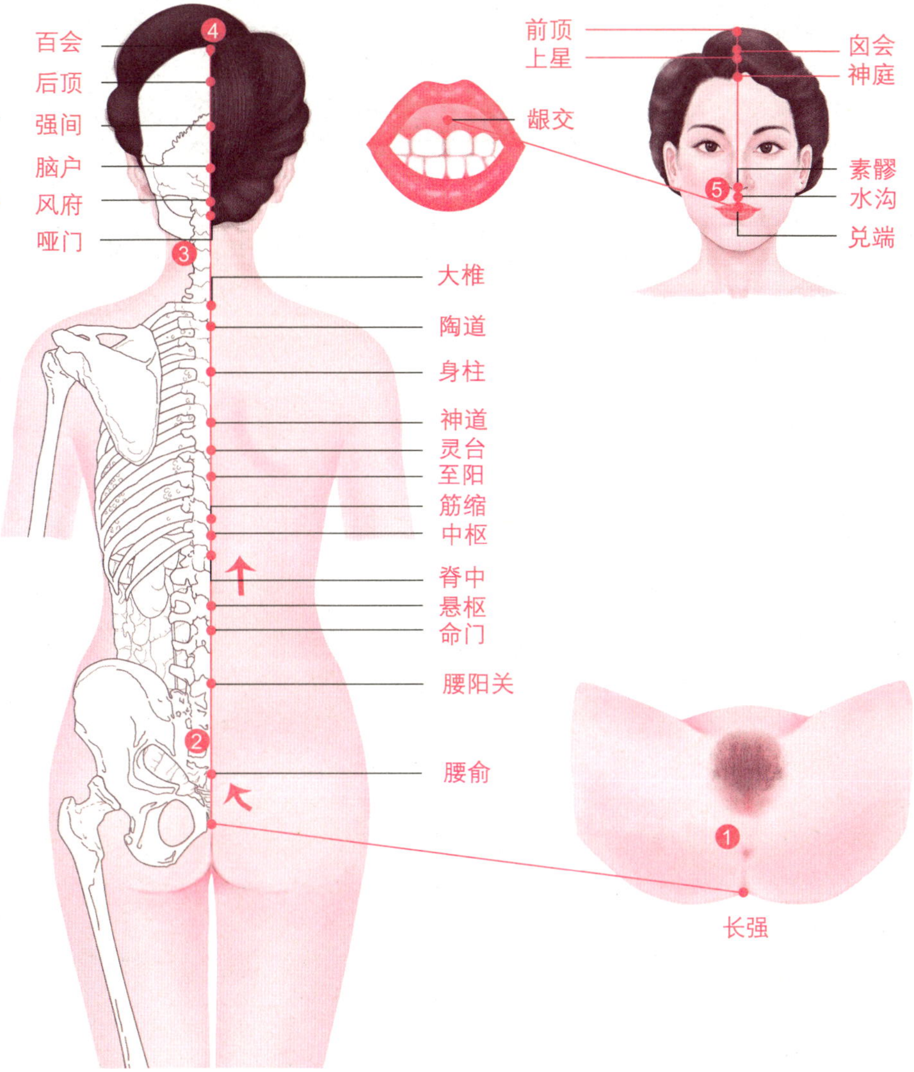

循行脉络

督脉起始于小腹内，下出于会阴部（见①），向后至尾骶部的长强，沿脊柱上行（见②），经项部至风府，进入脑内（见③），沿头部正中线，上至巅顶的百会（见④），经前额下行鼻柱至鼻尖，过人中（水沟），止于上齿正中的龈交穴（见⑤）。

分支1：从脊柱里面分出，联络肾。

分支2：从小腹内分出，直上经过脐中，向上至心，到咽喉部，向上到下颌部，环绕口唇之内，至双目下中央。

小功法测健康，让你更懂自己的身体

测试动作1：手臂体前平举放纸

动作步骤

站立，双腿并拢，双臂在体前平举，双臂保持平行，掌心向下，将一张白纸平放在双手上面（图①）。

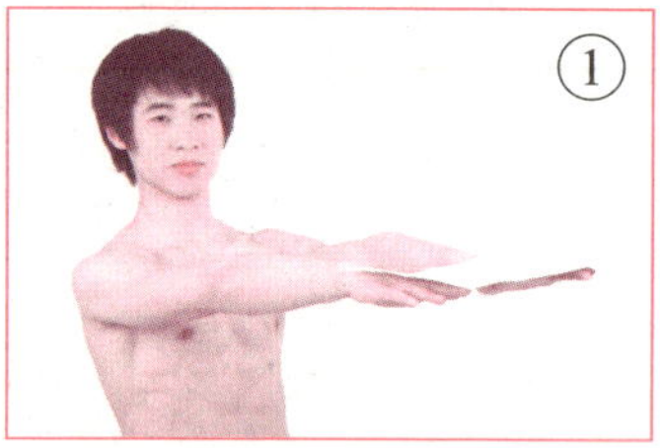

动作关键

看白纸抖动的程度，抖得越厉害越不健康。

动作目的

◎了解自己的自主神经系统的健康状况。

◎了解自己的某些疾病，如神经系统疾病、代谢性疾病等。

测试动作2：垫高站立前俯

动作步骤

在小凳子上站直，脚趾与凳边平齐，双腿并拢、伸直。呼气，上半身向前弯曲，手臂向脚趾方向尽量伸展（图②）。

动作关键

测试前应先做10分钟轻缓的有氧热身。膝盖全程不能弯曲，测试手指尖所能触到的最远距离，普通年轻人若不能触到自己的脚尖则算不及格。

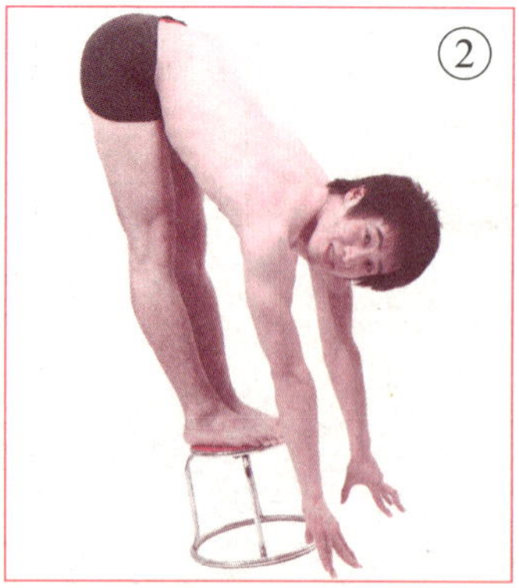

动作目的

◎了解腰背部、股二头肌等肌肉的硬化程度。

◎了解自己的腿后侧韧带、膝关节以及髋关节的老化程度。

第三章

国医精挑细选的经络养生疗疾小功法

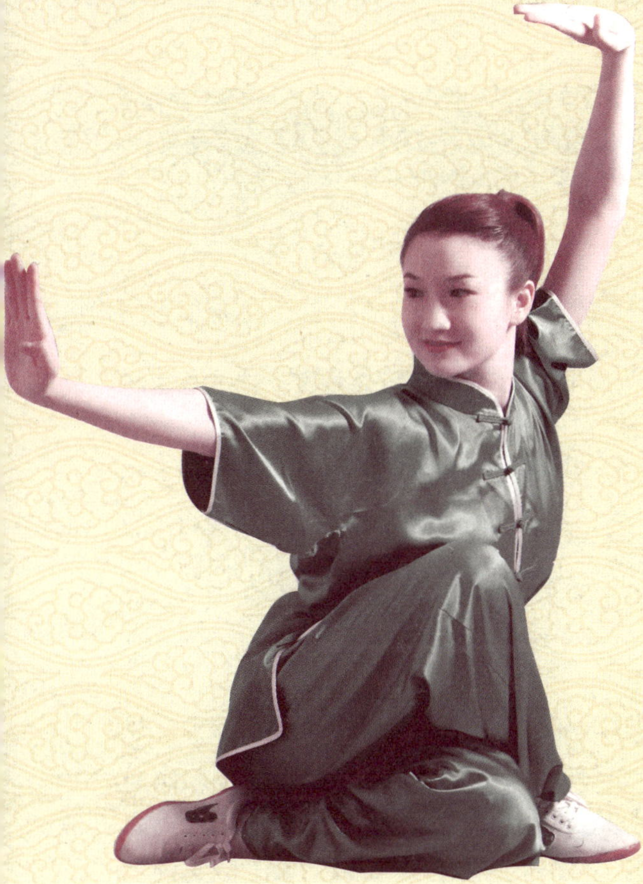

说起中国传统的健身功法，养生专家们一定会推荐养生桩、五禽戏、八段锦等，这些已传承千年的功法为何还会如此受到人们的推崇？最主要的原因就在于它们不仅操作简单，而且功效非凡。人们在闲暇时多练习，可以起到通经顺气、滋养五脏、濡养六腑等功效。

传承千百年的经络小功法

养生桩

养生桩有站式、坐式、卧式和行走式之分，主要以站式为主。站式养生桩是以形控意来调整全身的，不需要敲经打穴，不用讲周天运行及意守丹田，就能实现锻炼筋骨、气血和脏腑的功能，还能调养精神，甚至改变人的气质。养生桩融武术健身、中医养生、道家修炼为一体，是目前所有调整身心方法中最简捷、最便利、最安全且见效最快的。它能从根本上消除阳虚给人带来的身心问题，是消除无意识紧张状态很好的捷径。

小功法细步骤

❶自然呼吸，内外放松，松肩下垂，身躯挺拔，站姿端正；不思考，不费力，想天空虚阔；两脚分开与肩同宽，膝盖部稍弯曲，感觉“咯噔”一下即可；目视前方，膝盖不超过足尖，可使膝盖不受太大的力，把重心放在脚掌的前2/3处；腰略后突，胯微下坐，臀部慢慢地往后靠，如同坐一张高凳，似坐非坐，以保证小腹松圆（图①）。

❷双手抬起，屈肘双臂平行；双手回抱，手抱在胸前做一个深呼吸（图②）。想象自己是在公园里散步，观赏着美丽的景色，呼吸着新鲜的空气，甚至嗅到了松柏树散发出的阵阵香气，这时的思想和肌肉将自然地进入放松状态。手要求掌心内凹，十个手指张开以后向内收拢，里面的关节往里面夹，外面的关节往外面顶，虎口是圆撑的。腕关节不能僵硬，两个肩膀撑开。十个手指之间要如同夹着一根香烟，双手如同抱着一个气球。

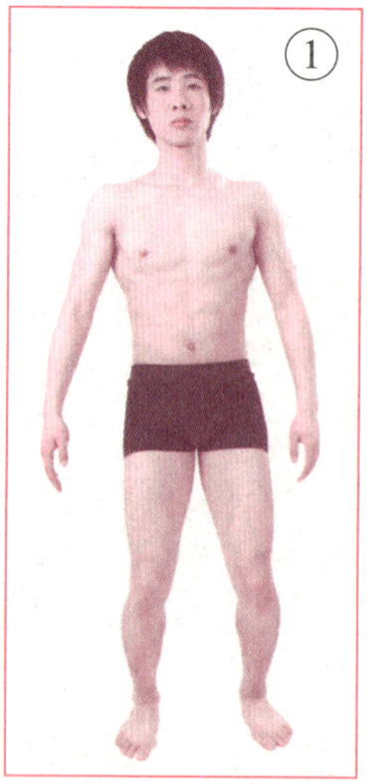
①

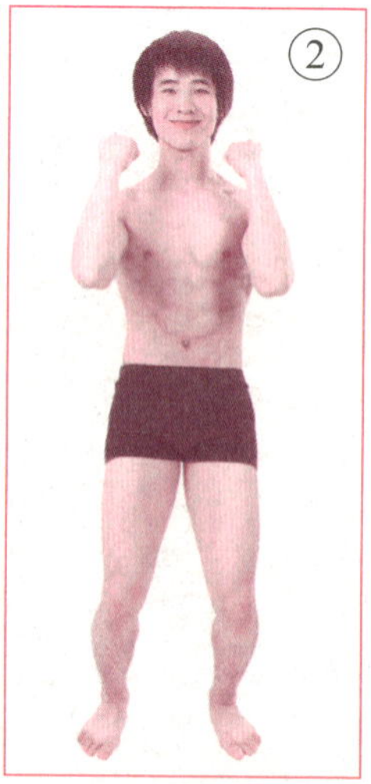
②

❸双手保持原位不动，双肘稍微向外展开，双手上举的位置高不过眉（图③）。设想自己站立在齐胸深的温水中，身体

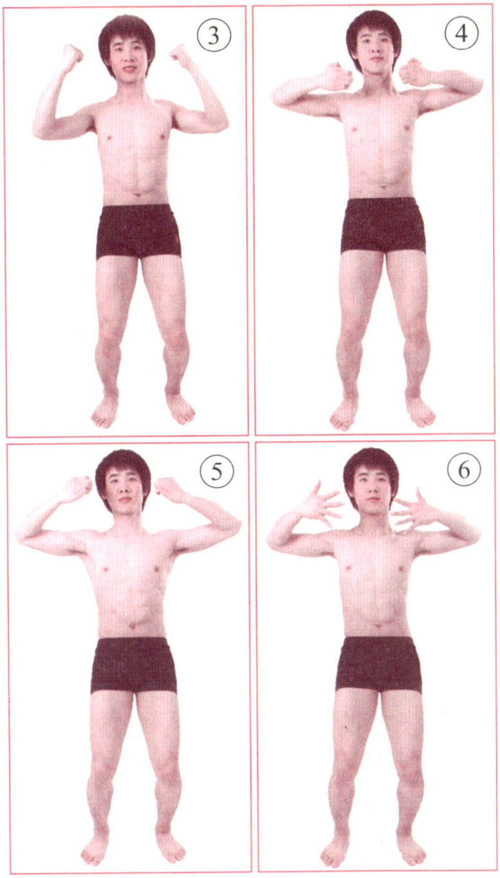

随波晃动，在煦暖的阳光下，舒舒服服地站着。

4 双肘抬到比双手稍低的位置，双手略高于肩，把注意力集中在身体上（图④）。

5 双肘再稍抬高，但仍略低于双手。等身体放松下来时，用心感受身体与水波之间的阻力（图⑤）。

6 双手十指自然张开，双臂在胸前做抱球状，使身体充分放松，气沉于小腹，感受阳光普照感。双脚平铺于地，与肩同宽，全身很随意地放松下来，双手在胸前环抱，臀部慢慢地往后靠，如同坐一张高凳，似坐非坐（图⑥）。

小功法大功效　站式养生桩有调节神经机能，调整呼吸，增强血液循环和新陈代谢的作用，因而对神经系统、肌肉系统及新陈代谢等方面的病症，特别是急性转为慢性的病症，都有良好的疗效。

五禽戏

五禽戏是传统健身术之一，相传为古代名医华佗所创。华佗在观察了很多动物之后，以模仿虎、鹿、熊、猿、鸟五种动物的形态和神态创作了此功法，以达到舒展筋骨、畅通经脉的目的，这与鱼式、猫式、蛇式等取自动物的瑜伽姿势有异曲同工之妙。

五禽戏还结合人体的脏腑、经络和气血的功能，将中华传统的导引、吐纳之术融入其中，具有强身健体的效果。

现代医学也证明了五禽戏不仅使人体的肌肉和关节得以舒展，而且有益于提高肺与心脏的功能，改善心肌供氧量，从而达到增强体质、延年益寿的目的。

基本手型练习

小功法细步骤

❶虎爪：五指张开，虎口握圆，拇指、食指关节弯曲内扣（图⑦）。

❷鹿角：拇指伸直外张，食指、小指伸直，中指、无名指弯曲并向内扣（图⑧）。

❸熊掌：食指在内压在拇指指腹上，其余三指并拢弯曲，虎口撑圆（图⑨）。

❹猿钩：五指的指腹捏拢，屈腕即可（图⑩）。

❺鸟翅：五指伸直，拇指、食指、小指向上翘起，无名指、中指并拢向下（图⑪）。

❻握固：拇指抵掐无名指根节内侧，其余四指屈拢收于掌心（图⑫）。

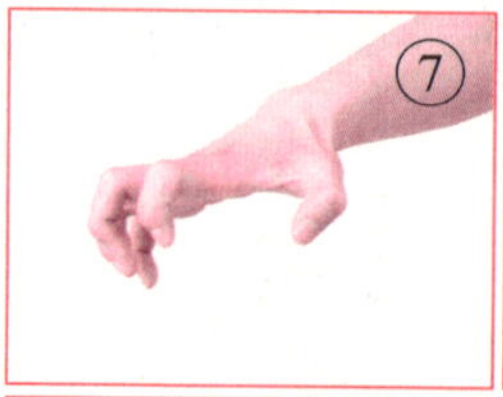
⑦

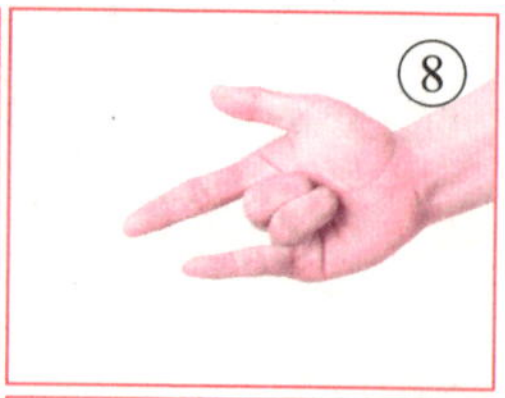
⑧

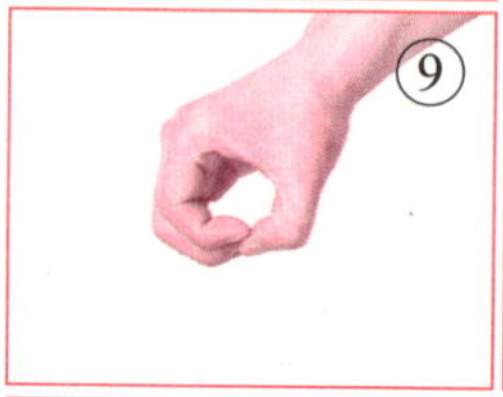
⑨

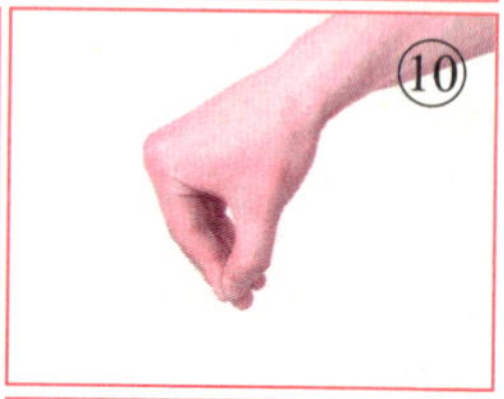
⑩

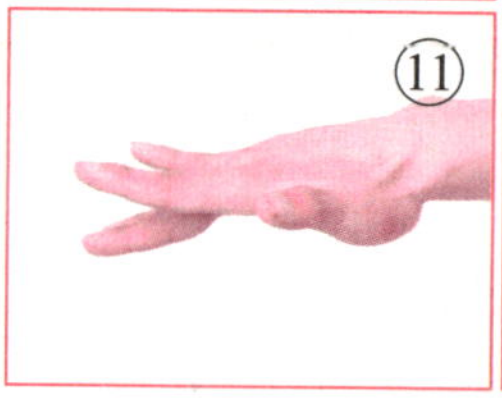
⑪

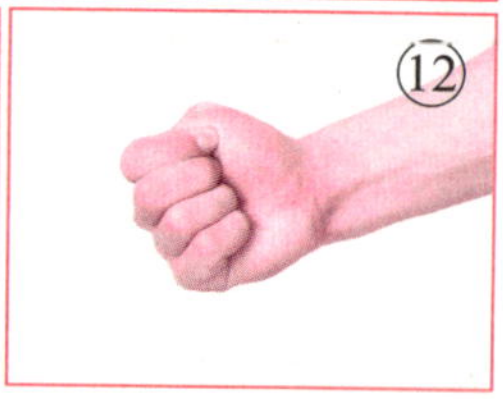
⑫

小功法大功效 该功法可细化到掌、指、拳等部位，同时配合手指、腕关节的运动，以达到增强远端血液微循环的目的，有助于促进身体健康、增强身体抵抗力、恢复精神状态、激发大脑活力、缓解或者消除大脑疲劳。

起势调息

小功法细步骤

❶松沉：站立，双脚分开同肩宽。在双手上举前，身体应先做一个向下松沉的动作，松沉的实质就是让脊柱微屈与骨盆微前倾，同时两膝关节微屈。在做松沉动作时应注意肩关节放松，即做到“沉肩坠肘”（图⑬）。

❷圆活：在做双手上提下按的动作时，切忌直上直下，要做到圆活、自然。上提时，一定要在松沉的基础上，微伸膝、微伸髋，使骨盆微后倾（图⑭）；当双手上提接近胸高时，伸腰、伸胸，使胸廓微开展，同时双手一边上提一边内合，从而使双手在上提与内合的“转弯处”自然画出圆弧形（图⑮）。

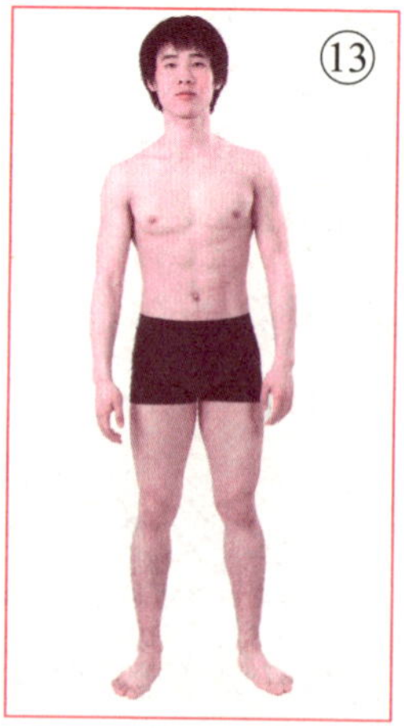
⑬

小功法大功效　起势调息功法的练习目的是调整呼吸，使身体放松，为练功做好准备。

虎戏

小功法细步骤

第一式——虎举

❶双手掌心向下，十指张开，再弯曲成虎爪状，同时目视前方（图⑯）。

❷双手外旋，小指先弯曲，其余四指依次弯曲握拳，双拳沿身体前面缓慢上提；至肩前时，十指张开，举至头上方再弯曲成虎爪状，同时目视双掌。随后双掌外旋握拳，拳心相对，目视双拳（图⑰）。

❸双拳下拉至肩前时，拳变掌下按。沿体前下落至腹部前，十指张开，掌心向下，同时目视双掌（图⑱）。

❹重复以上的动作3遍之后，双手自然下垂于身体的两侧，目视前方。

第二式——虎扑

❶双脚分开与肩同宽，身体保持正直，双手握空拳，沿身体两侧上提至肩前上方（图⑲）。

❷双手向上、向前划弧，十指弯曲成“虎爪”，掌心向下；同时上体前俯，挺胸塌腰，目视前方（图⑳）。

❸双腿屈膝下蹲，收腹含胸，同时双手向下画弧至两膝外侧，掌心向下，目视前下方（图㉑）。

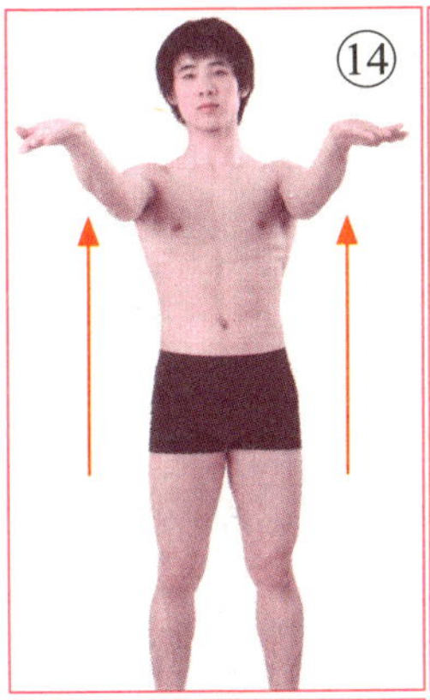
⑭

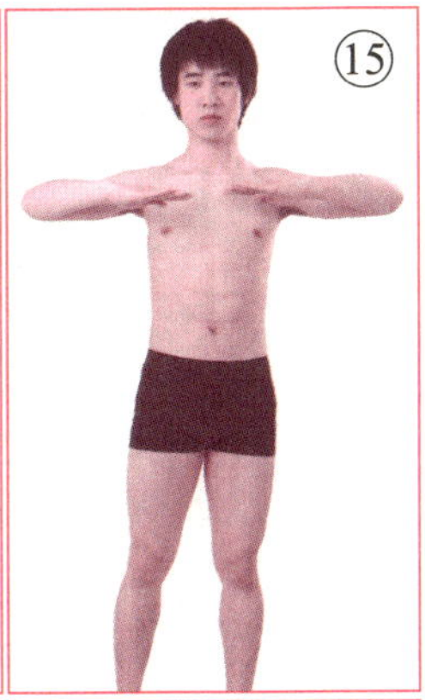
⑮

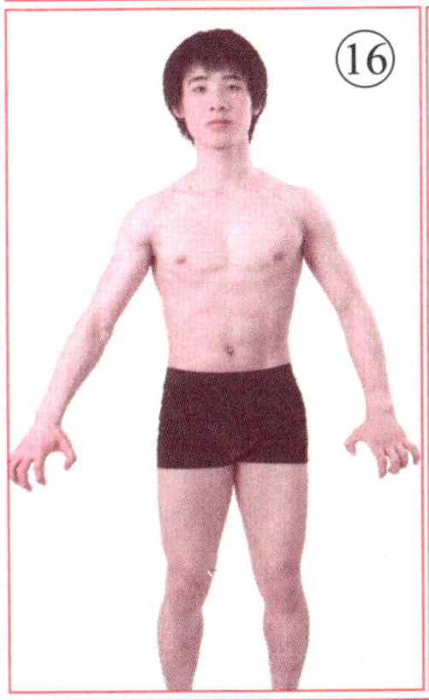
⑯

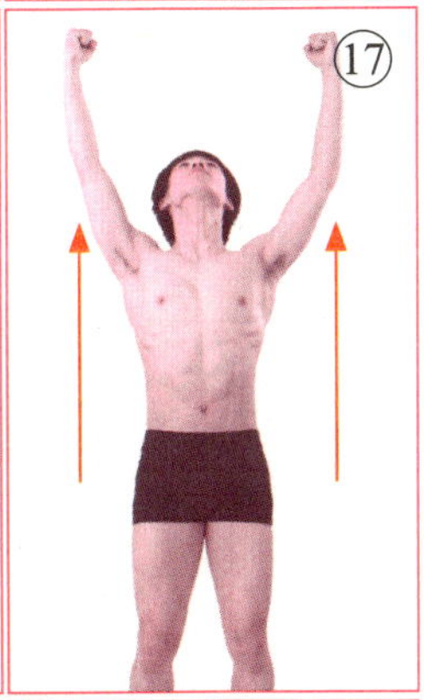
⑰

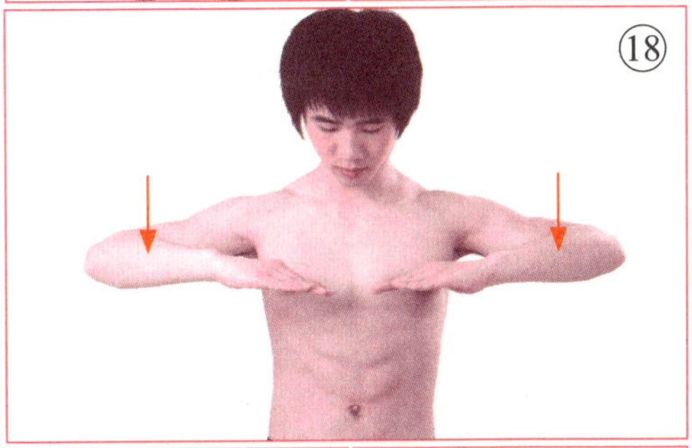
⑱

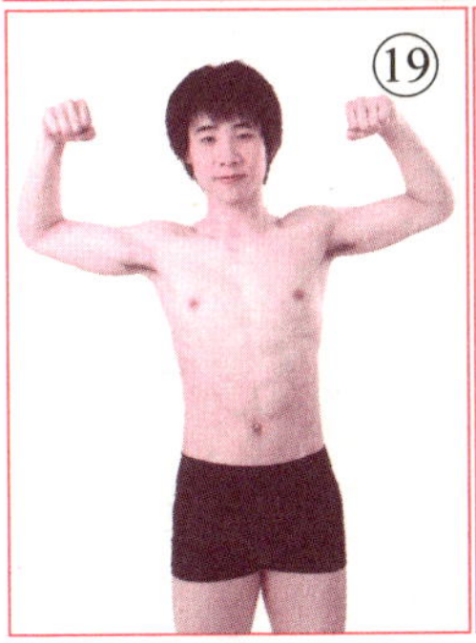
⑲

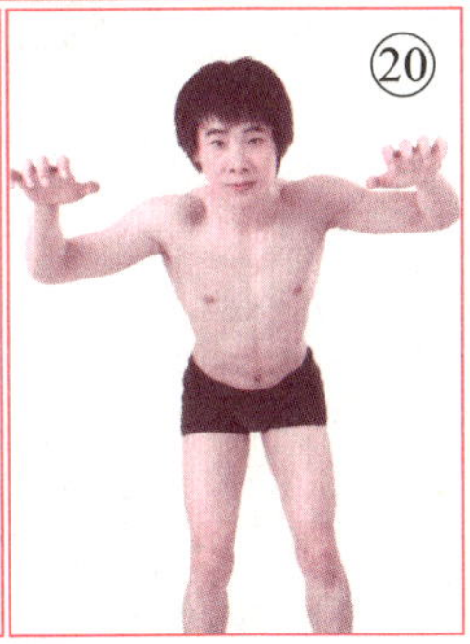
⑳

❹双腿伸膝，送髋，挺腹，后仰，同时双掌握空拳，沿体侧向上提至胸侧，目视前上方。

❺将右腿屈膝提起，同时双手上举（图㉒）。

❻右脚向前迈出一步，脚跟着地，左腿屈膝下蹲成左虚步，同时上身前倾，双拳变“虎爪”向前、向下扑至膝前两侧，掌心向下，目视前下方。随后上身抬起，左脚收回，开步站立，双手自然下落于身体两侧，目视正前方（图㉓）。

❼做完以上动作后换另一侧重复动作。重复一遍后，双掌举至胸，双臂屈肘，双掌内合下按，自然垂于身体两侧，目视前方。

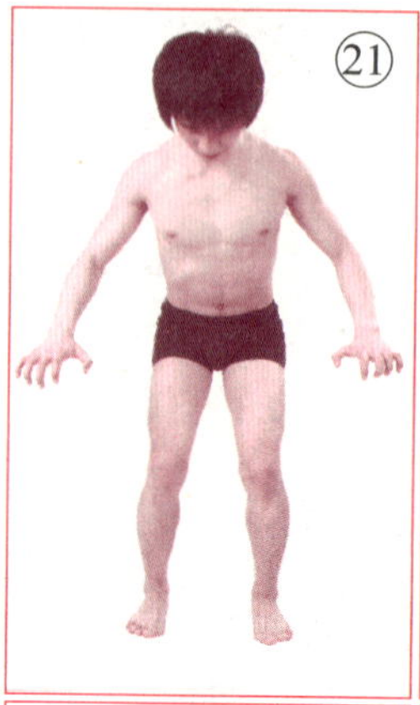

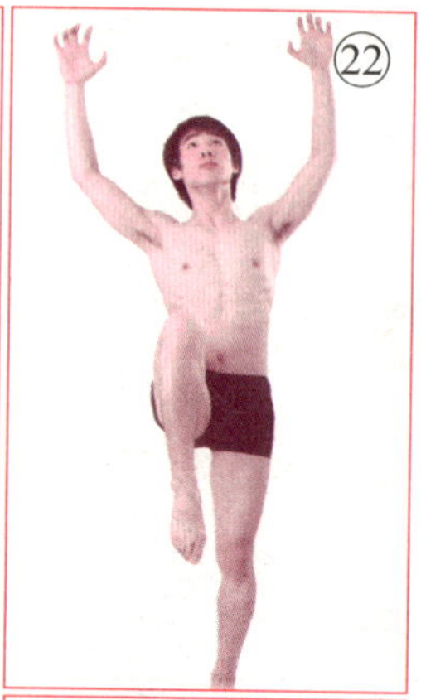

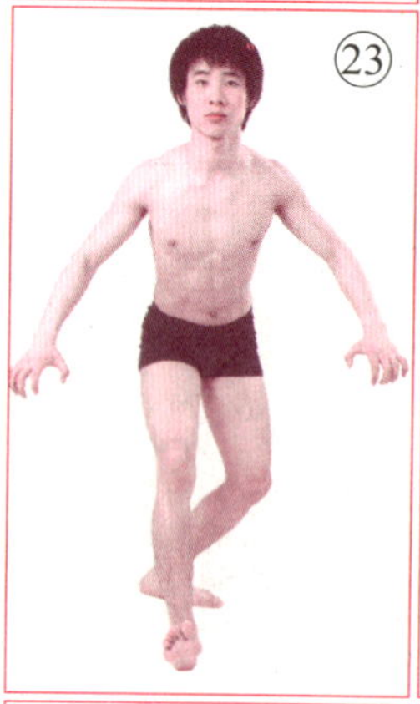

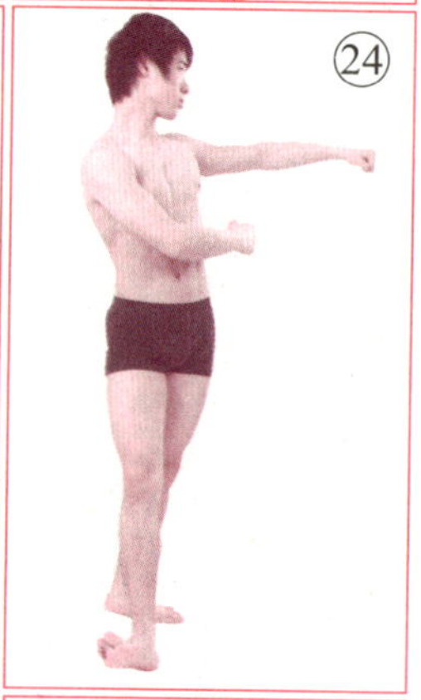

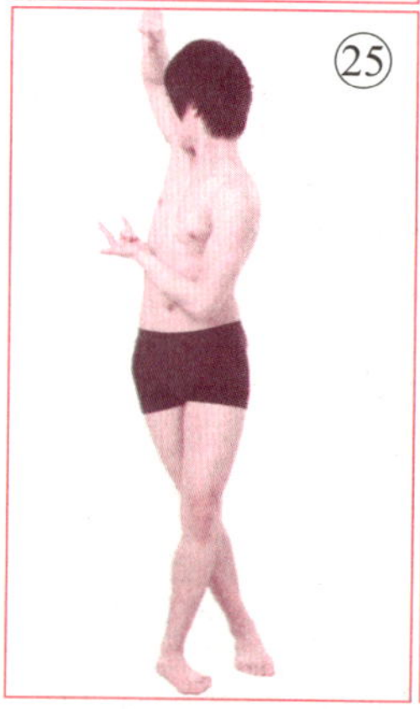

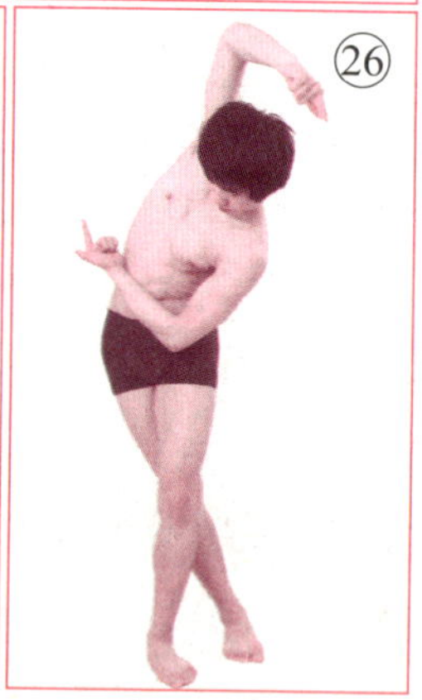

小功法大功效　虎戏要体现虎之威猛，动作需做到刚柔相济。常练此功法可调节气血、疏通经络、维持脊柱生理曲度、防治腰部疾病等。

鹿戏

小功法细步骤

第一式——鹿抵

❶将双腿微屈，右脚经左脚内侧向右前方迈步，脚跟着地；身体稍左转，握空拳左摆，左手摆动的高度与肩齐平，右手绕腹前置于左手臂下，目视左拳（图㉔）。

❷右腿与左腿后交叉，脚尖踏实；左腿蹬实，身体右转，双掌呈鹿角状，沿上—右—后的方向画弧，指尖朝后；左臂弯曲平伸，肘抵靠左腰；右手举至头，向右

后方伸抵，指尖朝后，目视右脚跟。身体右转，左脚收回，开步站立，双手沿上—右—下的方向画弧，握空拳落于体前（图㉕、图㉖）。

第二式——鹿奔

❶左脚向前跨一步，屈膝，右腿伸直成左弓步，握空拳向上、向前画弧至体前，曲腕，与肩同宽，目视前方（图㉗）。

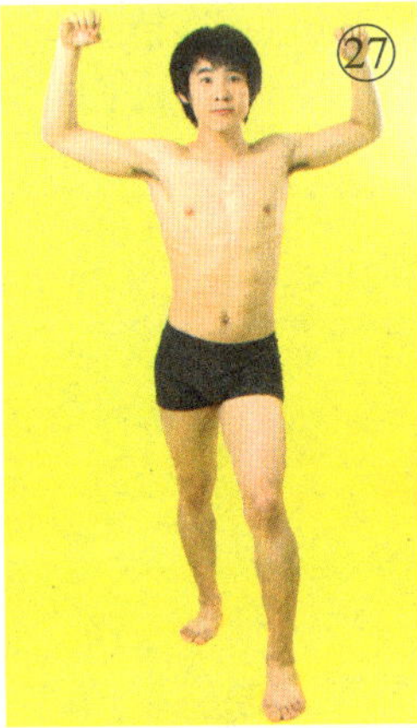

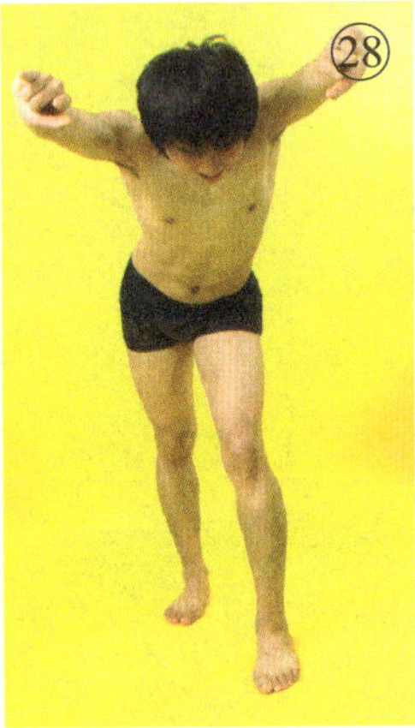

❷右膝伸直，脚掌着地，左腿屈膝，低头，弓背，收腹，双臂内旋，双掌尽量前伸，左、右拳均成鹿角状（图㉘）。

❸上身抬起，右腿伸直，左腿屈膝呈左弓步状，双臂外旋，握空拳，双拳上举高度与肩齐平，同时目视前方（图㉙）。

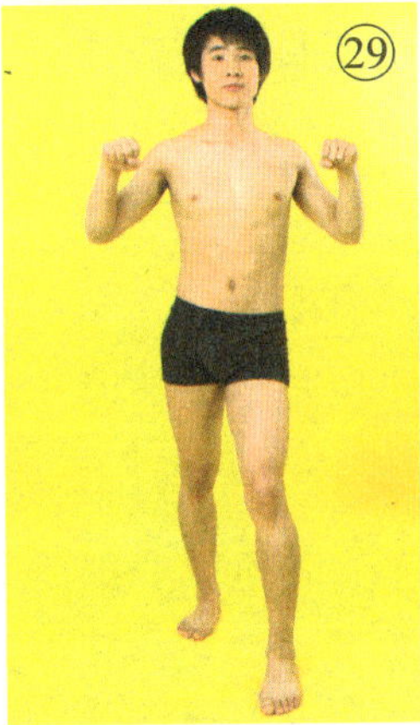

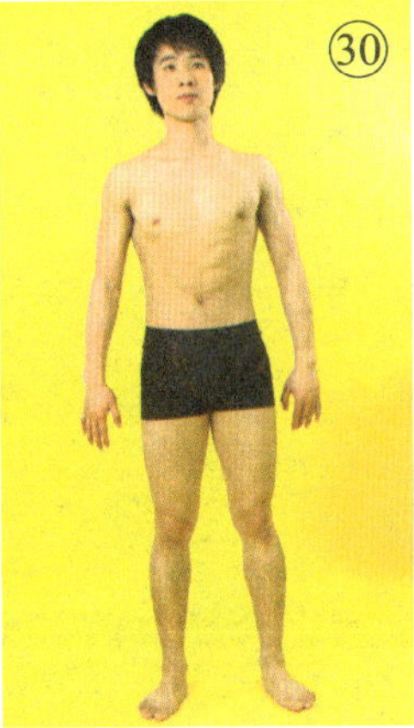

❹左脚收回，双脚自然分开站立，与肩同宽，身体保持直立状态，同时双拳变双掌，自然、放松地落于身体两侧，目视前方（图㉚）。

小功法大功效　五禽戏中，鹿戏是仿效鹿的脖颈伸展原理创作出来的。因此，在练习时要保证身体轻盈舒展，神态需安详舒适。鹿戏主肾，鹿抵时腰部左右扭动，尾闾运转，而腰为肾之府，通过腰部的活动和锻炼，可以极大地刺激肾脏，起到壮腰强肾的作用；鹿奔时胸向内含，脊柱向后凸，形成竖弓状，通过脊柱的运动使得命门开合，从而强壮人体督脉，舒经活络，促进经脉气血循行。因此，长期练习鹿戏，可强腰补肾、强筋健骨、振奋阳气。

熊戏

小功法细步骤

第一式——熊运

❶双掌握空拳呈熊掌状，垂于下腹部，目视双拳。

❷以腰、腹为轴，上身做逆时针摇晃；双拳沿右肋、上腹、下腹部画圆；双眼随之环视（图㉛～㉝）。

❸重复第一步的动作，换另一侧重复练习。做完最后一步，双拳变掌下落，自然垂于身体两侧，目视前方。

第二式——熊晃

❶左髋向上提，用力向上牵拉，使左脚离地，然后微屈左膝，握空拳成熊掌状，上身保持正直，目视左前方（图㉞）。

❷左脚踏向左前方，右腿伸直，身体右转，左臂内旋前靠，左拳摆至左膝前上方，右拳摆至体后，目视右后方（图㉟）。

❸身体左转，右腿屈膝，左脚向前伸直，拧腰晃肩，双臂向后呈弧线摆动，右拳握至左膝后上方，左拳摆至体后，目视左前方（图㊱）。

❹换另一侧重复练习。

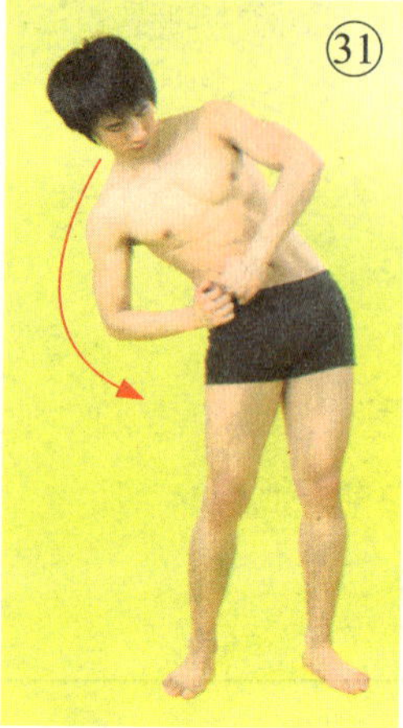

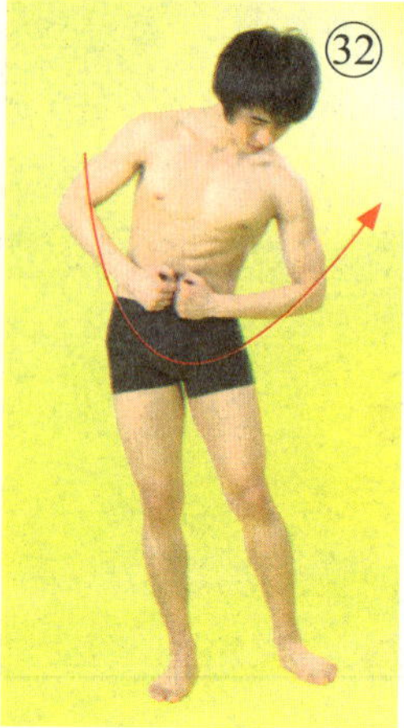

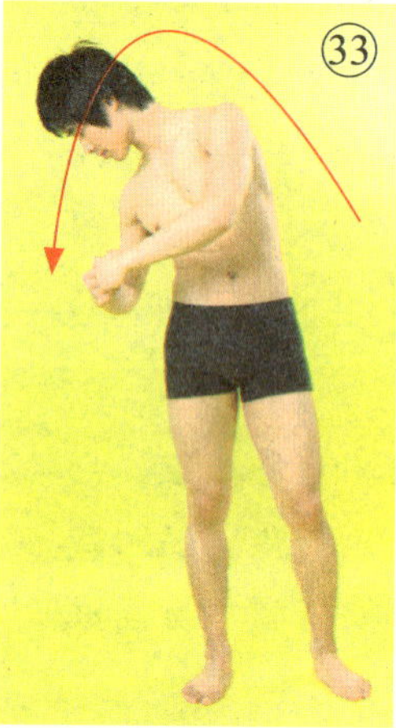

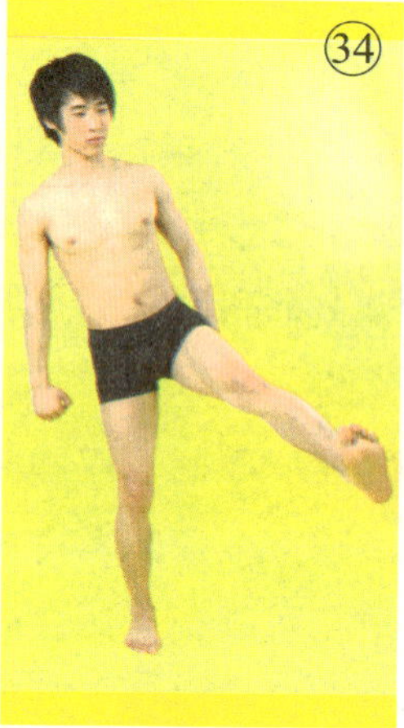

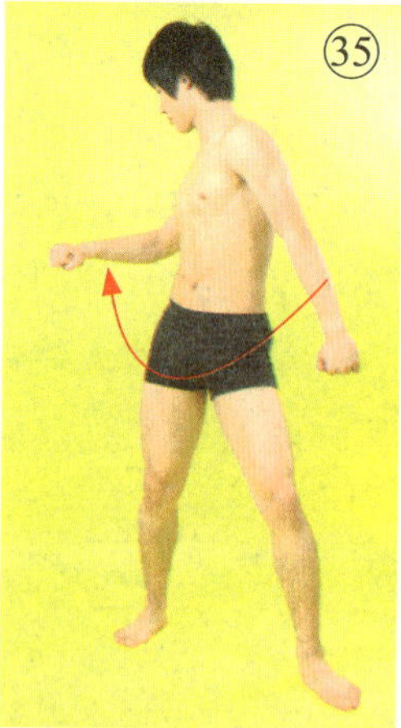

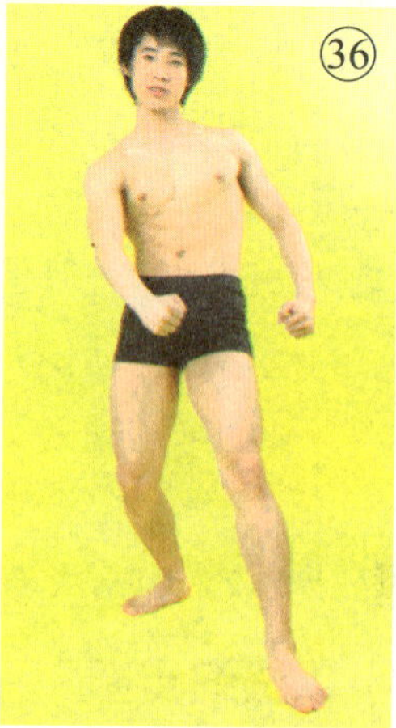

小功法大功效　五禽戏中熊戏主脾，熊运时身体以腰为轴运转，使得中焦气血通畅，可对脾胃起到挤压按摩的作用；熊晃时，身体左右晃动，疏肝理气，有健脾和胃的强大功效。脾胃主运化水谷，脾胃一旦功能正常，不仅可以增强消化系统功能，还可以为身体提供充足的营养物质。经常练习熊戏，能使不思饮食、腹胀腹痛、腹泻便秘、消化不良、食欲不振等症状得到有效缓解。

猿戏

小功法细步骤

第一式——猿提

❶双掌在身体前侧，手指伸直分开，再屈腕握拳，随后将拳变成“猿钩”（图㊲）。

❷双掌上提至胸，两肩上耸；收腹提肛，同时头向右转（图㊳）；目随头动，视身体右侧（图㊴）。

❸头转正，双肩下沉，松腹落肛；“猿钩”变掌，掌心平行向下，目视前方（图㊵）。

❹双掌沿体前下按落于体侧，目视前方（图㊶）。

❺换另一侧重复练习。

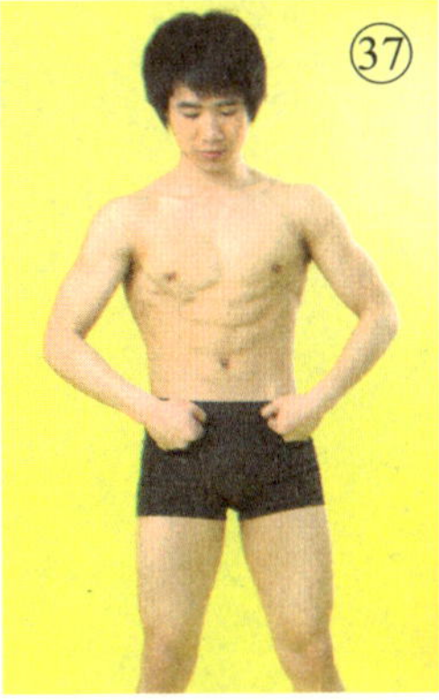

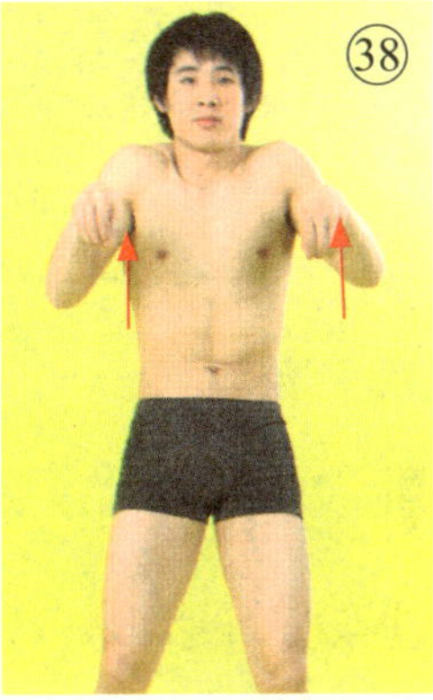

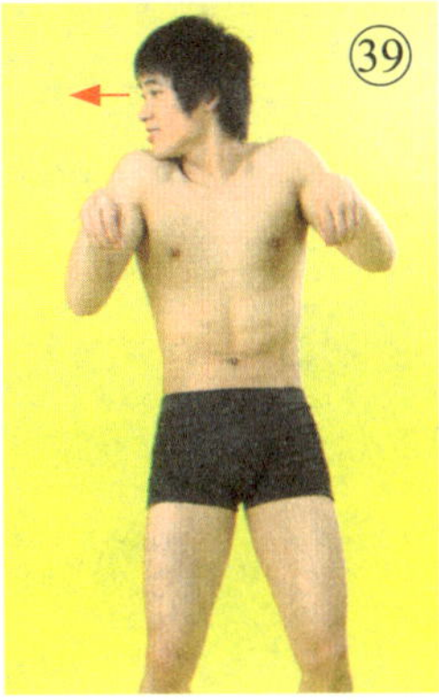

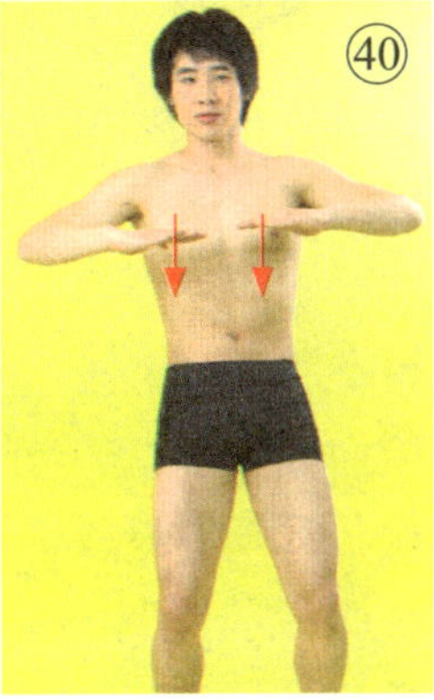

第二式——猿摘

❶左脚向左后方退一步，脚尖点地，右腿屈膝，右臂屈肘，右掌成“猿钩”收至左腰侧，左掌向上前方摆起，掌心向下。

❷左脚踏实，屈膝下蹲，右脚收至左脚内侧，脚尖点地呈右丁步，右掌向下经腹前向左上方画弧至头左侧；目随右掌动，再转头注视右前上方（图㊷）。

❸右掌内旋，掌心向下，沿体侧下按至左髋侧，目视右掌，右脚向右前方迈出一大步，左腿蹬伸，右腿伸直，左脚脚尖点地；右掌经体前向右上方画弧，举至右上侧变“猿钩”，左掌向前，向上伸举，屈腕撮钩，成采摘势，目视左边（图㊸）。

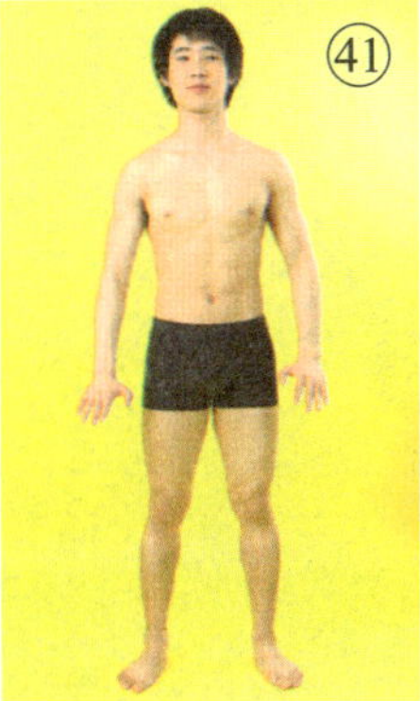

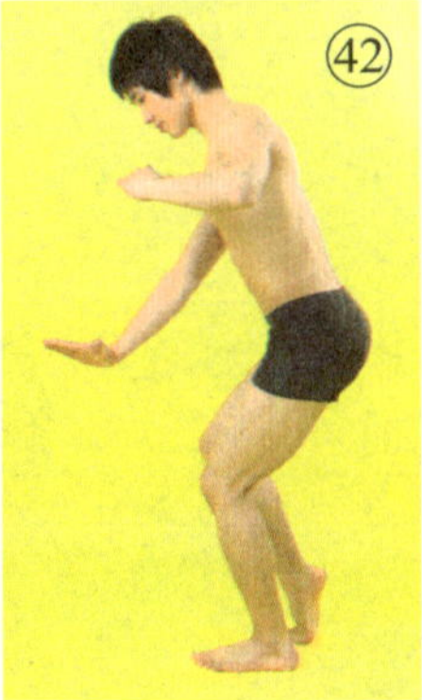

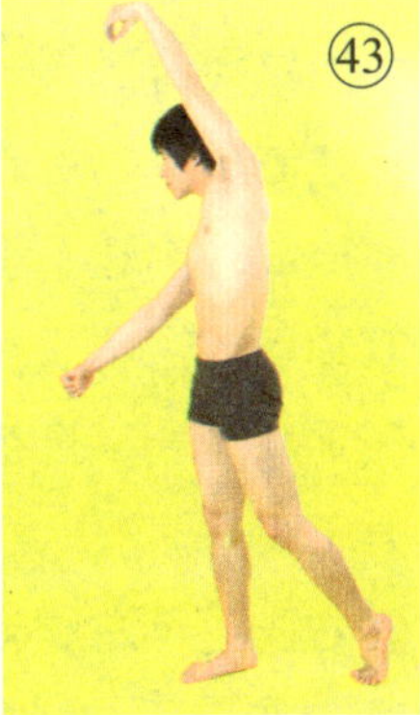

❹换另一侧重复练习。

小功法大功效　五禽戏中，猿戏仿效猿猴之灵巧。猿戏主心，通过练习猿提功法，可以使心经血脉通畅。练习猿摘时上肢大幅度运动，可以对胸廓起到挤压按摩作用。心主血脉，经常练习猿戏，可以改善心悸、心慌、失眠、多梦、盗汗、肢冷等症状。

鸟戏

小功法细步骤

第一式——鸟伸

❶双腿分开站立，双掌在下腹部前方相叠（图㊹）。

❷双掌举至头上方，指尖向前，身体微前倾，提肩，缩项，挺胸，塌腰，目视前下方（图㊺）。

❸双腿微屈下蹲，双掌相叠下按至腹前，目视前方（图㊻）。

❹右腿蹬直，左腿伸直向后抬起，双掌分开成“鸟翅”状，摆向体侧后方，抬头，伸颈，挺胸，塌腰，目视前下方（图㊼）。

❺换另一侧重复练习。

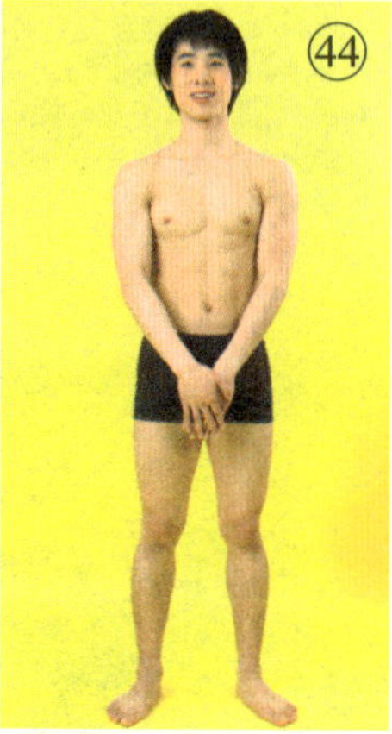

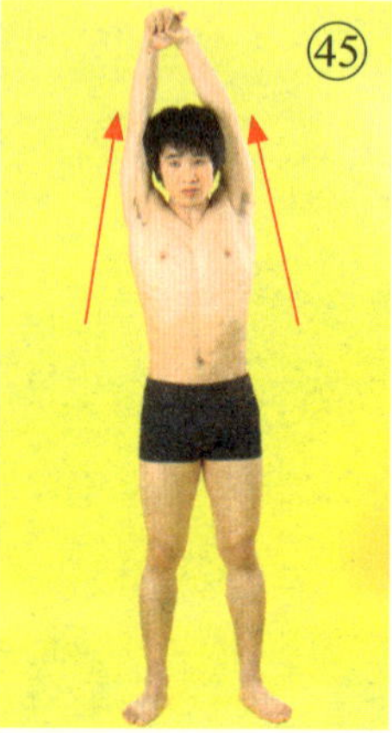

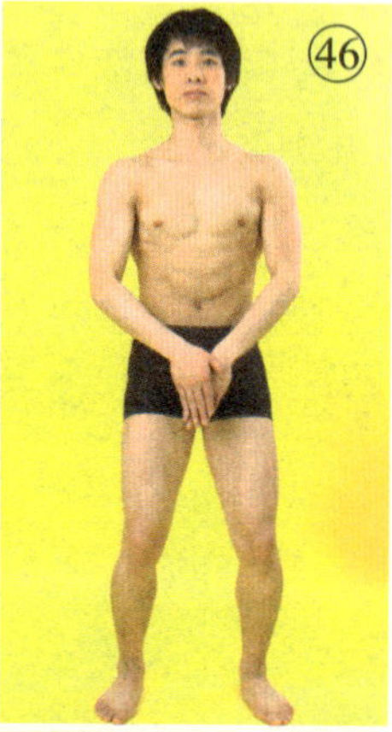

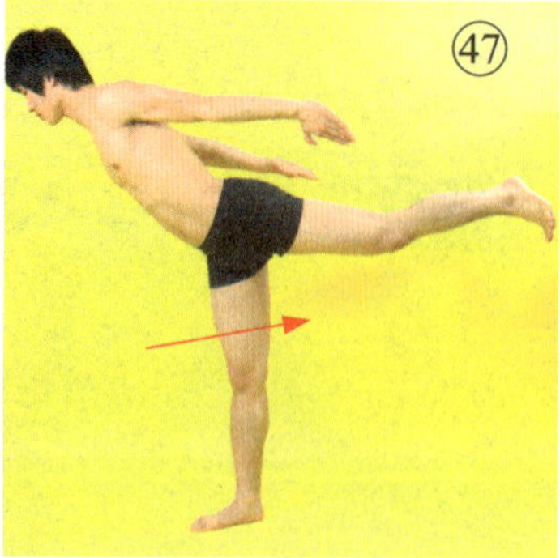

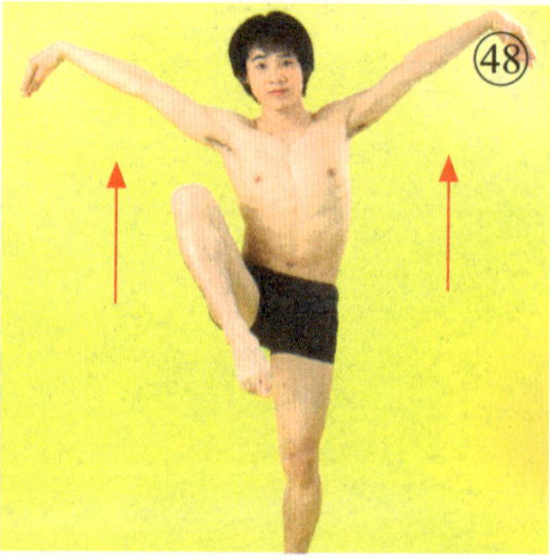

第二式——鸟飞

❶还原上式，即双腿微屈，双掌呈“鸟翅”状，合于腹部前侧，目视前下方。

❷左腿伸直，右腿屈膝提起，小腿下垂，双掌呈展翅状，在体侧平举向上，目视前方（图㊽）。

❸右脚落至左脚旁，脚尖着地，双腿微

屈，双掌合于腹前，目视前下方即停（图㊾）。

❹左腿伸直，右腿屈膝提起，小腿下垂，双掌举至头顶上方，目视前方（图㊿）。

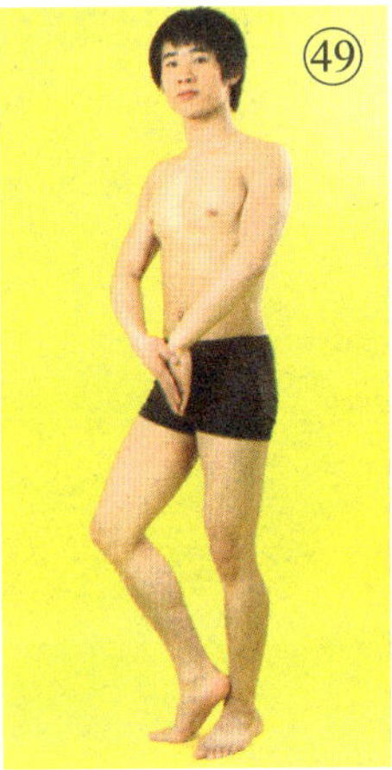

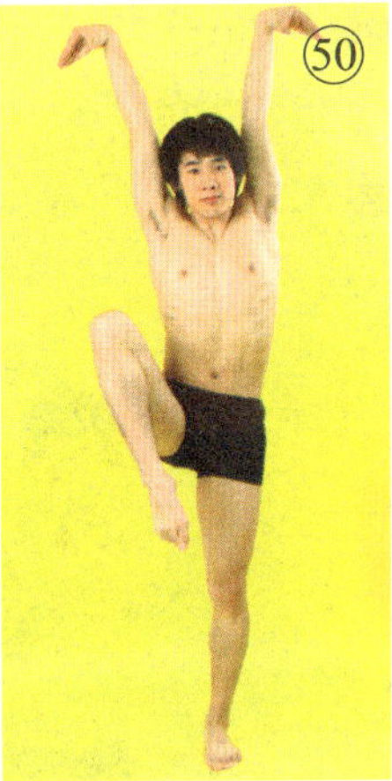

❺右脚落至左脚旁，脚掌着地，双腿微屈，双掌合于腹前，目视前下方。

❻换另一侧重复练习。

小功法大功效　鸟戏仿效鸟之轻捷。练习时，要表现出轻灵迅捷的神韵。鸟戏主肺，鸟戏通过上肢的运动牵拉肺经，起到疏通肺经气血的作用，通过胸廓的开合来调整呼吸，促进肺的吐故纳新。肺主气，司呼吸，主治节，通条水道，常练习鸟戏可以增强人体呼吸功能，能够使胸闷气短、鼻塞流涕等症状得到缓解。

收势

小功法细步骤

❶站立，双腿分开，与肩同宽，双掌经体侧上举至头顶上方，掌心相对，目视手掌（图51）。

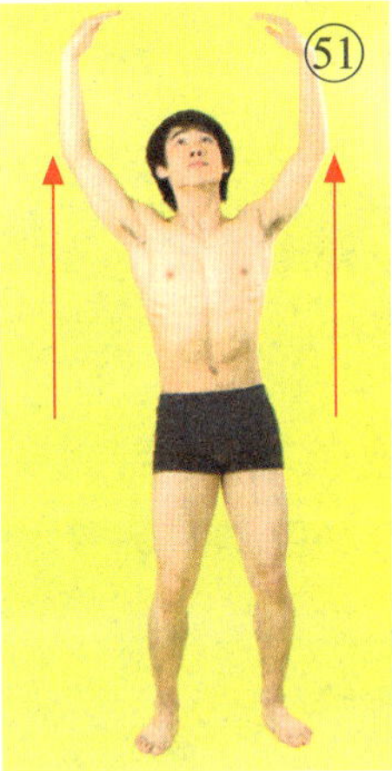

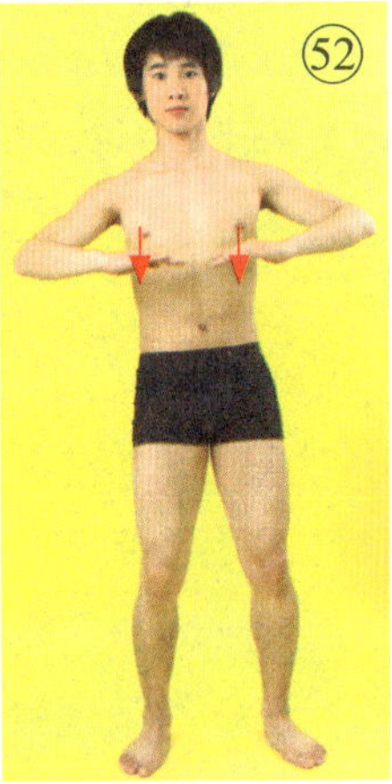

❷双掌指尖相对，沿体前缓慢下按至腹前，同时调匀呼吸，目视前方。以上动作重复2～3遍即可（图52）。

❸将双手缓慢在身体前侧画平弧，掌心相对，其高度与脐平，目视前方（图53）。

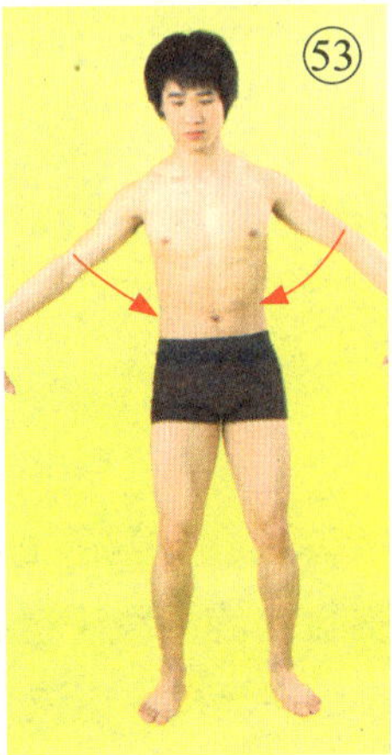

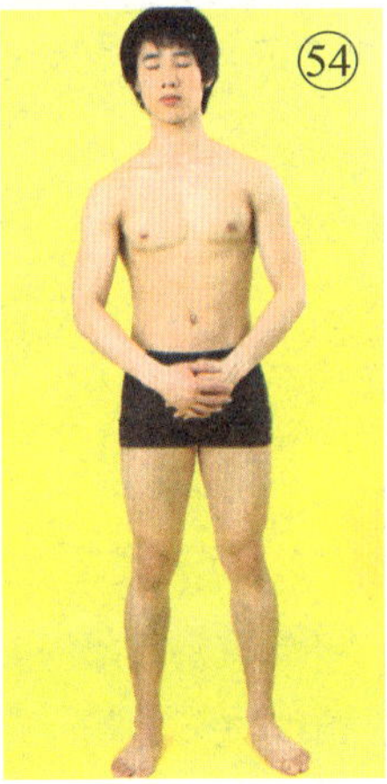

❹双手在腹前合拢，虎口交叉，叠掌，双眼微闭静养，调匀呼吸，意守丹田（图54）。

❺数分钟之后，双眼慢慢睁开，双手合

掌，在胸前搓擦至热（图55）。

6 掌贴面部，上下摩擦，做浴面动作3～5遍（图56）。

7 将双手的手掌向后沿头顶、耳后、胸前下落，目视前方（图57）。

8 左脚提起向右脚并拢，前脚掌先着地，随之全脚踏实，恢复成起势，目视前方。

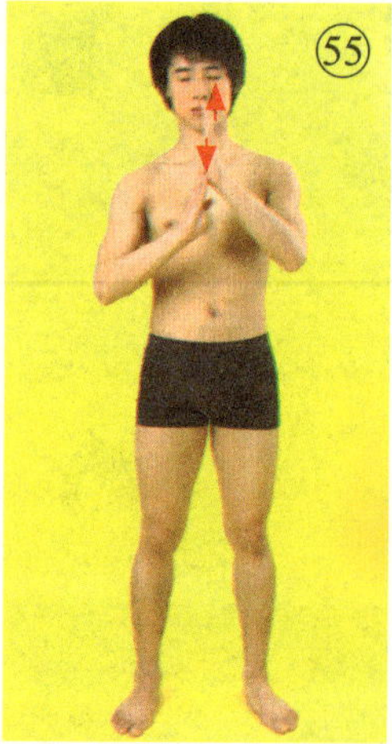

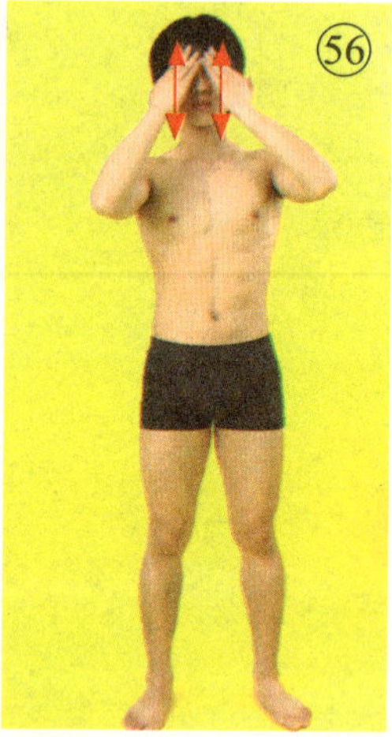

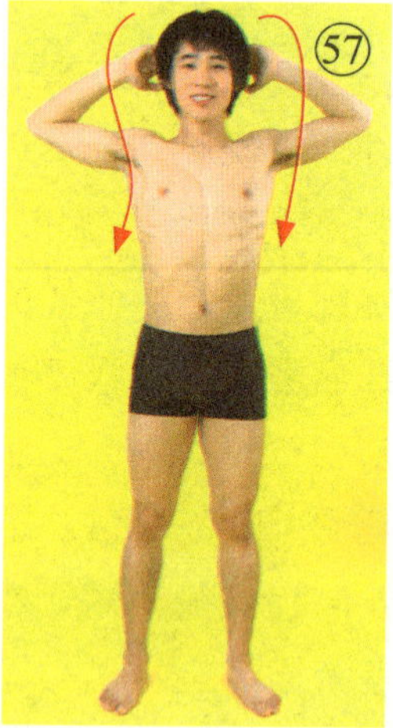

小功法大功效　五禽戏的最后一步就是收势——引气归元。所谓引气归元，即让气息逐渐平和，意将练功时所得体内、体外之气导引归入丹田，起到和气血、通经脉、理脏腑的功效，从而及时地帮助人体恢复身体健康，祛除病痛和诸多不适；还能有效地缓解精神压力，积极地改善自身的身体状况和精神状况等。

小功法关键点　练习者在整个过程中应该做到注意力集中、精神放松、心境平和，并注意调整呼吸，全身心地投入到练习之中。

经络补习班

五禽戏的地位

五禽戏是我国最早、最完整的仿生医疗健身体操，是唯一一套被记载在正史里的导引养生术，开创了我国医疗运动的先河，对八段锦、气功、武术等运动都有一定的影响，并使这些运动得以流传和发展。

静坐养生操

早在战国时期，庄子就主张要摒弃私欲，在静中养生。明朝的王阳明继承、发扬了这一学说，创建了静坐术。

小功法细步骤

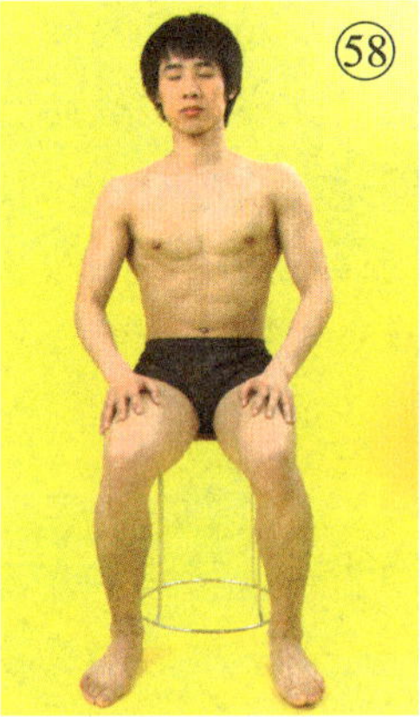

1. 姿势：头自然正直，忌僵硬，鼻正对肚脐，眼微闭，唇略合，牙不咬，舌舔上腭；宽衣松带，腰背放松，肩肘下沉，但不用力；身宜平直，脊柱要正，勿背靠它物，胸部可略前倾；手心向下，自然地轻放在靠近小腹的大腿根部；双脚平行着地与肩同宽，坐位的姿势以屈膝90°为宜（图㊿）。
2. 呼吸：吸长而缓，呼短而促，行之不经意之间。静坐特别讲究运气，要求自然、不用力、摒杂念、意在丹田。
3. 时间：清晨和临睡前进行较好。地点不限，每次静坐30分钟。

小功法大功效　现代医学研究表明，静坐时人的耗氧量会显著下降，心脏负荷减轻，脑血流量增加。静坐使人的身心得到充分休息，大脑功能得到积极调整，从而大大提高了人的身体素质，使人耳聪目明、身体健康。

八段锦

八段锦在我国民间广为流传，它是由八个动作组成的一套既能健身又能防治疾病的导引功法。八段锦的“锦”解释为由八个不同的动作编辑而成的一套功法。另外，此功法自古便深受民众喜爱，故而用“锦”来形容此功法如精美的丝织品一般。

八段锦由八节组成，体势动作古朴高雅，故名八段锦。八段锦形成于12世纪，之后在历代流传中演变出了许多练法和很多各具特色的流派。

八段锦的体势有坐势和站势两种。坐势练法恬静，运动量小，适用于起床后或睡觉前穿内衣进行锻炼；站势运动量大，适用于各种年龄、各种体质的人锻炼。

坐式八段锦

小功法细步骤

❶宁神静坐：采用盘膝坐式，正头竖颈，双目平视，松肩虚腋，腰脊正直，双手轻握，置于小腹前的大腿根部，坚持静坐3～5分钟（图㊾）。

❷手抱昆仑：将前臂交叉，自身体前方缓缓抬起（图㊿），经头顶上方将双手掌心紧贴在枕骨处，手抱枕骨向前用力，同时枕骨向后用力，使头后部的肌肉产生一张一弛的运动。如此反复进行10次左右（图(61)）。

❸指敲玉枕：双手掩住双耳，双手的食指相对，贴于两侧的玉枕穴上，随即将食指搭于中指的指背上，然后将食指滑下，以食指的弹力缓缓地叩击玉枕穴，使两耳有咚咚之声。如此指敲玉枕穴10次左右（图(62)）。

❹微摆天柱：头部略低，使头部肌肉保持相对紧张，以颈为轴，将头向左右频频转动。如此一左一右地缓缓微摆天柱穴20次左右（图(63)）。

❺手摩精门：做自然深呼吸数次后，闭息片刻，随后将双手搓热，以双手的手掌推摩两侧的肾俞穴20次左右

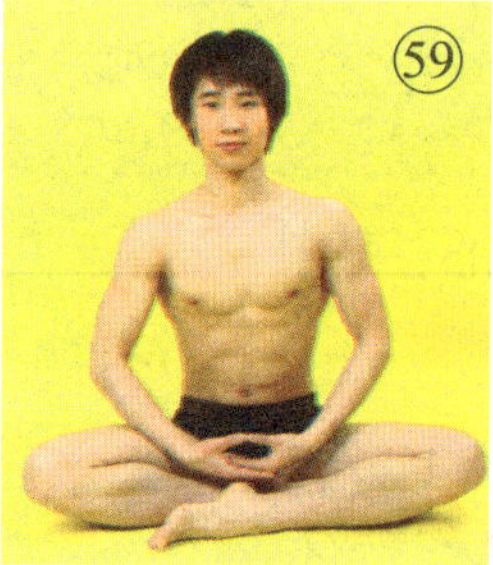
㊾

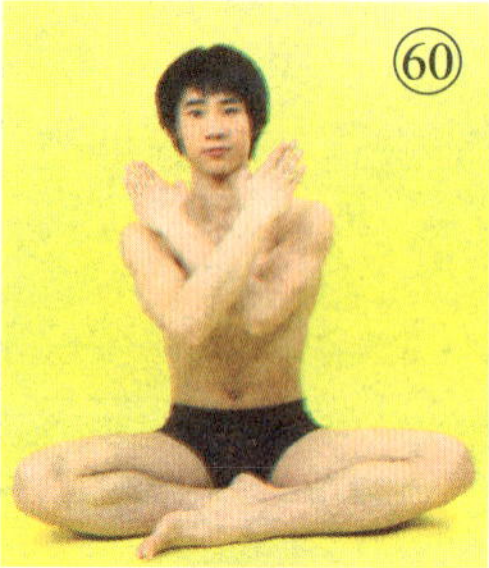
㊿

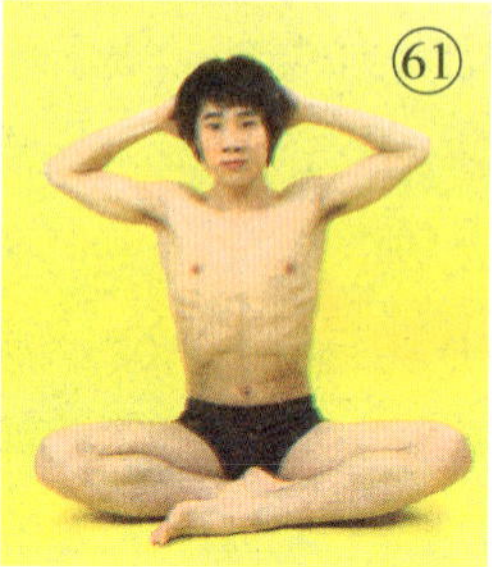
(61)

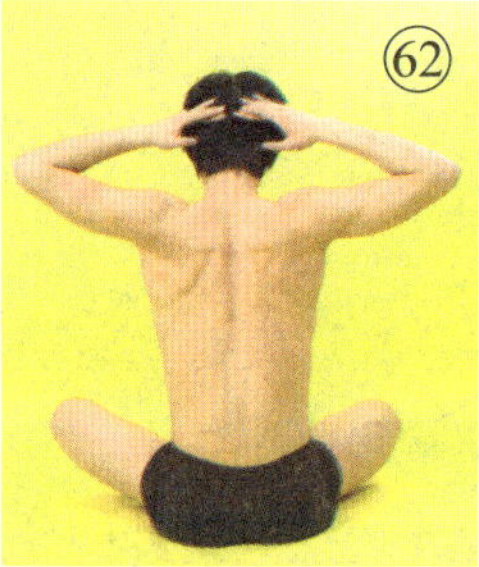
(62)

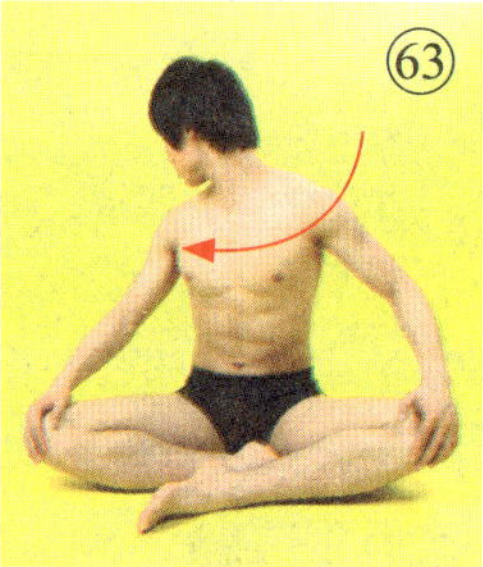
(63)

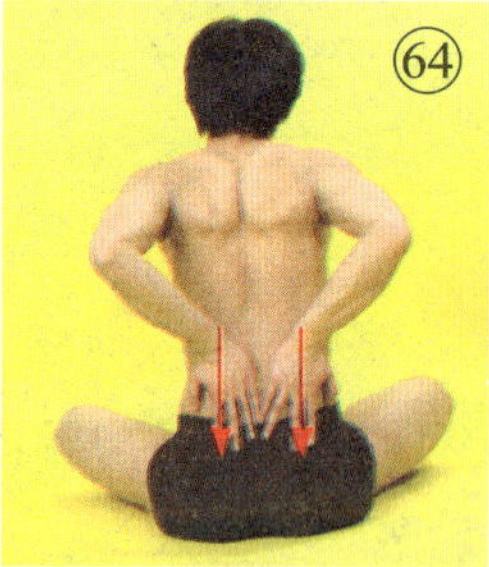
(64)

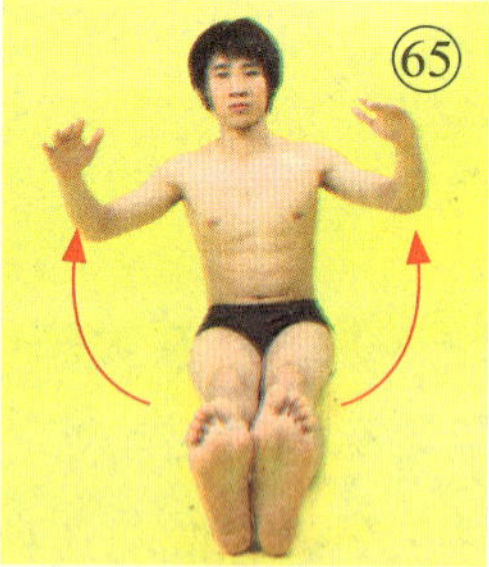
(65)

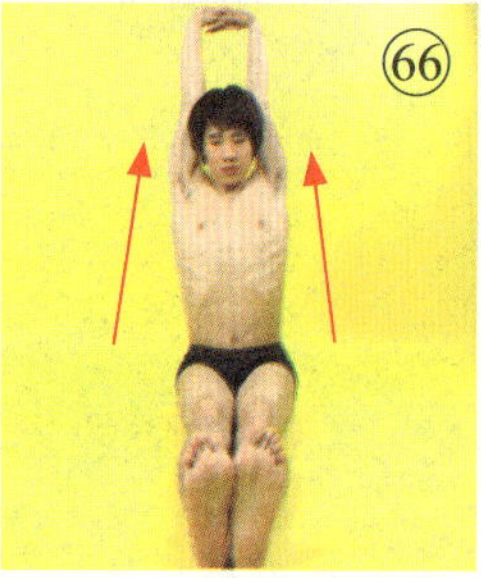
(66)

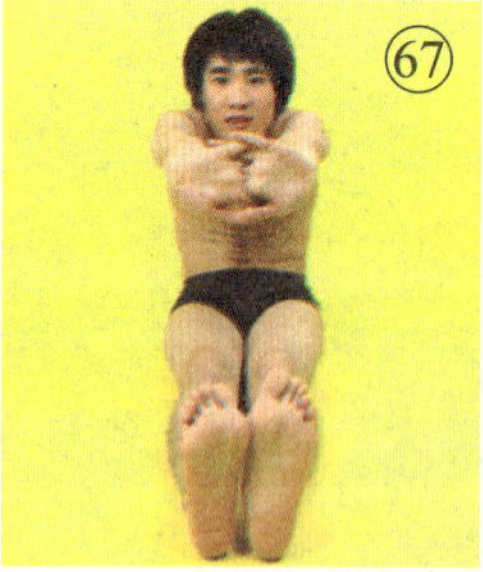
(67)

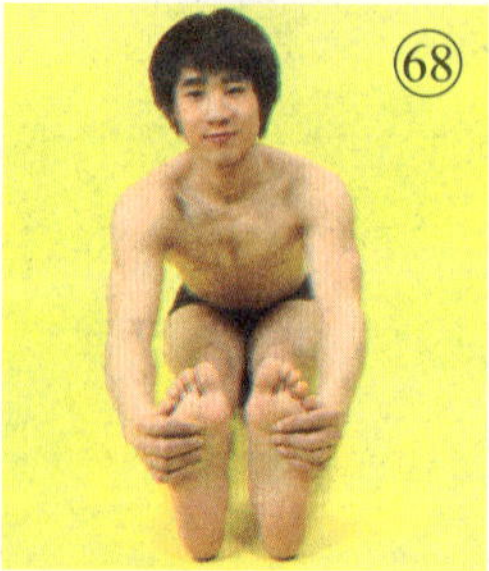
(68)

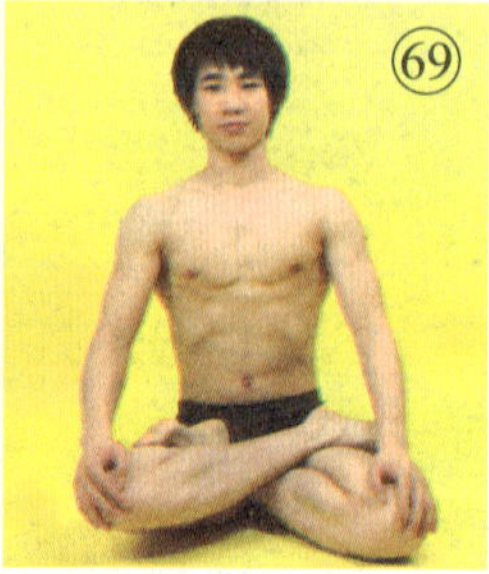
(69)

（图64）。

6 左右辘轳：双手自腰部顺势移向前方，双脚平伸，手指分开，稍做屈曲，双手自肋部向上画弧如车轮形，像摇辘轳那样自后向前做数次运动，随后再按相反的方向由前向后做数次环形运动（图65）。

7 托按攀足：双手十指交叉，掌心向上，双手做上托举（图66）；稍停片刻，翻转掌心朝前，双手做向前按推（图67）；稍作停顿，即可松开交叉的双手，顺势做弯腰攀足的动作，用双手攀双足的涌泉穴，双膝关节不要弯曲（图68）。如此锻炼数次。

8 任督运转：正身端坐，鼓漱吞津，意守丹田，以意引导内气自丹田沿任脉下行至会阴穴，接督脉沿脊柱上行，至督脉终结处再循任脉下行（图69）。

小功法大功效 练习坐式八段锦有利于宁心安神，对于失眠多梦、注意力不集中、心烦意乱等症状有显著疗效。同时，它还有利于排除杂念、调整呼吸，对于改善呼吸系统疾病有极大的作用。

小功法关键点 八段锦是一种效果很不错的健身功法，一般在室外练习。不过，如果方法得当，在床上练习效果也不错。床上八段锦以裸体练习姿势为最佳。具体做法为：排除杂念，耳不旁听，目不远视，心静神凝，意守肚脐，呼吸，等姿势、意念调整好以后，即可进行几次深长呼吸。呼吸是自然的腹式呼吸，即吸气时腹部凸出，同时胸部内缩，呼气时则腹部内收。

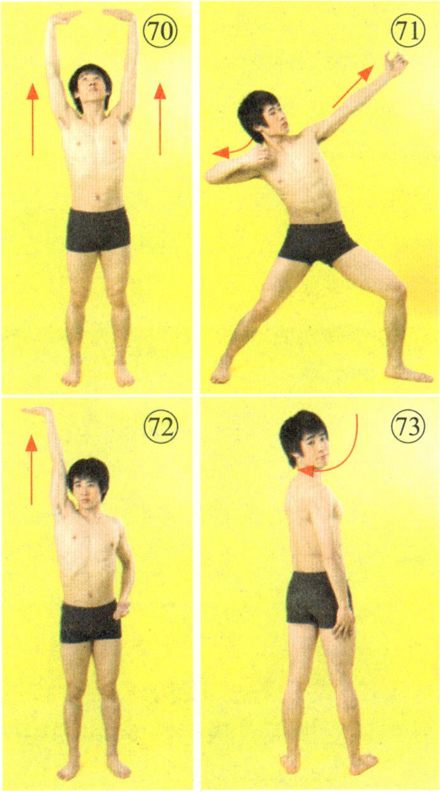

站式八段锦

小功法细步骤

1 双手托天理三焦：自然站立，双足分开与肩同宽，含胸收腹，腰脊放松。正头平视，双手自身体两侧缓缓举至头顶，转掌心向上，用力向上托举，足跟也随着双手的托举而起落（图70）。托举数次后，双手转掌心朝下，沿体前缓缓按至小腹，还原至原来的姿势。

❷左右开弓似射雕：左脚向左侧横开一步，身体下蹲呈“骑马步”，双手虚握于两髋之外侧，随后自胸前缓慢向上画弧，提于与乳平高处。右手向右拉至与右乳平高（也可拉至高于右乳，保健效果会更好），与乳距双拳左右，意如拉紧弓弦，开弓如满月（图⑦①）；左手捏剑诀，向左侧伸出，转头向左，视线通过左手食指凝视远方。稍作停顿后，随即将身体回正，顺势将双手向下画弧收回胸前，并同时收回左腿，还原成自然站立。

❸调理脾胃臂单举：右手缓缓自体侧上举至头，翻转掌心向上，并向右外方用力托举，同时左手下按附应（图⑦②）。举按数次后，右手沿体前缓缓下落，还原至体侧。左手举按动作同右手，唯方向相反。

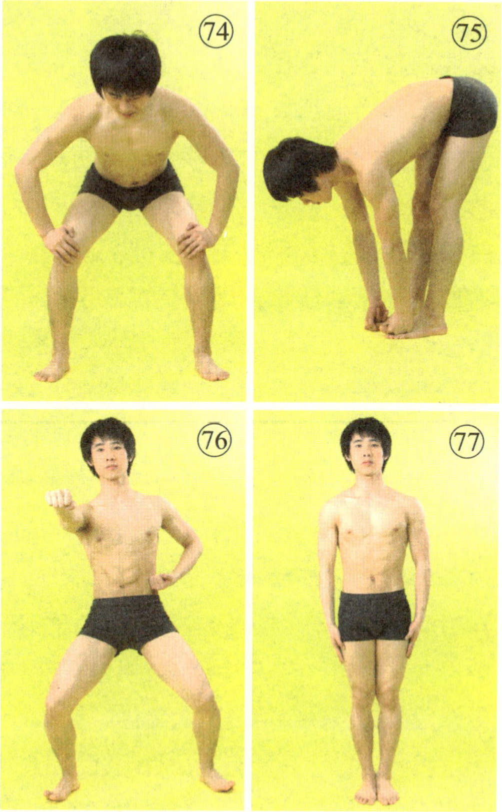

❹五劳七伤往后瞧：双脚分开与肩同宽，双手自然下垂，头部微微向右转动，双眼目视右后方（图⑦③），稍停顿后，缓缓转正，再缓缓将头转向左侧，目视左后方稍停顿，转正。

❺摇头摆尾去心火：双膝下蹲，呈“骑马步”。双目平视，双手反按在膝盖上，双肘外撑（图⑦④）。以腰为轴，将躯干画弧摇转至左前方，稍停顿后，随即向相反方向转，画弧摇至右前方。反复10次左右。

❻双手攀足固肾腰：双腿绷直，以腰为轴，身体前俯，双手顺势攀足（图⑦⑤）。

❼攒拳怒目增力气：双足横开，上身下蹲，呈“骑马步”。双手握拳，右拳向前方击出，顺势头稍向右转，双眼通过右拳凝视远方，左拳同时后拉（图⑦⑥），随后收回右拳，击出左拳。反复10次左右。

❽背后七颠百病消：双足并拢，双臂自然下垂，手指并拢，顺势将双足跟向上提起，稍作停顿，将双足跟下落着地。反复练习10次左右（图⑦⑦）。

小功法大功效　该功法能够促进血液循环，疏通气血，打通全身上下的经脉；还能提供大脑正常发挥作用所需的充足血液和氧气，以提高智力、消除疲劳，增强身体的抵抗力。

叩齿养生操

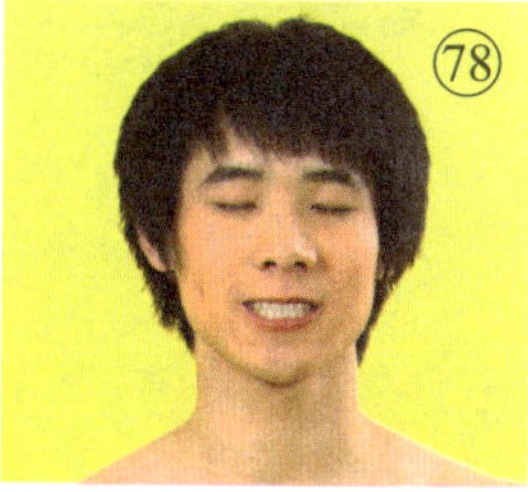

古人认为齿健会长寿。唐代名医孙思邈主张“清晨叩齿三百下”。明代百岁寿星冷谦在谈长寿秘诀时，也强调“齿宜常叩”。

小功法细步骤

晨起先叩臼齿（后）36下，次叩门（前）齿56下，再错牙叩犬齿各36下，最后用舌舔齿周3～5圈（图⑱）。早、中、晚各叩齿1次，多做效果更佳。

小功法大功效　早晨叩齿最重要，因为人经过一夜休息，牙齿会有些松动，此时叩齿，既能巩固牙龈和牙周组织，又能兴奋牙神经，对牙齿健康大有好处。

咽津养生操

咽津亦称“赤龙搅海”“胎食”，是古代一种强身健体的方法。初练此功时津液不多，久练以后自然会增加。

小功法细步骤

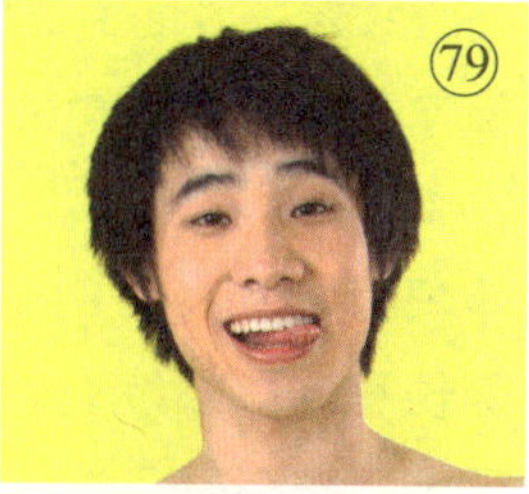

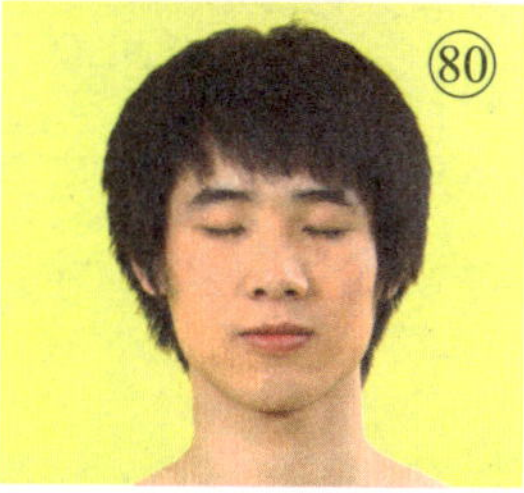

❶上身自然挺直，安然坐于凳上，双腿分开与肩同宽，双手轻放于大腿上，嘴唇微合，全身放松，摒除杂念。

❷自然呼吸，思想集中在口腔处。

❸先用舌头搅动口齿，一般是围绕上下牙齿运转，先左后右，先上后下，依次轻轻搅动各36次，用力要柔和自然（图⑲）；然后再用舌尖顶住上腭部1～2分钟，促使腮腺、舌下腺分泌唾液，待口中唾液满时，鼓腮含漱36次即可。

❹漱津后，轻闭双目，将口中津液分3小口咽下，咽时意识由口腔转移到“丹田”（图⑳）。此功清晨、午休、睡前都可做。

小功法大功效　咽津可以灌溉五脏六腑，滋润肢体肌肤，流通血脉神气，增强人体消化功能，延缓机体衰老。

循经养生祛病小功法

循胃经之小功法

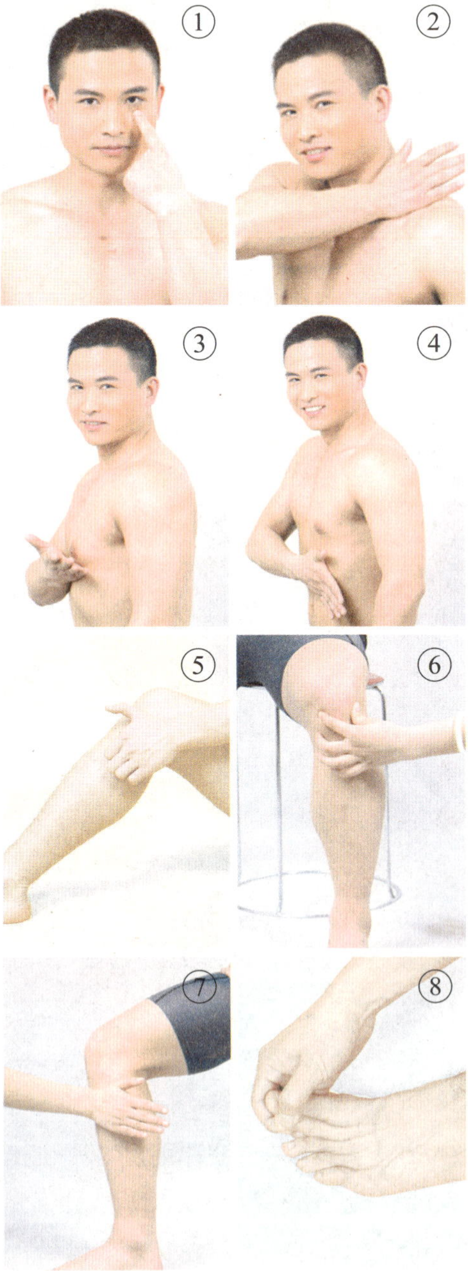

小功法细步骤

❶用拇指指腹或食指指腹按揉胃经重点穴位：承泣穴（图①）、地仓穴、颊车穴、人迎穴、气舍穴、缺盆穴。

❷按摩者可用小鱼际轻揉气户穴（图②）、乳根穴（图③）。

❸按摩者可用掌根按揉不容穴（图④）、气冲穴。

❹四指屈曲，用掌根按揉犊鼻穴，即外膝眼穴（图⑤）。

❺用拇指、食指对应拿捏膝关节处的外膝眼穴，力度要适中（图⑥）。

❻掌根按揉足三里穴、丰隆穴、解溪穴（图⑦）。

❼拇指揉厉兑穴（图⑧）、解溪穴。

❽便秘者可加按天枢穴；食欲不振、胃痛、腹泻者可加按梁门穴；月经不调、带下过多者可加按水道穴、归来穴；口臭、心烦者可加按内庭穴；肥胖者可加按天枢穴、水道穴、归来穴。

小功法大功效　经常练习此功法可打通胃经，改善气血循环，促进胃部疾病的缓解和治疗，如胃痛、胃胀、腹泻、食欲不振均可以通过按摩胃经得到改善。

循脾经之小功法

小功法细步骤

❶用按摩棒按压隐白穴（图⑨）、商丘穴。

❷用拇指的指腹按揉三阴交穴（图⑩）、阴陵泉穴。

❸按摩者用掌根按揉血海穴（图⑪）、冲门穴。

❹便秘或腹泻者，可加按太白穴、公孙穴；月经不调、带下过多者可加按地机穴；痰湿内盛，形体肥胖者可加按大横穴；脾胃虚寒、面色苍白、四肢不温者，可加灸三阴交穴、足三里穴。

小功法大功效　此功法可疏通脾经经脉，调节全身气血循环，增强脾的运化作用，从而改善脾经不适，尤其对肠胃道不适有明显的治疗功效。

循肝经之小功法

小功法细步骤

❶用按摩棒或拇指指腹按压大敦穴（图⑫）、行间穴（图⑬）、太冲穴、中封穴。

❷用掌根按揉蠡沟穴（图⑭）、中都穴、曲泉穴、阴廉穴、阴包穴。

❸用双手的小鱼际推擦双侧章门穴（图⑮）、期门穴。

❹肝阳上亢、烦躁易怒、头痛眩晕、失眠者可重点按揉行间穴、太冲穴；气滞血瘀、月经不调、痛经者可重点按揉蠡沟穴、曲泉穴；肝气郁结、胁肋胀痛、腹胀、食欲减退者可重点按压或揉按章门穴、期门穴。

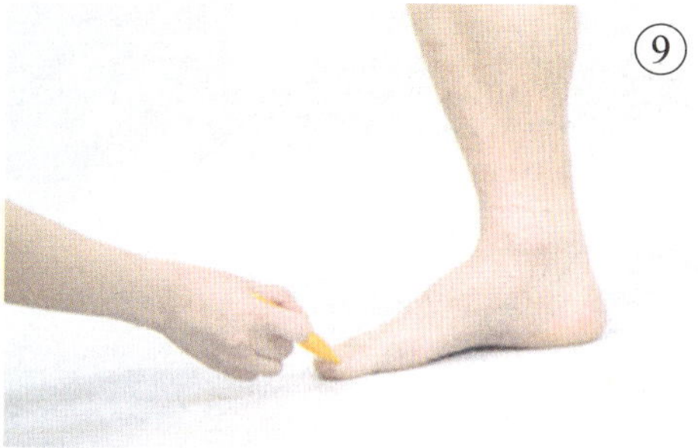
⑨

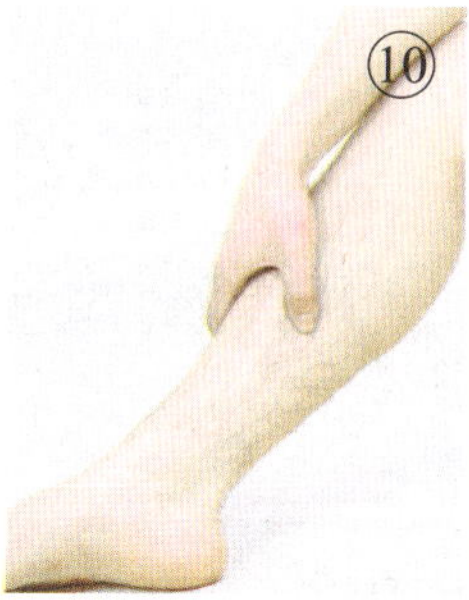
⑩

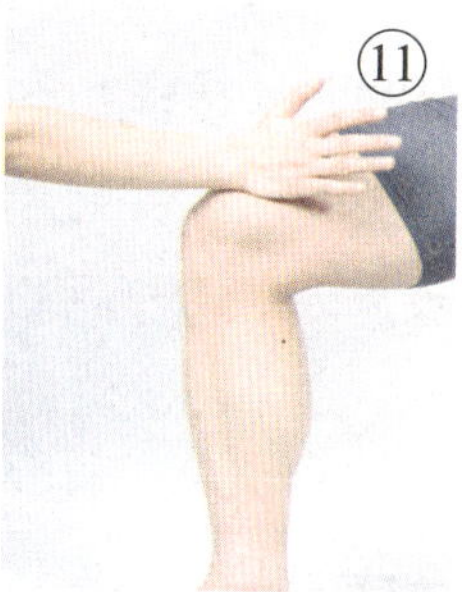
⑪

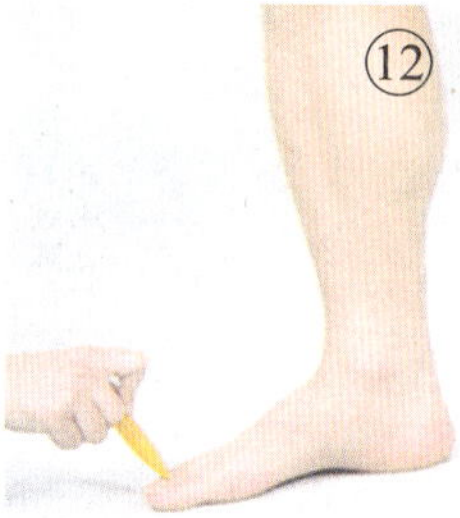
⑫

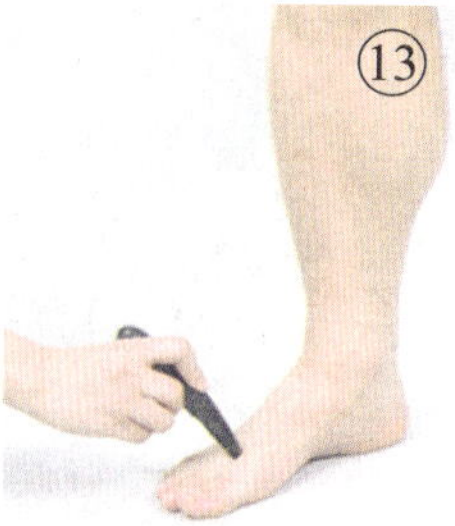
⑬

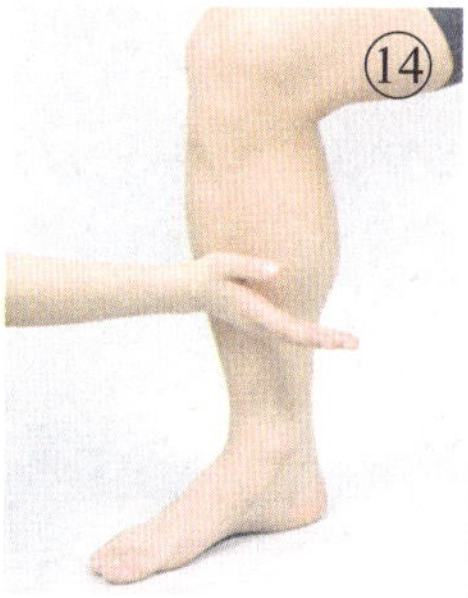
⑭

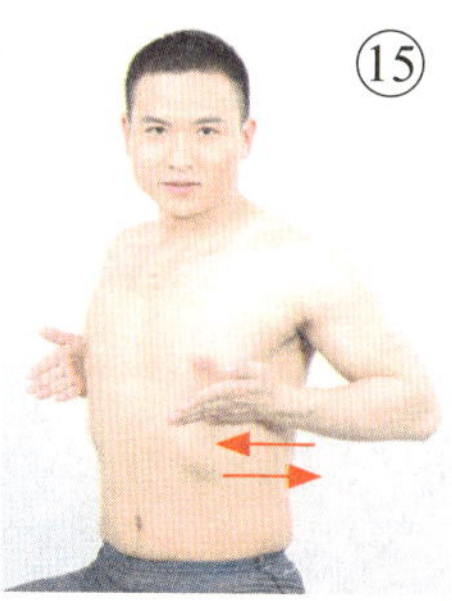
⑮

小功法大功效 常练习此功法可打通经脉气血循环，调理肝脏，对气滞血瘀性疾病有显著疗效，如月经不调、腹胀、消化不良等，可提高食欲，改善容颜。

循肾经之小功法

小功法细步骤

❶按摩者用拇指的指腹按揉涌泉穴（图⑯）、太溪穴、水泉穴、大钟穴、照海穴。

❷用掌根按揉腹通谷穴、气穴（图⑰）、大赫穴。

❸用双手中指指腹垂直按压肓俞穴、神封穴（图⑱）、彧中穴、俞府穴。

❹阴虚内热、失眠心烦、咽喉肿痛、牙痛者可重点按揉涌泉穴、太溪穴、照海穴。

小功法大功效 上述小功法不仅有利于祛热补虚、止痛消炎，而且对于调节多种肾脏不适均有显著作用，更可以改善气虚、肾虚、肾亏、性功能障碍等症状。

循膀胱经之小功法

小功法细步骤

❶双手各执脊柱一边，用拇指自上而下点按（图⑲），循膀胱经向下按摩大杼穴、肺俞穴、心俞穴、膈俞穴、肝俞穴、胆俞穴、脾俞穴、胃俞穴、肾俞穴、大肠俞穴、白环俞穴，然后沿尾骶部向上折回，反复5次。

❷如有皮肤疾患、皮肤瘙痒者可重点按揉肺俞穴（图⑳）、膈俞穴；有慢性肝胆疾患者可重点按揉肝俞穴、胆俞穴；头晕耳鸣，腰膝酸软，早衰者可重点按揉肾俞穴。

小功法大功效 此功法可疏通全身气血，调和五脏六腑，从而达到强身健体的功效。

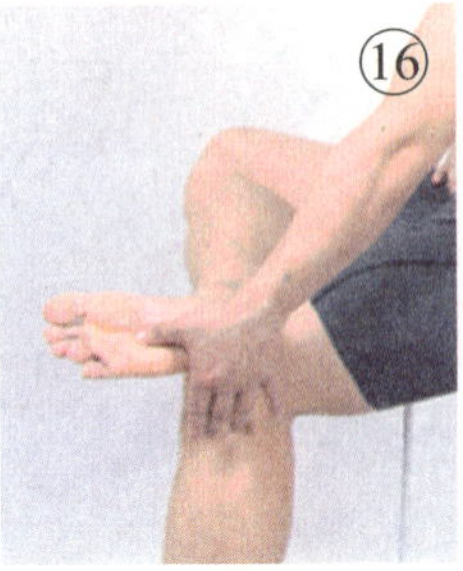
⑯

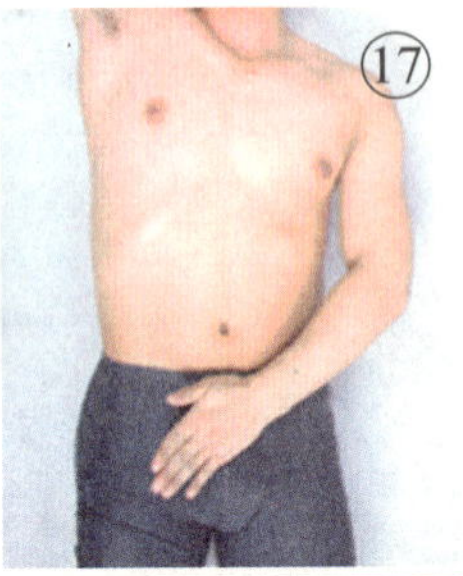
⑰

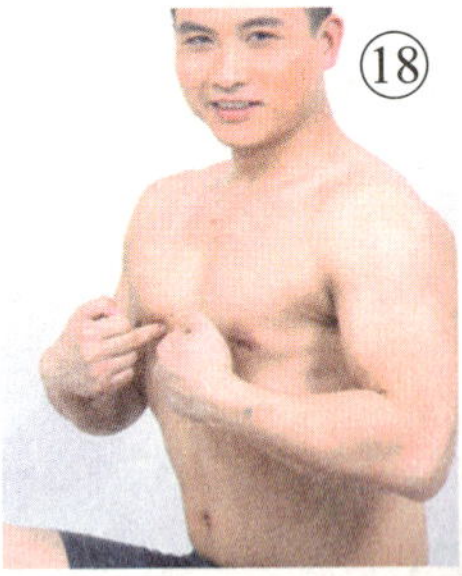
⑱

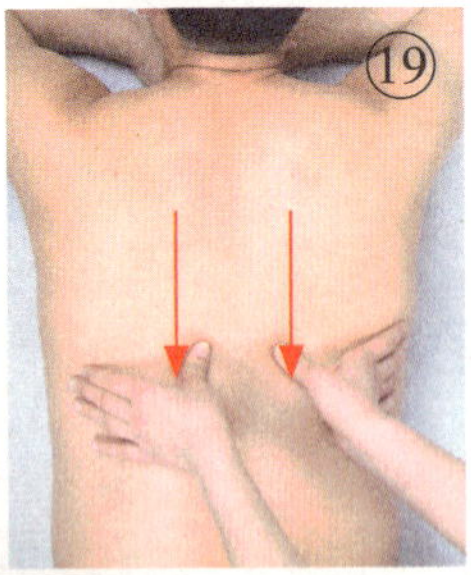
⑲

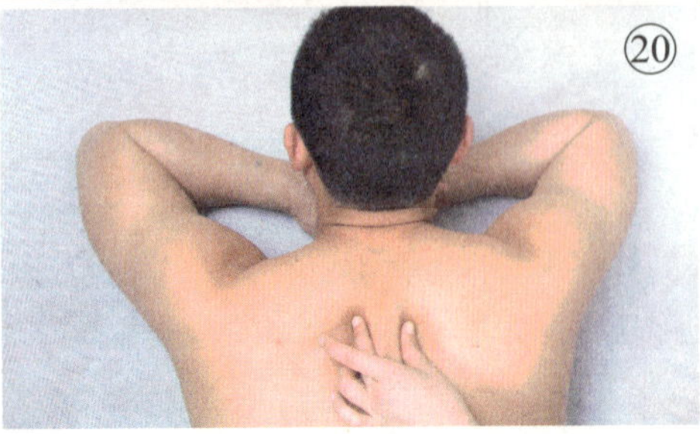
⑳

脏腑养生祛病小功法

强肾固本小功法

小功法细步骤

❶双手对搓发热后，紧按腰眼处，稍停片刻，用力向下搓到尾骨部位（图①）。然后再回头重搓，每次做50～100遍，每天早晚各1次。

❷双手轻握拳，用拳眼或拳置于腰部旋转按摩，每次5分钟（图②）。

❸双手握拳，轻叩腰眼处（图③）；也可用手抓捏腰部，每次做3～5分钟（图④）。

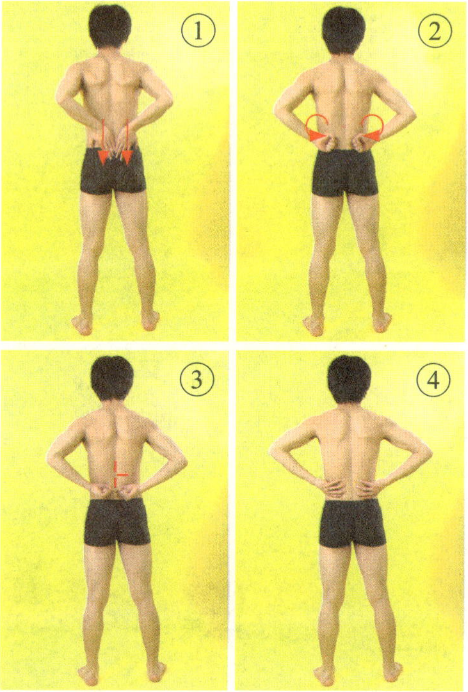

小功法大功效　道家养生学认为，用掌搓腰眼，不仅能温暖腰眼、疏通带脉和强壮腰肌，还能聪耳明目、固精益肾和延年益寿。

和胃健脾小功法

小功法细步骤

❶正襟危坐：双手扣于膝盖上，中指放在髌骨韧带上，食指轻点内膝眼，无名指轻点外膝眼（即犊鼻穴），掌心劳宫穴贴在髌骨上方的鹤顶穴，小指置于膝关节外侧胆经所过位置，拇指置于内侧脾经所过位置。调整上身保持中正，留意于手掌与膝关节的接触位，手掌可以感到膝关节内温暖舒适，也可以同时配合向外勾脚尖以锻炼足三里穴、阳陵泉穴的动作。时间随意，以感到舒适为度（图⑤）。

❷掌熨三穴：坐姿同上，仅手掌位置不同。先双掌对擦至热，然后双手掌心向下，用掌心的热度温熨大腿前外侧足阳明胃经的伏兔穴、阴市穴和梁丘穴，每穴温熨的时间根据舒适度选择，并可反复搓摩温熨（图⑥）。

❸坐抻足阳明：坐于椅子或凳子上，双腿分开与地面垂直，足跟用力蹬，

足尖用力内勾，使腿部足阳明胃经循行线上的肌肉绷紧，坚持片刻，会感到腿部肌肉发酸，有时会感到肌肉发热甚至颤抖，坚持一会儿，慢慢放松（图⑦）。练习过程中如果口中唾液增多，要分次咽下，用意念送入小腹。练习时意念最好专注于腿部。

❹卧抻足阳明：临睡前，坐于床上，双腿并拢伸直，蹬足跟，勾脚尖，双手扣于膝盖（见图⑧）。如果伸直腿后上身不能保持身体垂直中正者，可以把臀部垫高；或坐在沙发边上，把脚放在地上练习；或平躺在床上，屈膝或伸直腿，仍然为蹬足跟、勾脚尖姿势（图⑨）。还可以配合双手托天理三焦姿势（图⑩）或环抱姿势练习（图⑪）。有些人一伸懒腰蹬腿就会腿肚抽筋，可采用蹬足跟、勾脚尖的方法蹬腿伸懒腰，这样可以最大限度地避免腿肚抽筋的情况发生。

❺搓摩胃经：一只脚跟放在另一只脚的脚背上，用自身肢体的重量按压脚上肝经的太冲穴、行间穴及胃经的冲阳、陷谷、内庭等穴位（图⑫）。另外，晚上躺在床上也可按摩胃经，做一个“4”字腿的姿势，用屈腿向外循按另一条腿的胃经腧穴（图⑬）。

❻刺激足三里：如果站着，就向前伸出一只脚，然后勾脚尖（图⑭）；如果坐着，可以双脚同时勾脚尖（图⑮）。坚持一会儿就会感到足三里往下会有发

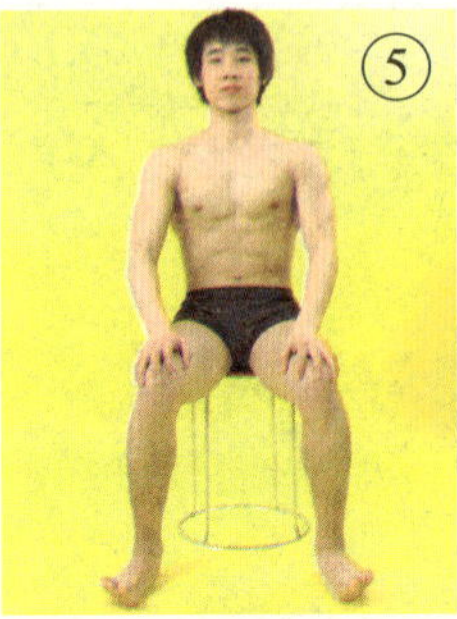

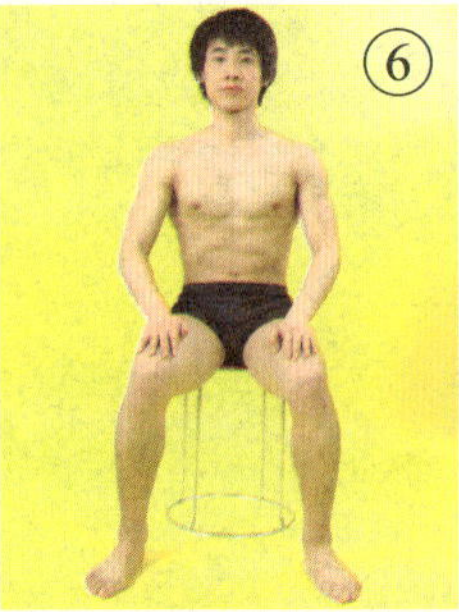

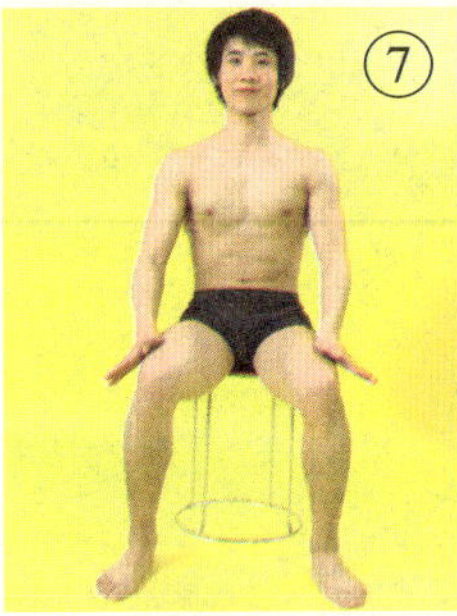

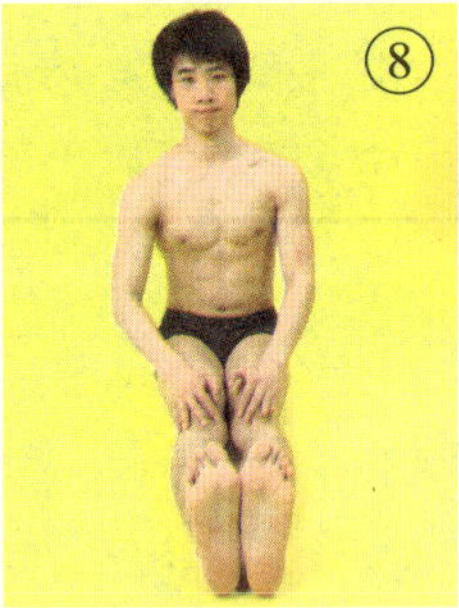

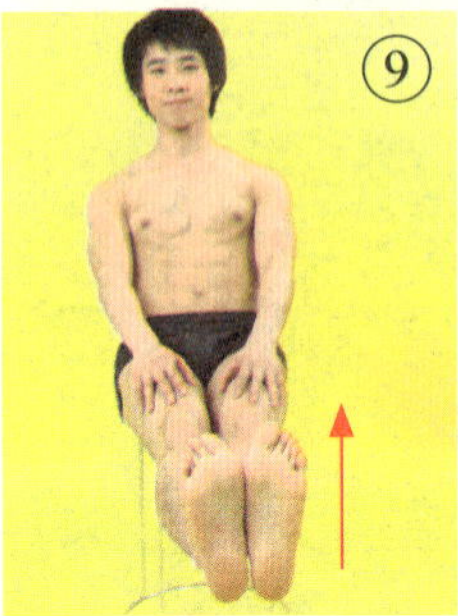

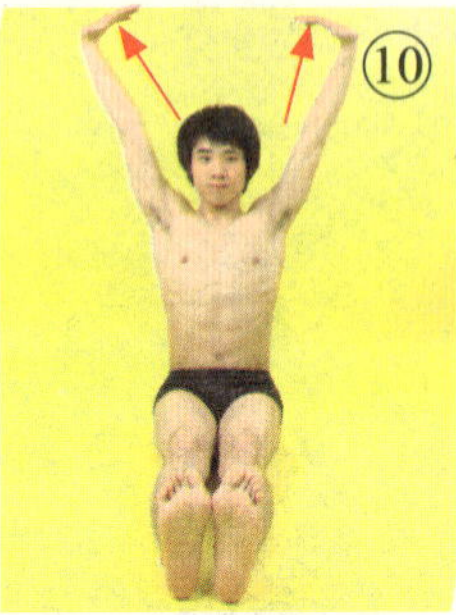

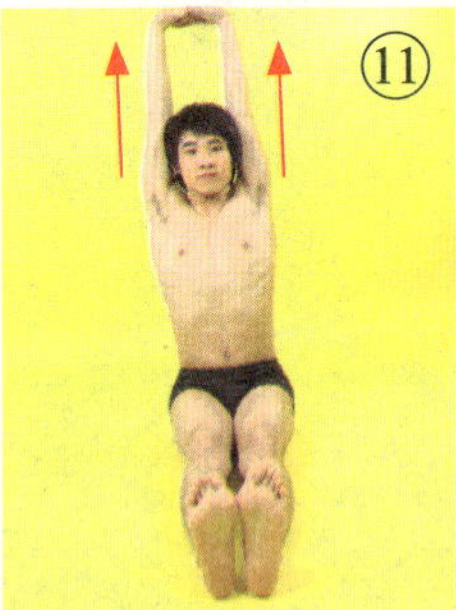

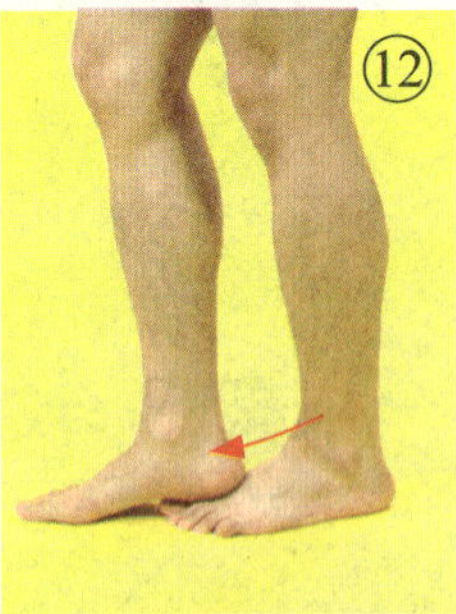

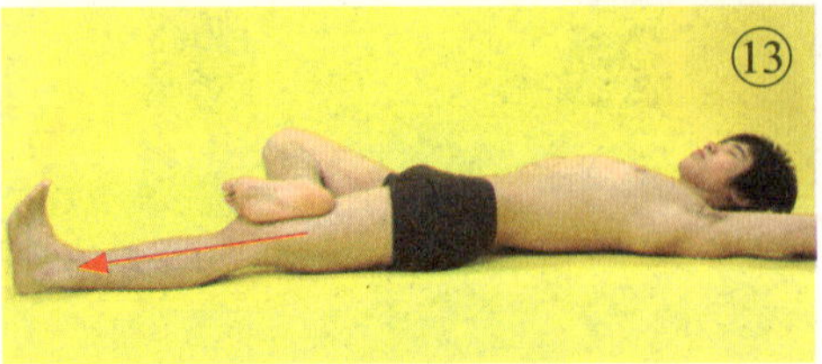

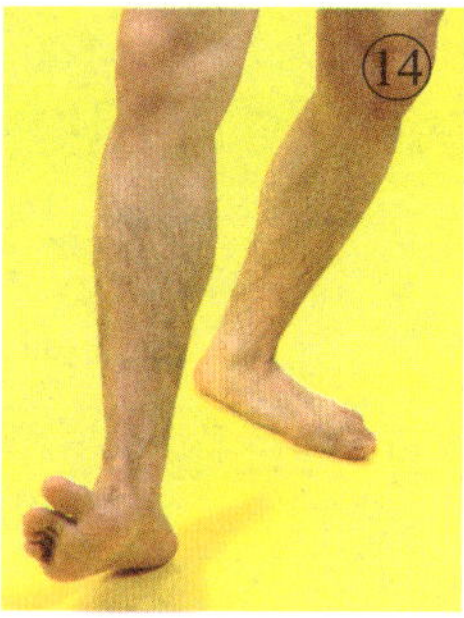

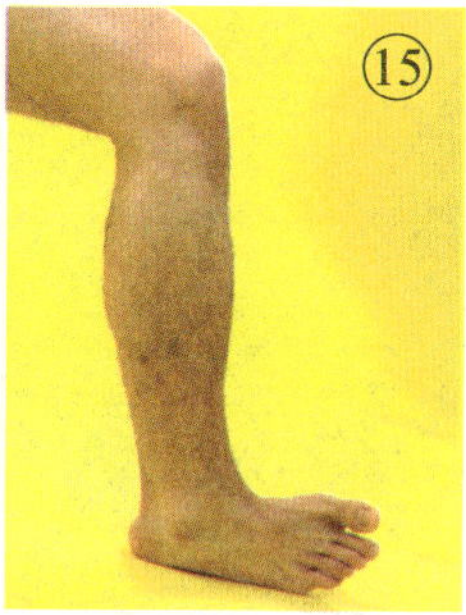

热的感觉，这个方法可以有效刺激足三里穴周围。对于不敢针刺，怕艾灸烟熏，又不想拍打穴位的人，可以经常采用这种方法。另外，如果脚尖外勾，则可以刺激胆经的阳陵泉穴。

小功法大功效　脾胃经循行于腿的两侧和胸腹部，经常揉搓或敲打双腿或推摩胸腹部，打通脾胃经上的气血循环，可以有效地滋养脾胃，使得脾胃功能正常化，并能改善与脾胃有关的多种疾病和症状。

调理膀胱小功法

小功法细步骤

❶**面壁蹲立**：面对墙壁，做下蹲起立的练习。初练时可离墙稍远一些，双手可先交叉置于胸前，做下蹲起立的练习（图⑯）；然后可将双手合十置于两乳头连线之间的膻中穴，做下蹲起立的练习（图⑰）；再将双手自然垂于身体两侧，做下蹲起立的练习（图⑱）；最后将手交握于背后，做下蹲起立的练习（图⑲）。每天每个动作坚持做3分钟即可。随着腰背力量的增加，可以逐渐缩短足尖与墙的距离，直到足尖抵住墙壁时仍然能蹲起自如，这可以最大限度地锻炼足太阳膀胱经，增强腰背及腿部的力量；同时也能锻炼心包经，使心情保持顺畅，还能有效地改善心脏功能。

小功法大功效　有的人经常脚抽筋，有的人双腿无力、下蹲时感到一根筋“短”，有的人腰背疼痛，这些往往都是足太阳膀胱经气血不利导致的。足太阳膀胱经的病症表现及腧穴主治也均能体现与筋的密切关系，再加上膀胱属水，筋脉需要水的濡养，而“肝在体合筋”，也就是肝主筋、属木，水生木，所以足太阳膀胱经主

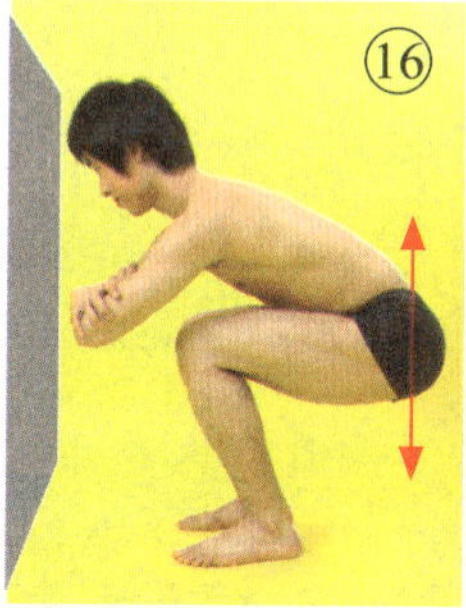

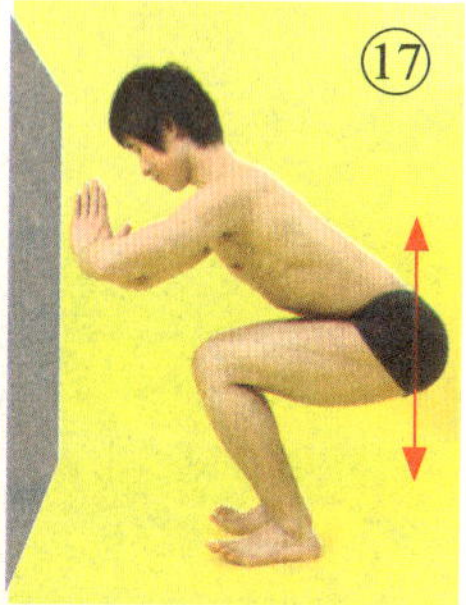

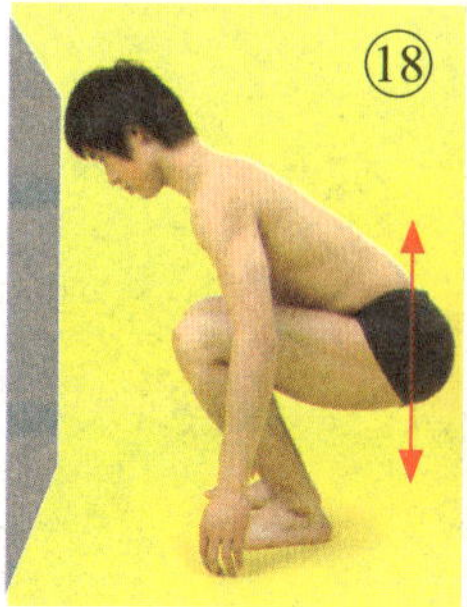

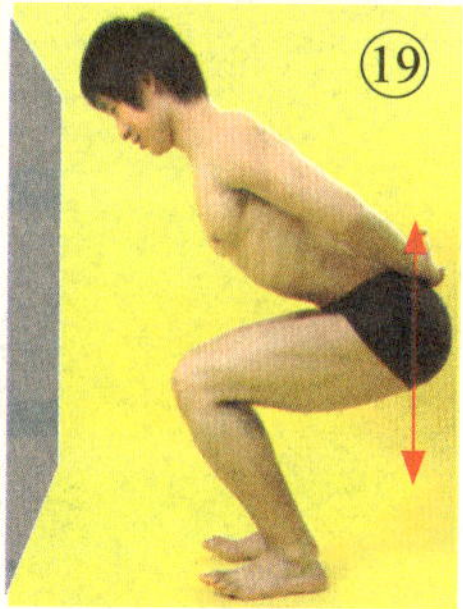

筋病，与人的运动有极大关系，可治疗筋病或柔筋、养筋等。

滋养肺脏小功法

小功法细步骤

❶逆推手太阴肺经：伸展前臂，掌心向上，另一手沿着手太阴肺经自腕横纹起向上直推至肘横纹，如此重复。力度先轻后重，每侧前臂逆推约50次，至局部皮肤潮红发热为宜（图⑳）。随即令患者啜饮已煮好的热粥，盖被捂出汗即可。

❷推肺经：用拇指指腹沿着肺经的上肢循行线，由上至下用力推摩10～20次，至局部皮肤发红和发热为宜（图㉑）。这种方法不但可以起到伸展肺经的作用，同时可以预防和治疗感冒的发生。

小功法大功效　常常按摩手太阴肺经，可以使肺脏得到充分的锻炼与滋养。

强心舒心小功法

小功法细步骤

❶日常心脏保健的要穴是中冲穴（图㉒）、内关穴（图㉓）、神门穴（图㉔）和太溪穴（图㉕）。按压时，心率过慢的手法宜快些，心率过速的手法宜慢些。

❷急救时取穴应连续用重刺激手法，特别是在预感发病时，迅速自我按压中冲穴、极泉穴。

小功法大功效　此功法可以加强心肾沟通，促进两者的功能，不仅能缓解心律失常问题，还能在心脏突发疾病时急救。

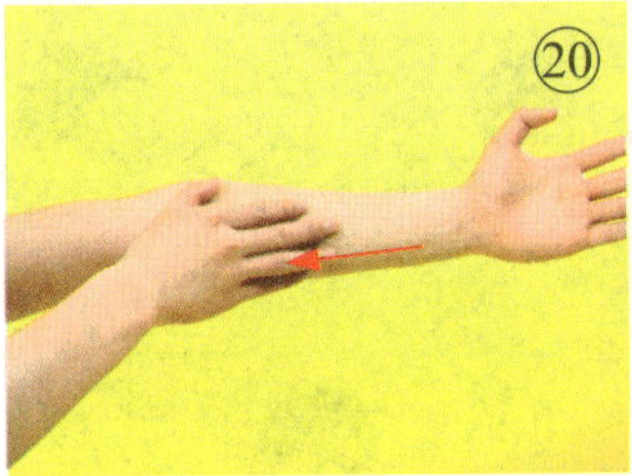
⑳

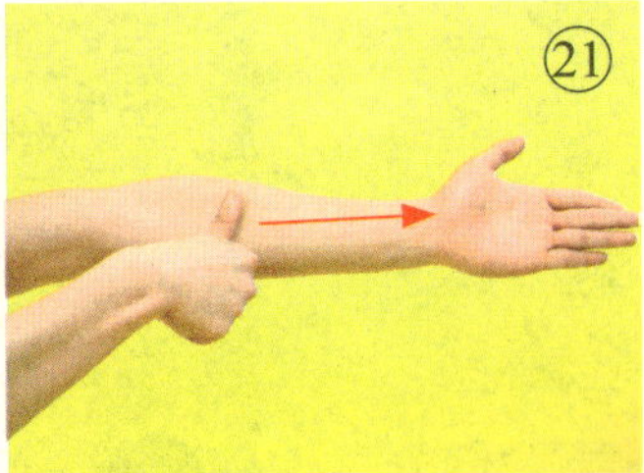
㉑

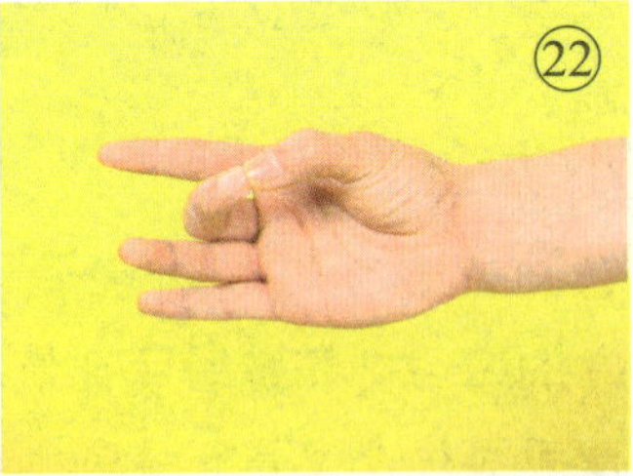
㉒

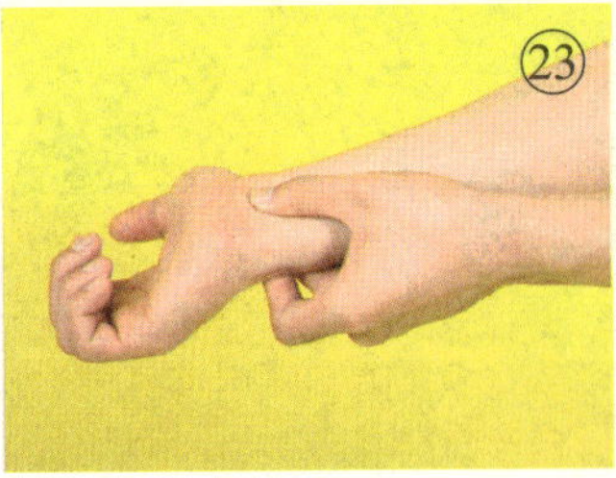
㉓

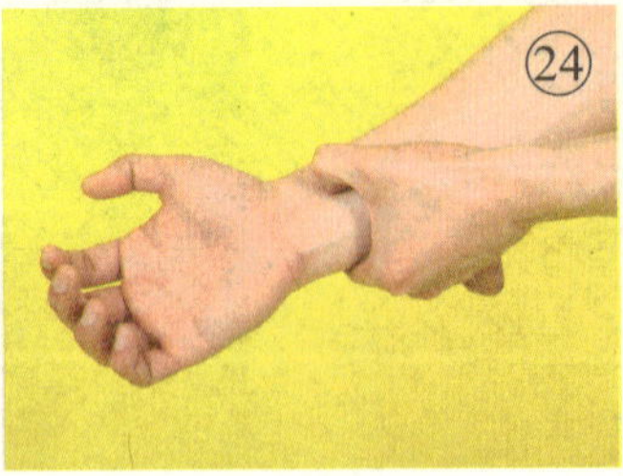
㉔

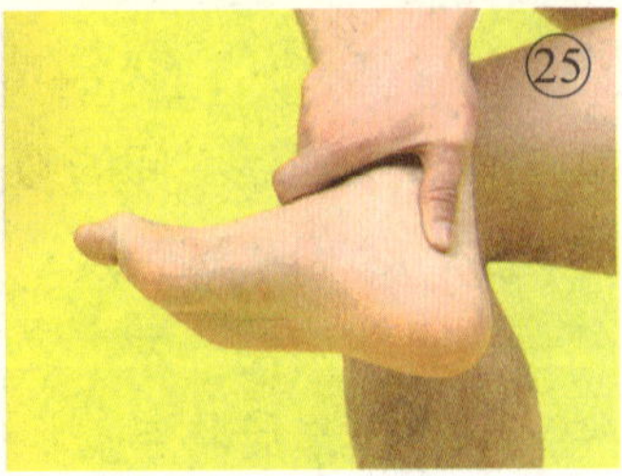
㉕

第四章

应季、应时的养生疗疾小功法

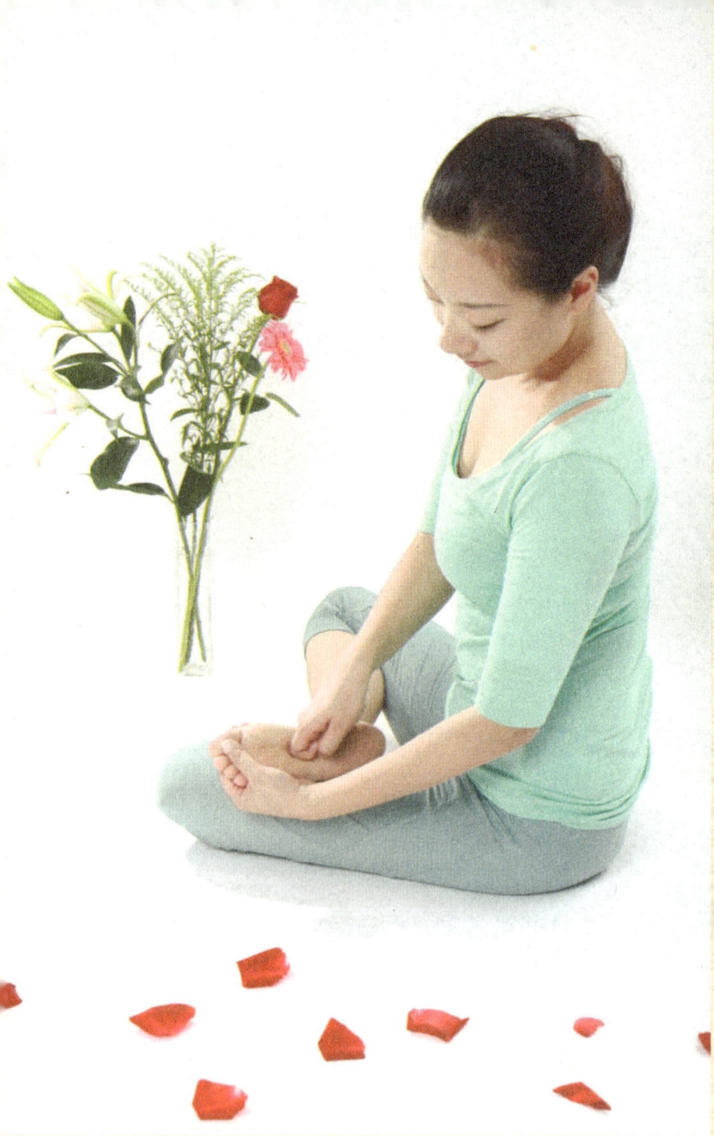

万事万物的表象虽然千差万别，但都有其内在的规律性，合乎规律而作，往往可以事半功倍。在练习经络小功法时，如果我们能够依据四季变化、昼夜差异、个人体质的不同，进行有针对性的练习，那么效果会更加显著。

养生疗疾小功法
——季节四部曲

四季养生，是指人体顺应自然界春、夏、秋、冬的季节变化，通过一些调养护理的方法，达到健康长寿的目的。根据四季气候的特点，如春季生发，夏季生长，秋季收敛，冬季收藏，人们总结出春养肝、夏养心、长夏养脾、秋养肺、冬养肾的五脏调养法及“春夏养阳，秋冬养阴”的经验。

春季养生疗疾经络小功法攻略

春为四季之首，此时万物复苏，自然界中阳气开始升发，万事万物都出现了欣欣向荣的景象。由于“人与天地相应”，因此在春季，人体的阳气也会顺应自然，向上向外宣发。所以，春季养生要掌握春令之气向外开发舒展的特点，注意调养体内的阳气，使之不断得到补充，逐渐旺盛起来。凡有耗伤阳气及阻碍阳气的情况都应避免。

循经养生疗疾方

春季是万物开始生长之季，天地之气开始萌发，可以说是我们养生的好时机，也是养肝胆的好时节。胆的功能是贮存与输送胆汁，以助肠胃消化、营养吸收。胆汁的分泌与肝密切相关，肝胆相表里，功能相辅相成。只有肝疏泄正常，胆汁才能充盈，所以春天应肝胆并养。

肝经循行下肢内侧，绕生殖器走向胸腹。由于胆经、肝经在下肢，所以偏重于四肢运动，如走路、登山、慢跑、打太极拳等缓和的运动，都对肝脏比较有帮助，但是运动时间不宜太早，以能见到日光的时候到户外运动为宜。

腧穴养生疗疾方

保肝腧穴方

春气和肝气相通，春天万物生发，肝气内应，但春季又是肝病发病率较高的季节。所以，在春天进行保肝、养肝、预防各种肝病就显得尤为重要。春季养肝的注意事项之一为不宜多食酸味食物，因为其容易导致肝火过旺。“五脏有疾，当取之原”，太冲穴为养肝首选。肾五行属水，肾经原穴——太溪穴是全身肾气最旺的穴位，故经常按摩太溪穴，可滋水涵木。除了滋养肾经可保肝，用五行属金的肺经也可来平肝，“合治内腑”“荥主身热”，可以选用肺经合穴尺泽及荥穴鱼际来平肝火、祛肝热。所以说，太冲、太溪、鱼际和尺泽都是春季首选的保肝大穴。

用这4个穴位保养肝脏的具体方法是：早起先按揉肝经上的太冲穴（图①），肾经上的太溪穴（图②）和肺经上的鱼际穴（图③），每穴各按揉3分钟；晚上睡前用热水泡脚，然后依次按揉鱼际穴、太冲穴、太溪穴，每穴各按揉3分钟，再加按肺经上的尺泽穴（图④）3分钟。最后提醒大家，多喝水也有助于平肝火、祛肝热。舒畅的心情非常有利于疏肝利胆。

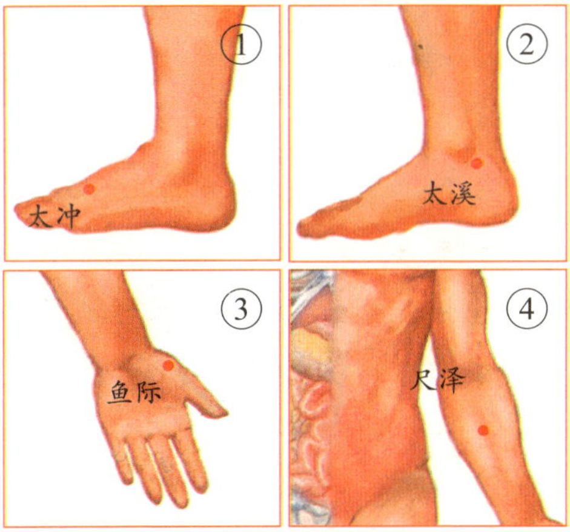

养肝伸筋腧穴方

春天易伤肝，而筋与肝的关系最密切。所谓“肝主筋”，因为筋要靠肝濡养，春天腿脚易抽筋，所以在养肝的同时还要养筋。说到筋病，我们就不能不提足太阳膀胱经。

足太阳膀胱经与身体诸经均有联系，是人体最长、最粗大的一条经络。膀胱经又称巨阳脉，与全身卫阳之气关系密切，而阳气外可养神、内可柔筋。膀胱经病症表现及腧穴也均能体现与筋的密切关系。再加上膀胱属水，筋脉需要水的濡养，肝属木，水生木，所以足太阳膀胱经主筋病。那么，我们要治疗筋病或是柔筋、养筋都应首选膀胱经上的穴位。

肝俞穴（图⑤）位于背部第9胸椎棘突下旁开两横指处，是肝经之气输注于腰背部之处；承山穴（图⑥）位于小腿腓肠肌的肌腹下尖角凹陷处；承筋穴（图⑦）位于小腿部腓肠肌的肌腹中央。这些穴位都属于足太阳膀胱经，后两个穴位位于小腿上，都是伸筋要穴。

阳陵泉穴（图⑧）是足少阳胆经的经穴，又是胆之合穴和筋之会穴，因此该穴对于胆腑疾病及筋病（包括疼痛、弛缓和拘挛）有较好的治疗效

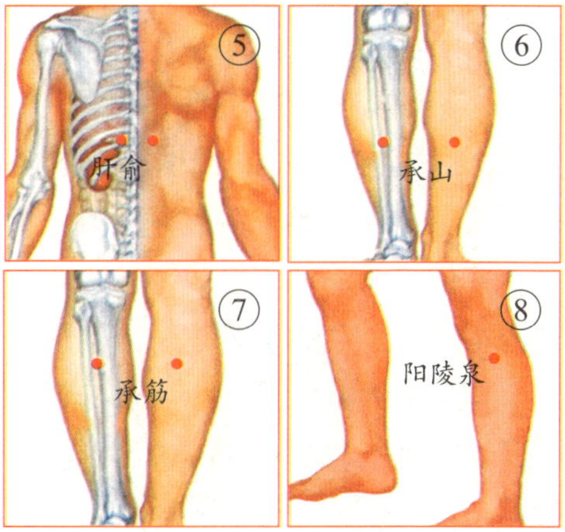

果。春季可以多到户外做伸筋压腿的运动，多搓摩小腿，提拿小腿肚，并可点按两肝俞穴。

防风腧穴方

风在伤害人的时候，被称为风邪。虽然风邪一年四季都有，但以春季为主。在春季发生的流行病中，风邪是主要的致病因素。风邪侵入人体或伤人上部后易使人伤风感冒、头痛鼻塞等，或游走于经脉、毛皮、肌肉、筋骨之间导致风疹的发生，甚至还会导致肢体动作异常。

风邪属于阳邪，最容易损伤人的肝，尤其易损耗人的肝阴，使人体内肝阴不足，出现头晕、眼干、目涩、胁肋灼痛、手足蠕动、舌红少津、脉弱细数等症。风邪甚至还会扰动肝阳，使人出现肝风甚至中风。所以，风为百病之长，春天养生最应重视养肝息风，养肝息风的关键是要防风。医疗气象学家告诉我们，在大风呼啸时，空气的冲撞摩擦所产生的噪声还会使人心里感到烦躁不适。

春季温暖多风，给细菌、病毒等创造了绝好的繁殖条件，成为传染性疾病的高发季节，这就是古人所说的疫疠之气。疫疠之气在中医上指风温、春瘟、大头瘟等，相当于流行性感冒、急性支气管炎、肺炎、麻疹、腮腺炎、猩红热等传染病。

人体中凡是名称带“风”字的穴位均可防、治风邪，如风门（图⑨）、风府（图⑩）、风池（图⑪）、翳风（图⑫）等穴位，所以我们可以结合患病部位来适当选用。

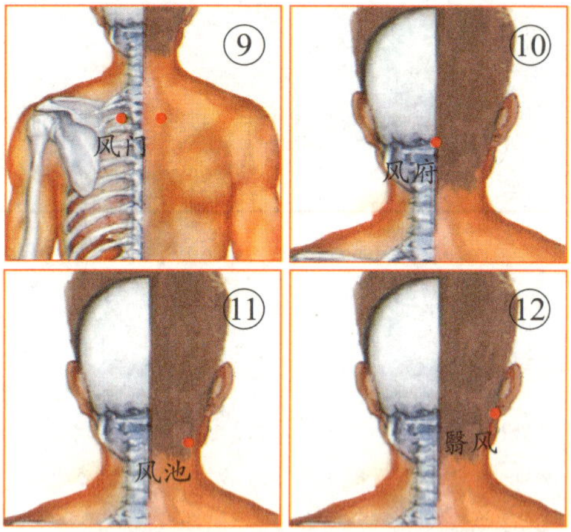

夏季养生疗疾经络小功法攻略

夏三月谓之蕃秀，应于人体，主生长旺盛。心主长养，夏天天地气交，应于心；心主血脉，要气血流畅才利于长养，夏天养好了，秋冬才有物质基础。长夏主化，应于人体，是长肌肉、长骨、长个子的大好时机，这时期人体的消化功能处在最旺盛的阶段，脾胃好的人要吃好，脾胃虚的人更不要放过健脾补脾的好时机。

循经养生疗疾方

养心循经方

心对应“夏”，也就是说，在夏

季心阳最为旺盛，同时也提醒人们在春夏之交要顺应天气的变化，重点关注心脏保养。夏季五行属火，通心，走心包经、心经。这两条经络在手臂内侧，夏天多按摩，多做手部伸展的运动，可以预防中暑。青年人可以做伏地挺身、单杠或吊环运动，老年人可做一些甩手运动，这样对心脏都十分有帮助。夏季气候炎热，游泳是最佳的锻炼方式，划水时水流会对上肢的经脉产生良性刺激，可起到锻炼的作用。锻炼心与心包两经还可双手握拳，随呼吸而用力，吸气时放松，呼气时紧握，可连续做6次来刺激手三阴经，这对于调节气息及刺激血液循环大有益处。当用力握拳时，可以起到按摩掌心劳宫穴的作用，因劳宫穴为手厥阴心包经荥火穴，所以具有清心火的功效。

养脾循经方

夏季贪食生冷食物，容易寒积脾胃，影响消化功能。上午是脾胃经经气最旺盛的时间，脾胃经循行于腿的两侧和胸腹部，所以揉搓或敲打双腿，或推摩胸腹部，都是滋养脾胃的好方法。

夏季锻炼身体，步行是再好不过的运动项目，如果能光脚走路，尤其是光脚在刚割过的草地或鹅卵石上散步，不仅舒服，而且对身心健康也大有益处。因为足底有人体所有内脏的反射区，光脚走路可以对足底的反射区进行刺激，从而改善血液循环，有益健康。所以，夏季锻炼宜光脚走路。

腧穴养生疗疾方

养心脾腧穴方

心属火，盛夏亦属火。盛夏季节，心火旺，养心宜多运动。通过各种运动，可促使人体的气血流畅、百脉俱通，最终心气充盛。现代医学研究证明，适量的运动可以使人的心肌得到锻炼，加大心脏的冠脉血流量，对于预防和改善冠心病等病症均有很大的帮助。

夏季是一年中人体新陈代谢最活跃的时候，人们室外活动较多，活动量也相对较大。加之夏季昼长夜短，睡眠时间较其他季节少一些，因此，体内消耗的能量也多。夏季天气炎热，血液循环加快，出汗量大，汗又为心之液，在中医的养生理论中，早就有夏季宜养心的说法。

如果夏天没有做好消暑解毒的保养，人体易受暑湿之邪所侵，导致出现发热、汗出、壮热烦渴、胸闷、泛恶、肢体困重、眩晕、头痛、疲劳、呕逆甚至痰盛昏迷等不适症状。太阳穴（图⑬）位于头侧部，经常按摩此穴可以缓解头痛、眼睛疲劳、鼻炎等症状。印堂穴（图⑭）位于两眉之间，还在督脉的循行路线之上，所以多按摩印堂穴既可治温阳又可提神醒脑；阴陵泉穴（图⑮）位于腓骨小头前下方凹陷处，是脾经合穴，可以“合治内腑”，多按摩可健脾去湿。

夏季，我们还要坚持用拇指每天按揉百会穴（图⑯）以提升人体的阳气，可使人头目清爽；坚持每天用拇指和食指提捏印堂穴所在的眉间皮肤，稍向上拉50次，可使人眼明心亮；坚持每天按揉阴陵泉穴3分钟，可以保持整个夏天脾胃消化功能正常，还可以把多余的湿气去掉，为秋季的健康做好准备。

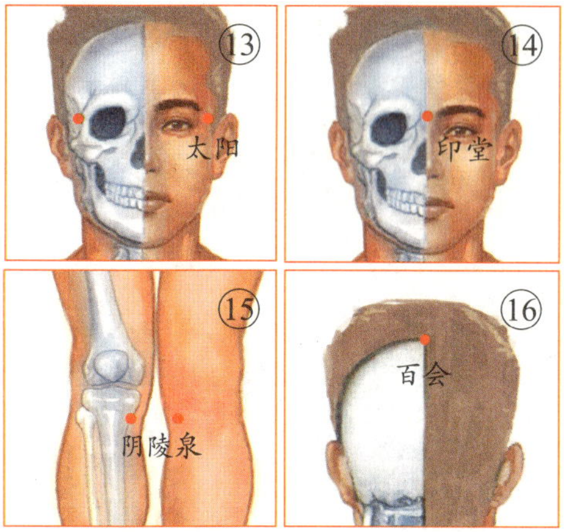

养阳腧穴方

夏季，大自然阳长阴消，阳主动，故顺应阳长的气化趋势养阳，效果会比其他时候要好，对于阳虚的人更是如此。

夏季是一年中阳光最盛的季节，气候炎热，生机旺盛，最容易耗气伤津。夏天暑热，易因贪饮冰镇饮品而感受湿邪。中医认为湿为阴邪，好伤人体阳气，亦好伤脾阳，因脾性喜燥恶湿。一旦脾阳为湿所困，就容易导致脘腹胀满、食欲不振、大便溏稀、四肢无力等症状。所以，夏季一定要养阳。

那究竟该如何养阳呢？主要的方法就是晒太阳，太阳是供给阳气的主要来源，正如《黄帝内经》中讲道：“夏三月……夜卧早起，无厌于日。”夏日正午，日头当顶，立于庭院，脱帽，日精可从头顶百会穴（图⑰）入人体。中医认为“头是诸阳之会”，阳气最容易从头部散掉。因此，夏天要多做头颈运动及按摩头部，如双手抱头，用两中指按摩头顶正中的百会穴。

夏天多梳头可以促进头部气血运行，既可保养头发又可防治头疾。夏天养生可晚睡早起，还可以晒沙滩浴，或躺在阳光下晒肚脐。

肚脐常被养生学家誉为保健要塞。肚脐为神阙穴（图⑱）所在，中医常用药物贴敷肚脐，以治疗心绞痛、消化不良等病。经常按摩肚脐不仅能预防和治疗脑卒中，还能祛病健身、益寿延年。

另外，还可摩擦前胸膻中穴（图⑲），以增强身体免疫力。科学家发现，胸腺是人体整个免疫系统中最重要的免疫器官之一，胸腺分泌出来的免疫活性物质，能监视体内细胞变异，并毫不留情地将其消灭；同时，这种物质又有抗感染的功能，可增强人体的抗病能力，对延缓衰老也有一定的作用。每天坚持用手掌摩擦前胸膻中穴上下部位30～50次，可激活胸腺，起到防病健身、祛病延年的作用。极泉穴（图⑳）为心经起始穴，刺激极泉穴可促进血液循环。腋窝是血管、淋巴、神经最多、最丰富的地方，按摩极泉穴可使各器官的养分和氧气得到充分的交换，使大脑、心脏以及肺都受益匪浅。

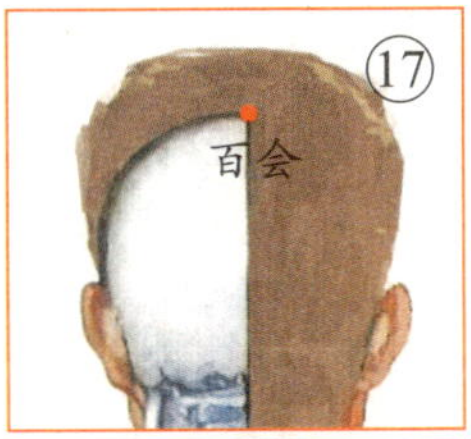

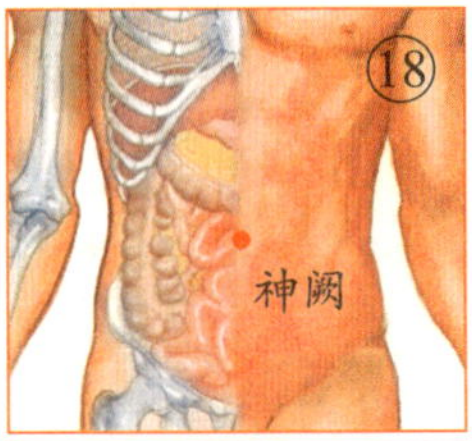

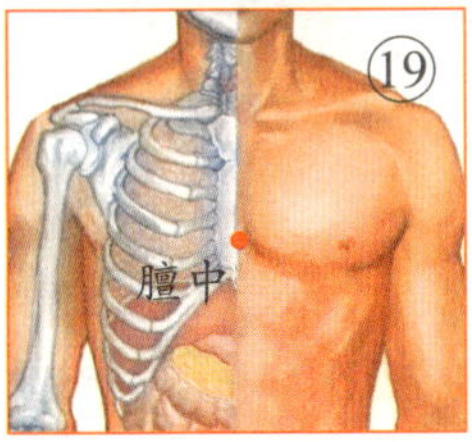

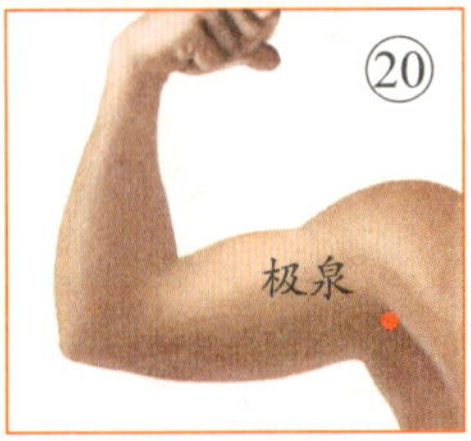

秋季养生疗疾经络小功法攻略

秋天由阳转阴，这个季节应怎样养生呢？秋风劲急，地气清肃，万物色变，人们应早睡早起，以避免肃杀之气对人体产生不良影响；要神气渐收，思绪宁静，不让意志外驰，以适应秋季寒凉之气候。这就是调养秋收之气的道理所在。如果违反，会损伤肺气，到冬天容易发生完谷不化所致的泄泻，使人体适应冬季的能力降低。秋天内应于肺，和肺的关系最大，所以这一节气重在养肺。

循经养生疗疾方

秋天，天干物燥，燥邪为主，燥气通于肺，肺与大肠关系最密切，肺受到秋燥的伤害，肺津不能滋养大肠，就会形成津枯便秘。所以，秋天要润肺生津，大便才能正常。由于秋季是夏转冬的过渡季节，由凉而渐寒，阳气开始下降，身体抵抗力亦会下降。另外，秋季瓜果大量上市，还要特别注意“秋瓜坏肚”，除少数水果（如龙眼、葡萄、荔枝等）外，其他水果性味均偏寒，食用应适量，不可恣意纵腹，以免伤害脾胃阳气。

立秋之后，不论是西瓜还是香瓜、菜瓜等，都不宜大量多吃，否则会损伤脾胃的阳气。秋季的养生要注意保护胃肠，而大肠与肺相表里，大肠经经气在5:00—7:00最旺，是大肠经“值班”的时间，也是我们起床的时间，便于锻炼经络，此时喝一杯水可促进大便通畅。另外，我们还可多按摩大肠经，并每天早、晚做提肛运动，可防止便秘。足太阴脾经与手太阴肺经同气相求，而脾经的经气旺盛时间是9:00—11:00，在此阶段我们可在工作之余按摩腹部或搓擦下肢内侧几个来回，平时多做腹部运动，包括爬行及做仰卧起坐，都可健运胃肠或止泻。

秋凉而寒将至，衣被宜逐渐添加，不可一下加得过多。北方九月凄风苦雨，冷空气势力逐渐增强，气温日降，容易使人感冒，不管是出门的人还是在家的人都应注意避免着凉。

腧穴养生疗疾方

中医学认为，秋季肺气当令，为秋季的主气，秋天的气与我们的肺脏是相通的。秋属金，通于肺，肺主皮毛，开窍在鼻，液通于涕。秋季天高气爽，气候干燥，燥是秋天的主气，以皮肤干燥、体液缺乏为其特征。这时候容易伤风感冒、鼻子过敏，且常口干舌燥。因此，秋季养生应遵循中医养生中提出的秋冬养阴的原则，应“防秋燥”，注意护阴润燥，以补肺为先。

补肺可选择肺经上的鱼际穴（图㉑）、大肠经上的曲池穴（图㉒）、迎香穴（图㉓）和合谷穴（图㉔）。鱼际穴位于第一掌骨中点桡侧赤白肉处，为肺经荥穴，善清肺之燥热；而大肠与肺相表里，我们可以按摩大肠经的原穴合谷（“脏腑有疾，当取之十二原”）及合穴曲池（屈肘至尽头，在肘横纹外侧端，“合治内腑”）来补肺。另外，肺气通于鼻，迎香穴（鼻翼两侧，鼻沟中，左右各一）位于鼻部，按摩迎香穴可治疗鼻病。用双手食指指尖点揉左右侧迎香穴各10次（转10圈），可促进鼻黏膜的血液循环，增强正常分泌，湿润鼻腔，并预防感冒和防治鼻炎，如因感冒或鼻过敏等引起鼻腔闭塞、不闻香臭等症。

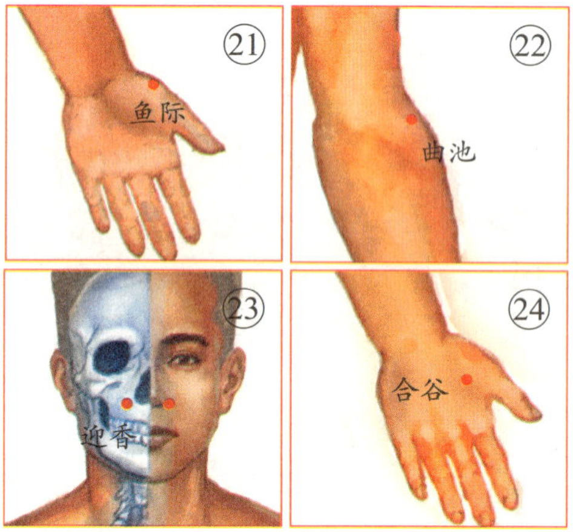

冬季养生疗疾经络小功法攻略

冬季草木凋零，蛰虫伏藏，用冬眠状态来养精蓄锐，为来年春天生机勃发做好准备。人体的阴阳消长代谢也处于相对缓慢的水平，是自然界万物闭藏的季节，人的阳气也要潜藏于内。因此，冬季养生的基本原则也应为藏。

由于人体阳气闭藏后，新陈代

谢相应较低，因而要依靠生命的原动力——肾来发挥，以保证生命活动适应自然界的变化。由于冬季主令的寒气最易伤肾，因而，要想安然过冬，很重要的一点就是“养肾防寒”。

循经养生疗疾方

冬气通于肾，中医学认为，肾为“先天之本”“生命之根”。冬季气温较低，肾又喜温，肾虚之人容易呈现内分泌功能紊乱、免疫功能低下、怕冷并容易患上感冒等状况，从而影响其他脏腑器官的生理机能。要想肾精充盛、肾气健旺，保健按摩是一种有效的方法。足少阴肾经在酉时（17:00—19:00）经气最旺，此时不适宜太强的运动量，也不适宜大量喝水。而与肾经相表里的足太阳膀胱经在申时（15:00—17:00）经气最旺，由于膀胱经是人体中阳气最盛的一条经，肾经与膀胱经经气在足部相交，按摩膀胱经和肾经，一阴一阳相互补充，更能补益肾脏。

肾经在我们腿部后面的内侧，膀胱经位于背部和下肢后侧，冬天在和煦的日光下背对太阳沐浴，会令人无比舒适。我们平时还要注意做一些对肾脏有帮助的运动，如打太极拳、骑自行车、散步等运动都可锻炼这两条经络。

腧穴养生疗疾方

冬天养身，重在养肾。中医理论认为，寒与肾相对，寒气最易耗伤肾的阳气。肾的阳气受损，就容易发生腰膝冷痛、风寒、夜尿频多、阳痿、遗精等疾病；肾阳气虚又伤及肾阴，肾阴不足，则咽干口燥、头晕耳鸣等症状随之而生。肾中精气的强弱决定着人的健康状况。冬天养肾不仅能增强人体抵御寒冷的能力，而且还可提高免疫力和抗病力，延缓人体衰老。

冬季对人体的主要危害就是寒气，但南北方有差别，南方寒湿较重，而北方则以寒气为主，所以保健时也要区别对待。

要坚持按摩关元穴、阴陵泉穴和肾俞穴，可有效祛寒、祛湿。关元穴要用艾灸的方法，每天晚上艾灸5分钟，然后喝一小杯温开水；每周在两侧肾俞上面刮痧至有轻度出血点，或拔罐5分钟，注意起罐之后按揉2分钟；阴陵泉穴位于小腿内侧在胫骨内侧髁后下方凹陷处，为脾经合穴，长于化湿，每次用拇指按揉3分钟即可。北方冬季寒冷，泡脚是祛寒最有效的方法。每天晚上临睡前1小时，在较深的盆中加入40℃左右的热水，让水浸过脚踝，浸泡20分钟左右，同时再揉搓双脚，按揉脚踝内侧的太溪穴，每穴按揉5分钟。

养生疗疾小功法
——一日三重奏

人体内的十二正经是轮流值班的，并不是时时刻刻都在运行。如果同时发挥作用，会导致每条经脉都疲劳无力，所以在日常生活中，十二正经都是按照一定的时间和规律进行工作的，即所谓的“开穴”。

中医认为，经气想要运行全身一周，需要经过12个时辰，也就是24小时。我们将经气运行分为十二时段，每一时段即为一条经络的开穴运行时间。十二正经值日表如下图所示。

十二正经值日表

时辰	寅时 3:00—5:00	卯时 5:00—7:00	辰时 7:00—9:00	巳时 9:00—11:00	午时 11:00—13:00	未时 13:00—15:00
值时经	手太阴肺经	手阳明大肠经	足阳明胃经	足太阴脾经	手少阴心经	手太阳小肠经
时辰	申时 15:00—17:00	酉时 17:00—19:00	戌时 19:00—21:00	亥时 21:00—23:00	子时 23:00—1:00	丑时 1:00—3:00
值时经	足太阳膀胱经	足少阴肾经	手厥阴心包经	手少阳三焦经	足少阳胆经	足厥阴肝经

晨起养生疗疾经络小功法攻略

掌抓头部

小功法细步骤

早晨睡醒后，先侧卧，将五指张开并屈曲呈爪状，用指腹梳同侧半边头，方向从前发际至后发际，力度适中，反复30~40次，再换另一侧（图①）。

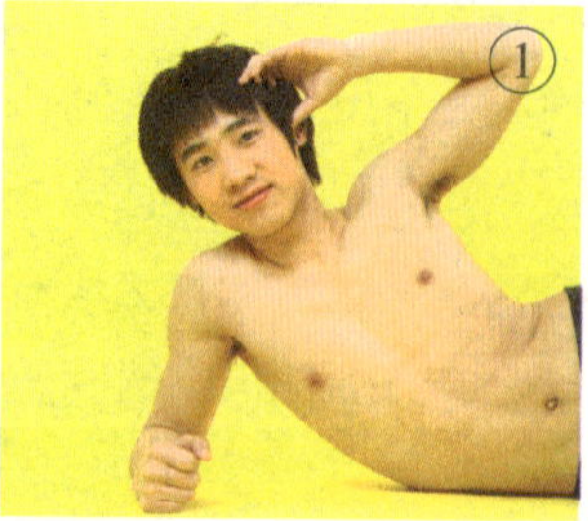

小功法大功效 刺激大脑皮层血液循环，增加心脑血液供给量，提高大脑功能，起到醒脑提神的功效。

轻推面部

小功法细步骤

操作者取仰卧位，用中指指腹按揉迎香穴，先往里旋转5次，然后往外旋转5次（图②）；沿鼻旁慢慢推至睛明，按压睛明穴5次（图③）；用单手推至印堂，按压5次，另一手推至印堂穴再按压5次（图④）。

小功法大功效 此功法可改善面部血液循环，促进面部神经的运作能力，解除面部痉挛，并促进新陈代谢，起到美白、祛斑、祛皱等功效。

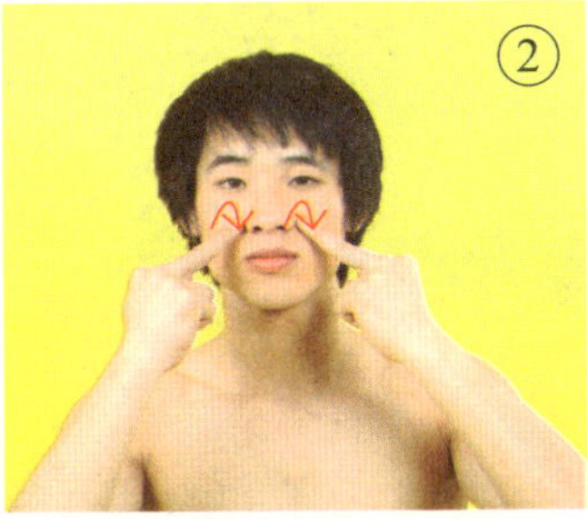
②

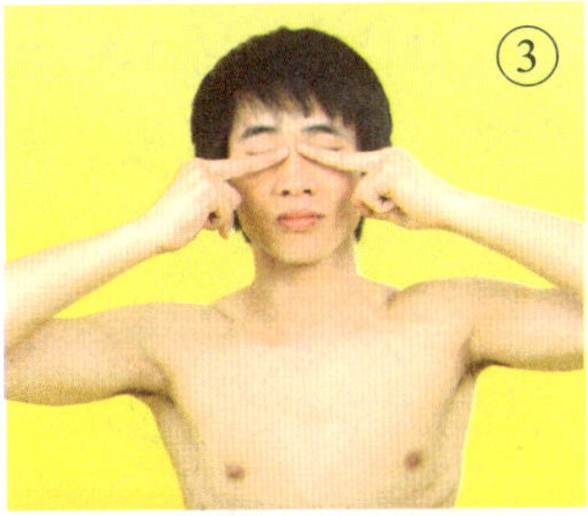
③

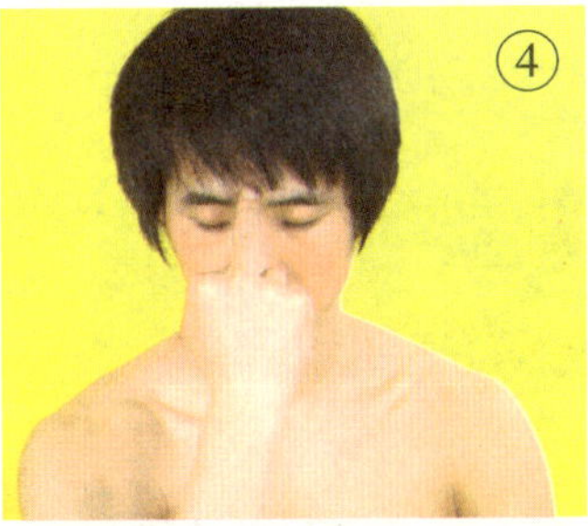
④

掌搓颈部

小功法细步骤

操作者取坐位，将双手搓热，用手掌搓脖子，每侧20～30次，至脖子发热为宜。然后换另一只手做同样的动作（图⑤）。

小功法大功效 此功法可改善机体的新陈代谢和全身的血液循环，以便进一步增强机体的免疫力，对小儿体虚、免疫力低下等症状有显著改善作用。

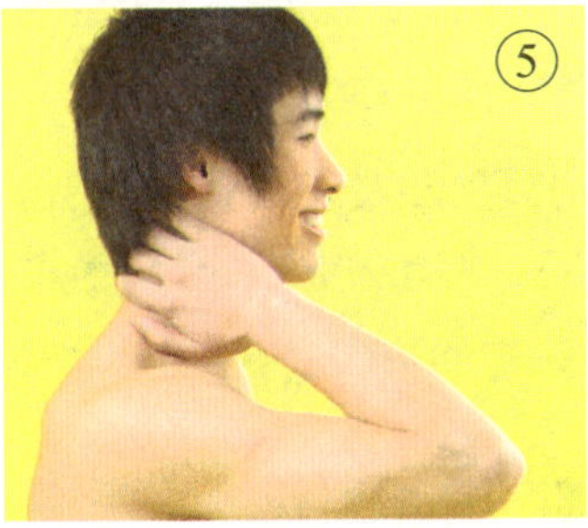
⑤

扩展胸部

小功法细步骤

操作者取站位，双脚距离与肩同宽，连续做3次扩胸，手臂与肩要持平（图⑥），然后手臂向前伸直（图⑦），再向两侧平展（图⑧），重复上述动作30～40次。

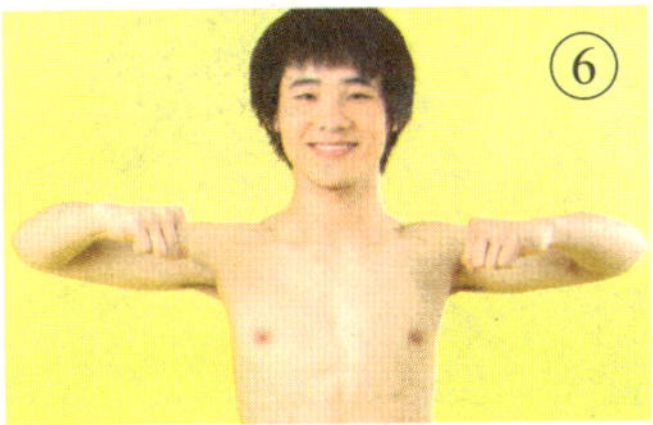
⑥

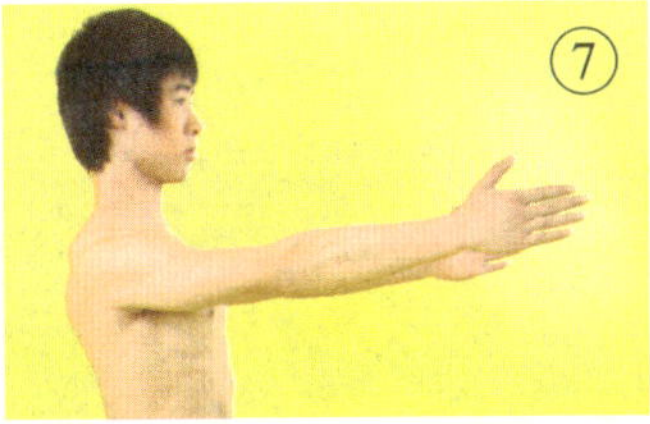
⑦

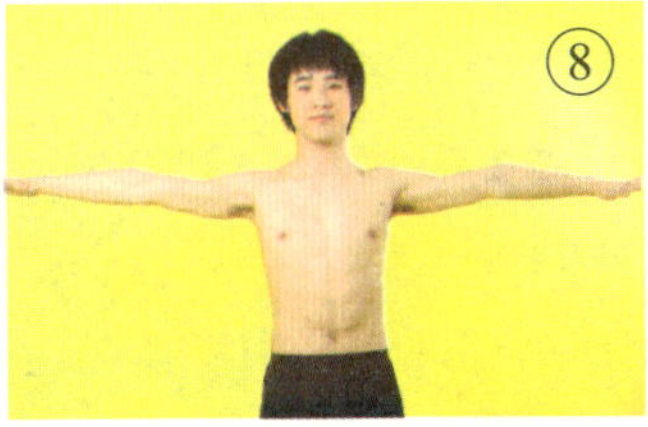
⑧

小功法大功效 该功法可以起到一定的丰胸功效，并可以有效地缓解和改善呼吸系统方面的疾病。

交叉捶打腰肩

小功法细步骤

操作者取站位，双手半握拳，用右手捶打左肩，同时用左手捶打右腰，捶打3次（图⑨），然后交换方向，轮流交替反复30～40次。此动作也可边走边进行。

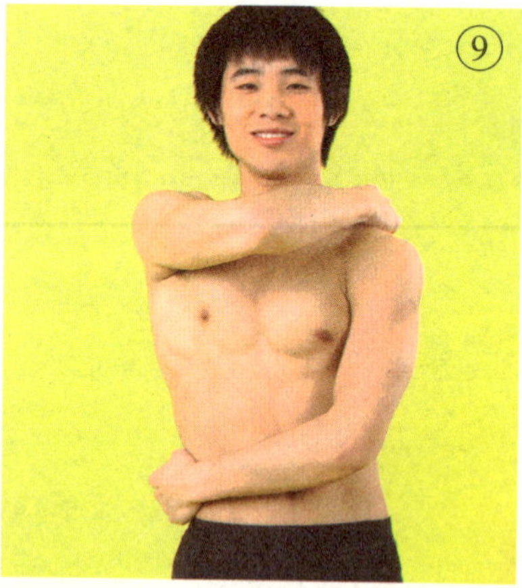
⑨

小功法大功效 此功法可促进腰部、肩部的血液循环，改善多种腰部和肩部疾病，如酸痛、胀痛、厥冷、肩周炎等，并对肾部疾病有一定的改善功效。

摇动下身

小功法细步骤

操作者躺在床上，屈膝收腿，十指相交，掌心放在脑后。上半身保持不动，双膝带动髋部，进行左右摇晃动作（图⑩）。

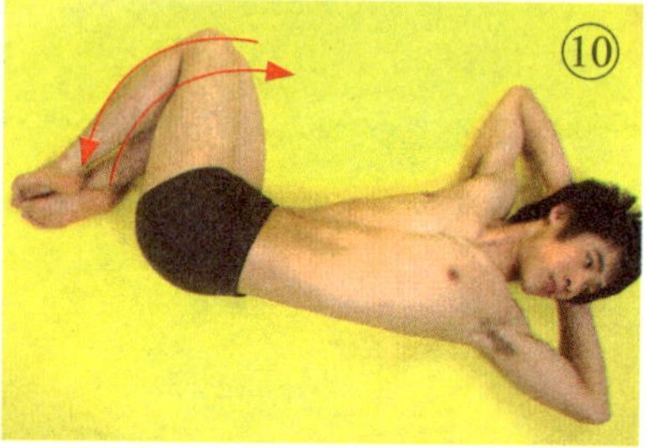
⑩

小功法大功效 此功法可促进下肢的血液循环，有效治疗和缓解关节方面的疾患，并具有一定的瘦腿功效。

头曲上身

小功法细步骤

操作者双腿分开，与肩同宽，双腿伸直，上身向下弯曲，双手交叉握于对侧脚踝后方（图⑪）。

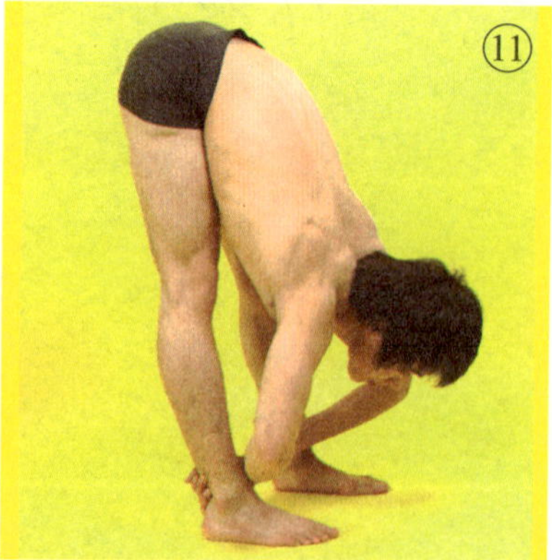
⑪

小功法大功效 此功法有利于改善全身的血

液循环，并促进大脑的供血量，起到醒脑提神的作用。

顶头抬背

小功法细步骤

操作者仰卧在床上，双腿伸直紧贴床面，双臂自然放于身体两侧，背部抬高，头顶在床上，坚持1分钟（图⑫）。

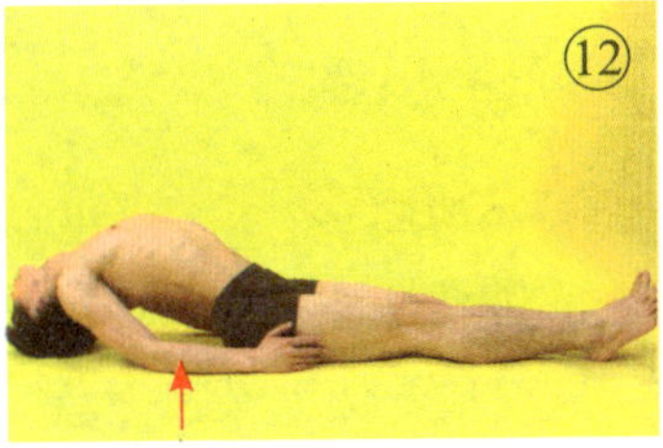

小功法大功效　此功法有利于促进血液流入大脑，提高大脑皮质的兴奋度。

展开臂腿

小功法细步骤

操作者平躺在地上，双臂在体侧平伸，并与身体垂直，手心向上；双腿分别向身体两侧伸展，尽量与地面平行，脊背紧贴地面，不要抬起（图⑬）。

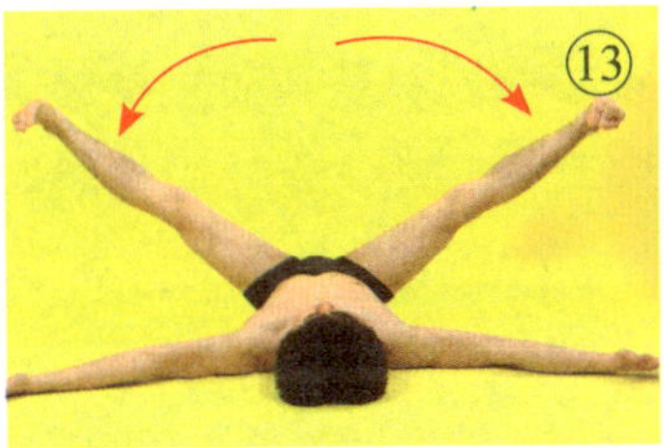

小功法大功效　此功法能够促进全身的血液循环，并能增进新陈代谢和帮助机体恢复。

展双臂侧弯腰

小功法细步骤

操作者站立，双腿尽量打开，左脚向左转90°，上身向左倾斜，使左手掌贴在左脚踝处。右臂向上伸直，与地面垂直，目视右手指尖处（图⑭）。

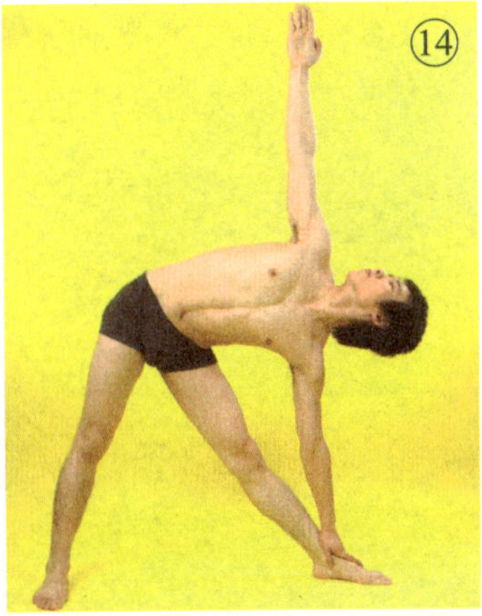

小功法大功效　此功法有利于舒展筋骨，促进血液循环，改善四肢的机体功能。

跪坐叩首

小功法细步骤

操作者跪坐于地上，臀部放在脚跟上，上身

前屈，双手抱住脚，头点地（图⑮）。

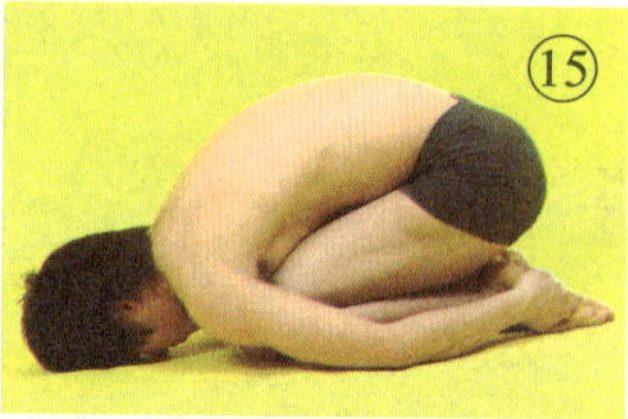

小功法大功效　此功法可促进血液倒流回大脑中，从而改善大脑的机体功能，使得大脑细胞快速恢复活力，缓解大脑疲乏、困倦等问题。

床上运动

小功法细步骤

❶平躺在床上，屈膝，同时用双手扶住臀部，将上身稍稍前倾，深吸气5秒，再呼气5秒，同时膝盖向上抬起，尽量靠近胸部，如此重复3次呼吸即可（图⑯）。

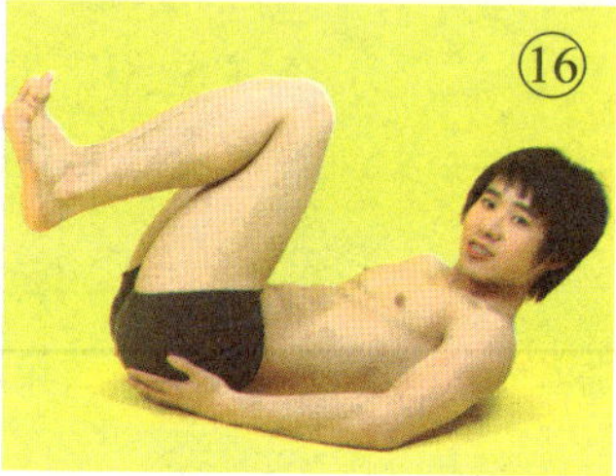

❷将双手放在头后，肘部向两侧完全展开；屈膝弯曲，大约呈90°；双脚离地，肩部放松；呼气的同时收缩腹肌，膝盖向上抬起靠近胸部；臂部上抬，稍稍离开床垫，保持腹部肌肉紧绷（图⑰）。吸气，同时降低臂部，恢复开始姿势。

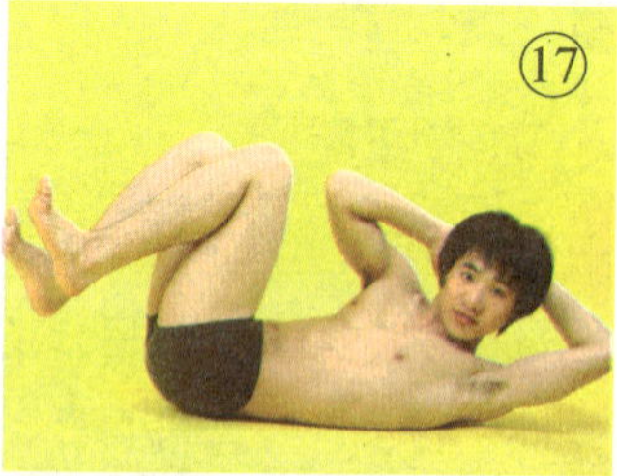

❸将双臂伸直上举过头顶，双手轻握，吸气；吐气的同时做屈膝转体，使身体呈新月形；拉伸臂部至肋骨下端处的肌肉，慢慢感受整个体侧伸被展开（图⑱）。

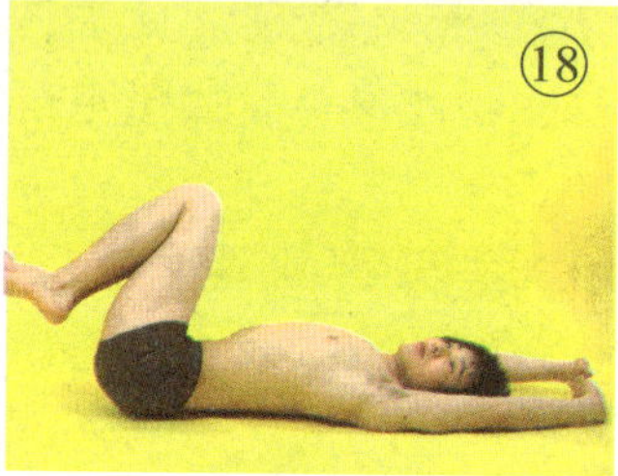

❹换另一侧做相同动作。

小功法大功效　此功法能够锻炼腹部和腿部肌肉，有美腿和减掉腹部赘肉的功能，并且可以促进血液循环、增进新陈代谢、恢复身体机能。

缩唇

小功法细步骤

❶精神放松，双眼目视前方。双脚自然分开，与肩同宽；双手叉腰（图⑲）。

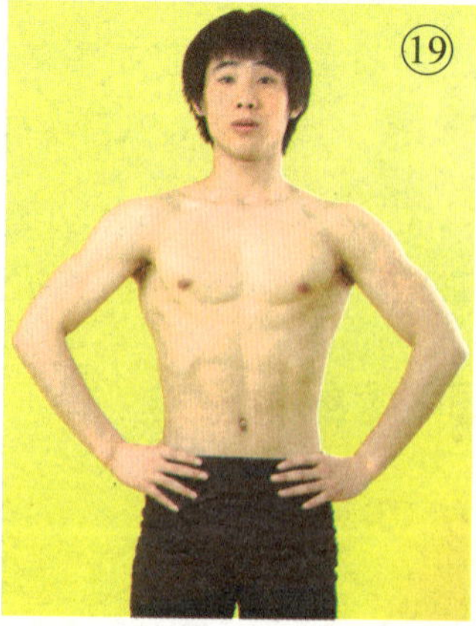

❷先深吸一口气，停顿片刻。

❸然后缩唇，但是不要用力，慢慢呼气，直到呼完

为止，一吸一呼为1个周期。

4 此套动作反复10次。

小功法大功效　此功法适用于脑卒中引起的口眼歪斜症状的改善和缓解。

午后养生疗疾经络小功法攻略

梳头

小功法细步骤

用木梳从前额经头顶向后梳，再从头侧由前向后梳，速度逐渐加快，力度适中，每分钟20～30次，每次做3～5分钟（图⑳）。

小功法大功效　此功法有利于激发大脑皮层的活力，提高脑细胞的运动功能。

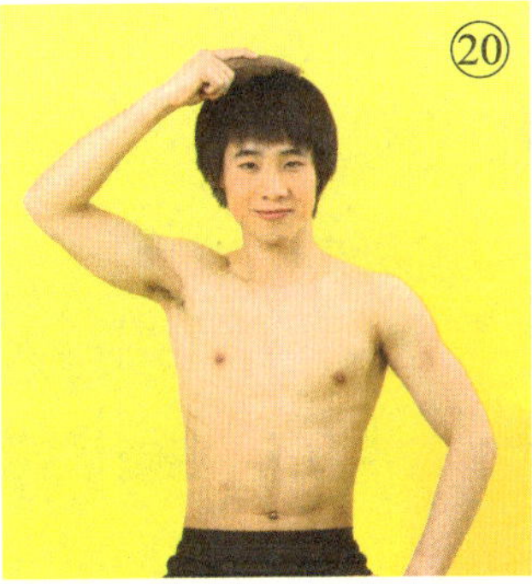
⑳

击掌

小功法细步骤

双手前平举，五指伸直展开，用力击掌，越响越好，一般做20次左右（图㉑）。

小功法大功效　此功法有利于改善心脑血管疾病。

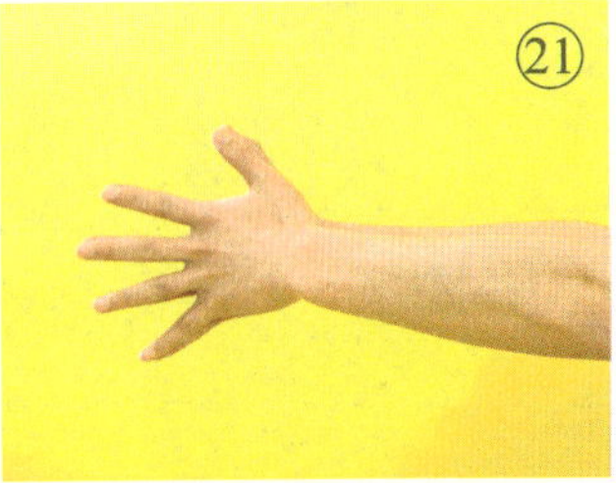
㉑

搓面

小功法细步骤

双手搓热，手掌平放于面部，中指分别从上沿鼻两侧向下至鼻翼两旁，反复揉搓，至面部发热为宜（图㉒）；闭目，用指腹按摩眼部及周围。

小功法大功效　用温热的双手搓面，有利于促进面部的血液循环，改善面部的诸多问题，尤其对改善黑眼圈、眼袋、眼纹等有显著功效。

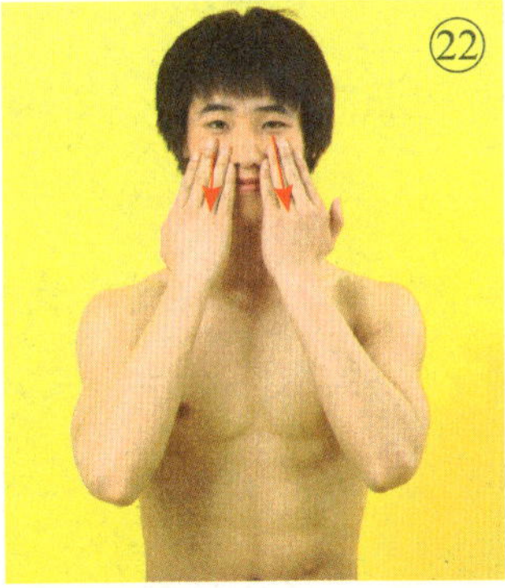
㉒

转颈

小功法细步骤

先用双手食指、无名指反复按摩后颈部的风池穴、风府穴，力度由轻渐重，直至发热为宜，然后左右前后转动颈部，转颈时速度要缓慢，幅度要大。

小功法大功效 颈部穴位的按摩，有利于缓解头部疾病，如头痛、头晕目眩等病症；而颈部的转动可以带动肩部的运动，有利于促进肩部血液循环，缓解肩部不适。

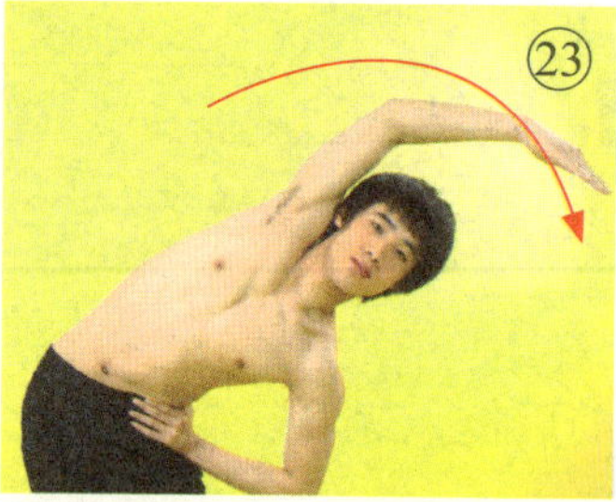

弯腰

小功法细步骤

自然站立，将双脚分开同肩宽，先左右侧弯30次（图㉓），再前俯后仰30次（图㉔、图㉕），最后扩胸30次即可。

小功法大功效 本组练习的功效在于它不仅可以调节神经，消除疲劳，远离亚健康的状态，而且还可以预防肥胖、心脑血管疾病、糖尿病和骨质疏松等病症。

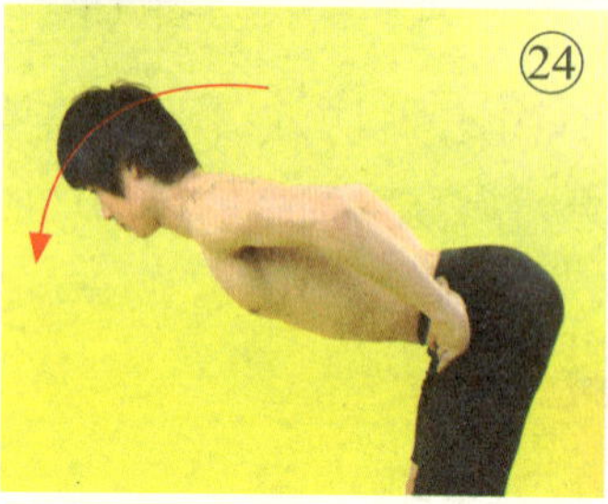

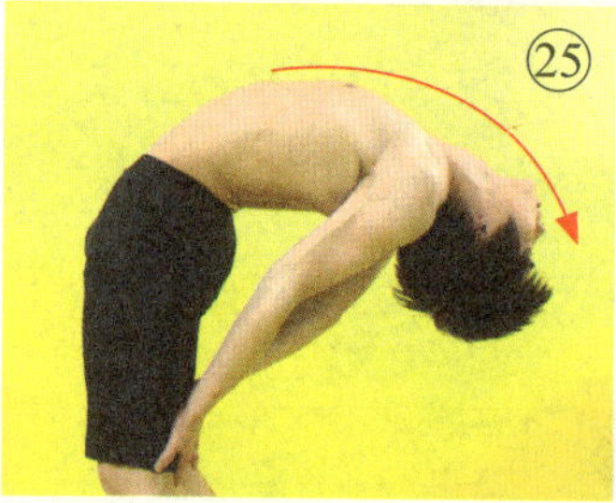

椅上叩首

小功法细步骤

坐在椅子上，双手十指相扣，手心向下抬起，双脚打开，身体前倾，头部自然下垂，置于双腿之间，双手抬起与背部垂直，尽力拉伸（图㉖）。

小功法大功效 此功法可促进血液的循环，有助于预防心脑血管疾病。

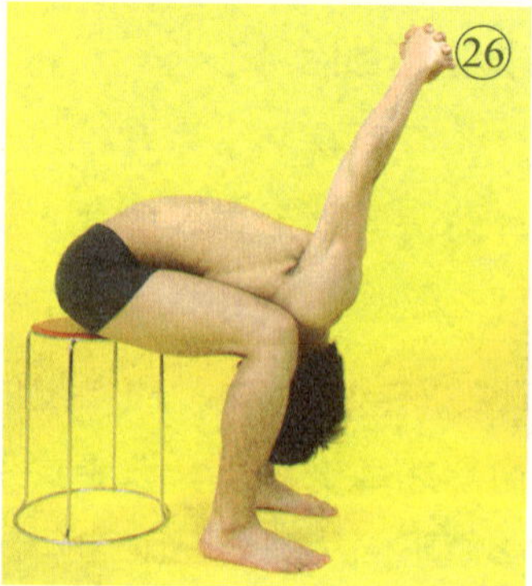

睡前养生疗疾经络小功法攻略

药物泡脚

小功法细步骤

睡前1小时泡脚，水浸过脚面，最好至脚踝，浸泡时间为15～30分钟，水中可酌情加入红花、生姜、艾叶、夏枯草、花椒、盐、醋等。其中红花、生姜、艾叶、夏枯草、花椒需要事先用水煮5分钟。红花适用于心脑血管疾病、血液循环不良所致的肢体麻木，以及女性闭经或痛经等症；生姜适用于风湿、类风湿、脚凉、风寒感冒等症；艾叶适用于气管炎、支气管炎、哮喘、肺气肿等症；夏枯草适用于高血压、头痛、眩晕等症；花椒适用于出脚汗、脚臭、脚气、湿疹等症；盐适用于高血压、腿脚肿胀、白天走路过多所致的不适等症；醋适用于足跟骨刺、骨质增生、脚气等症。

小功法大功效　此功法有利于促进血液循环，有调节机体新陈代谢，调节阴阳，调和脏腑气血的功效，能活血化瘀，解除疲劳，保证睡眠质量。

按摩足部

小功法细步骤

首先，用拇指、食指指腹拿捏按揉昆仑穴和太溪穴，每穴位每次按3～5分钟（图㉗）；然后，将脚心翻转向上，用手掌沿脚尖到脚跟，再沿脚跟到脚尖轻擦，反复数遍，至脚底发热为宜（图㉘）；最后，将双手搓热，用手掌盖住脚心涌泉穴，让热力由脚心向上扩散。如有条件，也可以用其他能发热的辅助物品。

小功法大功效　足部有很多反射区，经常按摩对脏腑器官均有显著的疗效，并且可以给大脑传递舒适的信号，以便让大脑得到充分的休息，从而缓解疲劳。

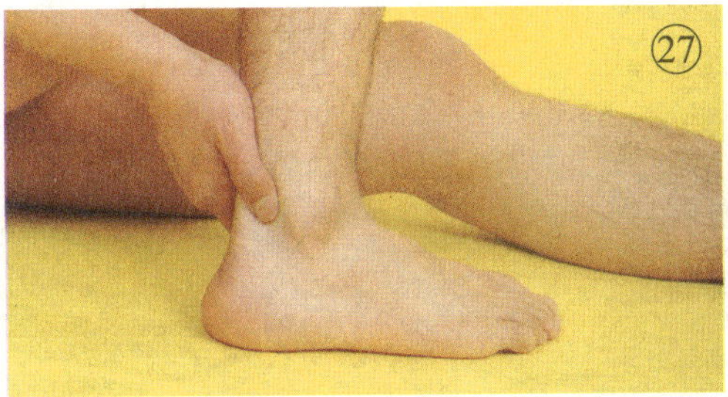
㉗

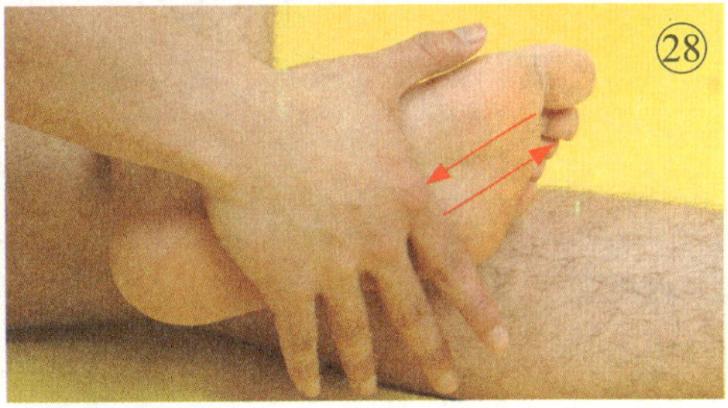
㉘

磕脚摆腿

小功法细步骤

趴在床上，双肘支撑上半身，抬头，两小腿跷起，双脚相互磕打5分钟（图㉙），然后双腿并拢左右摆动5分钟（图㉚）。

小功法大功效 此功法可促进下肢的血液循环，打通经脉，疏通气血，能改善下肢的肌肉僵硬程度，从而缓解腿部不适，适用于下肢麻痹、肿胀等症状。

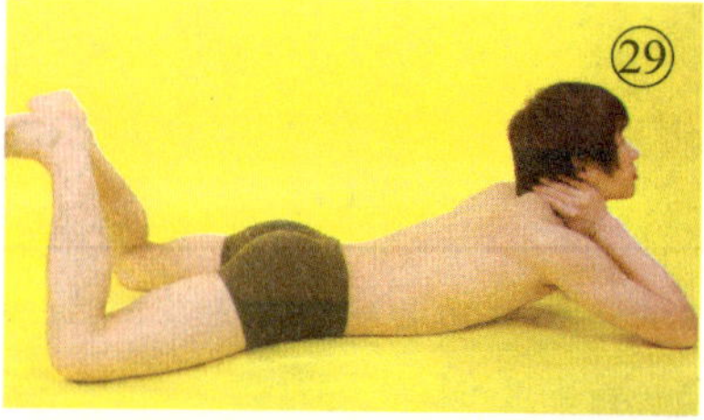
㉙

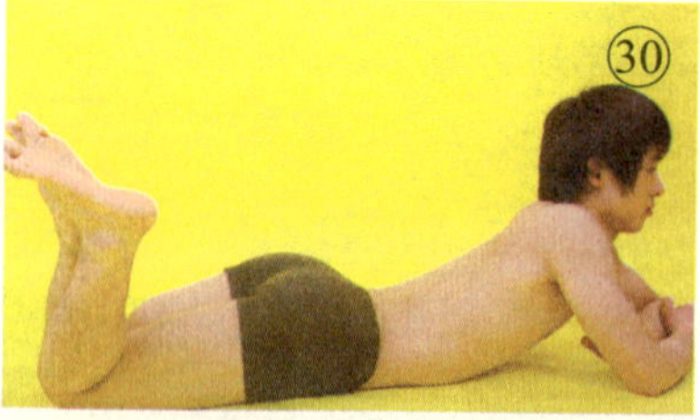
㉚

单腿跪伸展式

小功法细步骤

坐在床上，右腿伸直，左腿屈膝，左脚放在左臀旁。双手握住右脚，前额尽量贴近右腿（图㉛）。

小功法大功效 此功法利于锻炼韧带和肌肉，恢复身体的柔韧度和紧实性。同时，前额向下，有利于为大脑提供充足的血量和氧气，使大脑感到舒适和困倦，以更好地促进睡眠。此功法非常适用于失眠、肌肉痉挛等症。

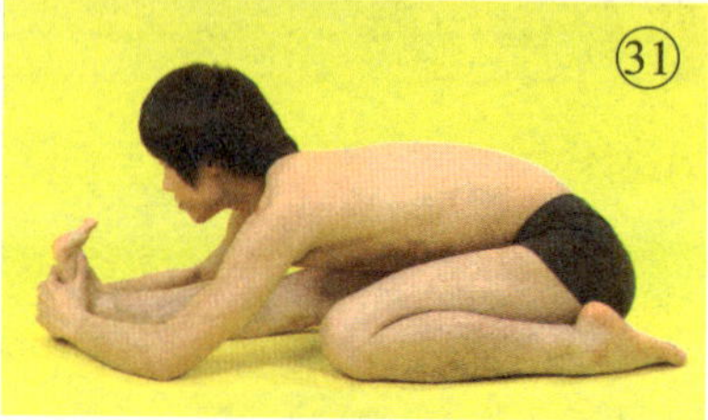
㉛

完全式呼吸

小功法细步骤

取坐位姿势，将左脚放于右大腿上，右脚放于左大腿上，挺直脊柱，双手呈兰花指状放于双膝上。先缓慢深长地吸气，使胸部吸满空气；然后再慢慢地呼气，排空肺内部的空气（图㉜）。

小功法大功效 深长地吸气和呼气，有利于宁神静心，可以进一步改善失眠、多梦等睡眠质量欠佳的问题。

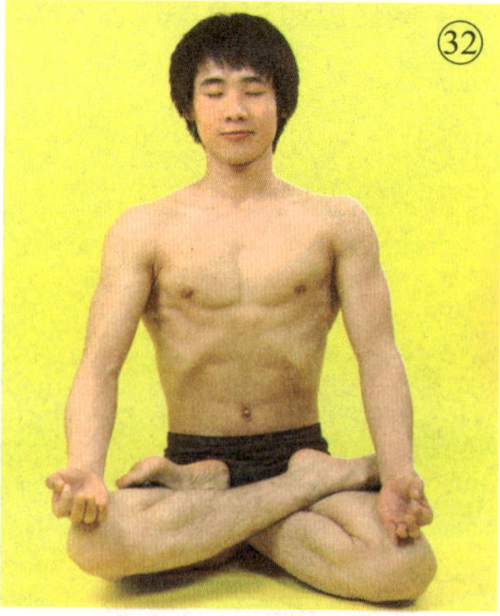
㉜

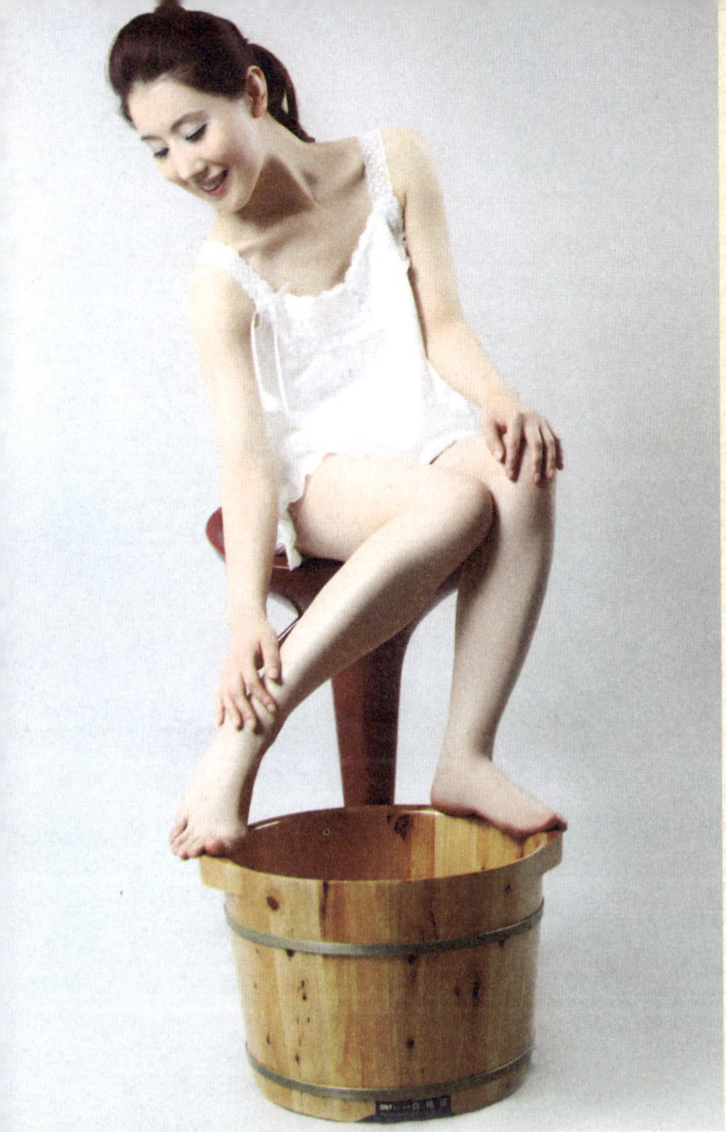

第五章 十大热门经络保健小功法

人体的经络和穴位对身体健康有着至关重要的作用，参照本章的小功法，每天仅需练习几分钟，就可以有效地调节自身的机体功能，改善身心失衡的状态，从而起到养生保健的作用，最终达到让健康永相随的目的。

亮发乌发

头发是人体健康的标志，因此，未老发早白、发枯焦稀疏、脱发等即为病态的表现。中医认为，发为血之余，头发与脏腑的关系十分密切，头发美丽与否能直接反映出人体脏腑气血的盛衰。一般而言，头发由黑变灰、变白的过程，就是机体精气由盛转衰的过程。因此，有针对性地练习小功法，能促进气血运行，达到健发美发的目的。

头部啄按小功法

小功法细步骤

1. 按摩者将双手十指分开成爪形，环抱整个头顶，拇指固定，其余四指轻轻按压头皮，至头皮感觉到发热为宜（图①）。
2. 单手五指捏拢，先沿头顶中线由前向后做敲啄动作（图②），然后在头顶两侧沿膀胱经由前向后敲啄，最后在外侧沿胆经由前向后敲啄（图③）。每条线敲啄5次，力度要适中。

小功法大功效 通过按摩头部的某些特效穴位和特定的经络，有助于改善少白头、头发干枯等不良症状，使人的精神状态变得更加饱满。

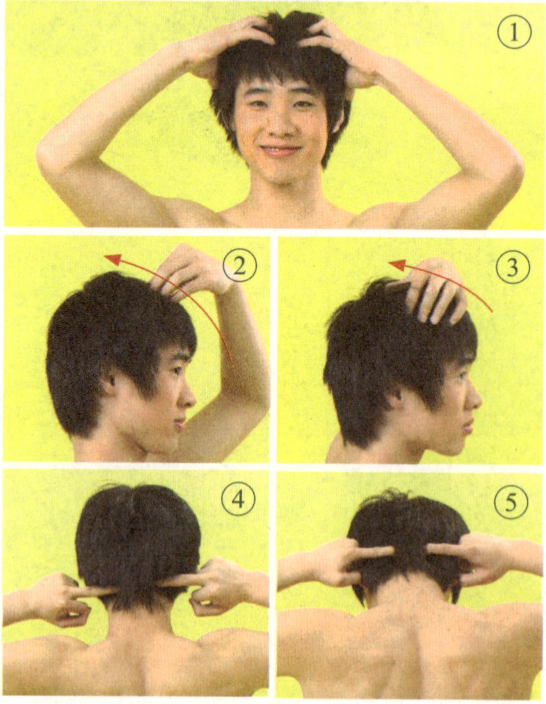

头部穴位小功法

小功法细步骤

1. 双手中指分别按住风池穴进行点揉，至感觉酸胀为宜（图④）。
2. 双手食指指端分别按压两侧的天柱穴3分钟（图⑤）。

小功法大功效 此动作有助于滋生毛发，并使头发变得更加乌黑亮丽且富有光泽。

美容养颜

美容养颜按摩操可促进面部皮肤的血液循环。血液一旦流通顺畅，肌肤即可通过毛细血管和淋巴组织来吸收营养成分，及时排出代谢废物，祛除老化角质，以达到延缓衰老的目的。

祛皱小功法

小功法细步骤

❶使眉毛上下运动，尽量把两眉抬高，使额头形成横向皱纹，保持这种动作1分钟，再快速恢复原状，重复8～10次。

❷使眉毛做横向运动，尽量让眉毛左右分开、合拢，重复8～10次。

小功法大功效　人体的末梢神经大都分布在真皮组织里，此功法能有效刺激末梢神经，加强面肌的收缩力，提高肌肤弹性，减少皱纹，可以使肌肤丰满结实。

穴位美容小功法

小功法细步骤

❶盘腿坐下，立起一侧小腿。用食指按压漏谷穴，呼气时默念“1、2、3”，用力按压穴位；吸气时默念“4、5、6”，停止按压，重复做5～6次。另一侧也按相同方法进行。

❷仰卧，屈膝。双手中指叠放在关元穴上，下压，呼气时默念“1、2、3”，用力按压穴位；吸气时默念“4、5、6”，停止按压，重复做5～6次。

小功法大功效　此动作可以加速排泄，起到排毒养颜的作用，可极大地改善面部的各种痤疮。

腰背部按摩小功法

小功法细步骤

❶被按摩者取俯卧位，按摩者用软毛刷分别沿脊背的中线及脊背的两旁由上而下

刷擦，反复各5次，至被按摩者感觉温热为宜。

❷按摩者将手掌分别置于脊柱左右两旁上下推擦10次，至被按摩者的腰背部感觉温热为宜。

❸按摩者双手握拳，将拳眼对准被按摩者的腰背部，由腰背部沿着膀胱经路线捶打至足跟，也可以从胁肋部沿着胆经路线捶打至足外踝部，反复捶打数次即可。

❹被按摩者取站位，按摩者双手半握拳，轻轻地捶击被按摩者的背部，先由上至下，再由左向右，反复操作数次。

小功法大功效　通过对腰、背等部位进行按摩，可以打通经脉气血循环，从而改变气色和精神状态，令人容光焕发、精神抖擞。

抗皱按摩小功法

小功法细步骤

❶洁面后，将润肤膏涂抹于脸和脖子，用中指和无名指指腹轻轻按揉面部1分钟，至产生微热感为宜。

❷将双手中指从嘴角向上滑动至面颊颧骨处，然后从颧骨经上颌角滑动至耳垂，以减少面部皱纹。

❸用双手无名指按压眉毛离鼻子最近的部位，同时用中指按压鱼腰穴；然后用中指指腹摩擦鼻根，以减少鼻根部和眼周的皱纹。

❹将食指、无名指分别放在鼻根两侧，中指放在额头中部印堂穴处，按压10次；然后上下搓揉眉心2分钟，以减少鼻根部和额上的皱纹。

❺用双手拇指指腹按揉太阳穴，按揉时力度要适中，每次2分钟；然后上下摩擦，反复10次，以舒缓疲劳。

❻以眼睛为中心，用双手掌面从内向外做环状按摩，力度应适中，每次2分钟，以减少眼周皱纹。

小功法大功效　该功法可以轻松抚平眼周的细小皱纹，甚至改善深浅不一的鱼尾纹。同时，通过对不同部位进行按摩，该功法对于消除其对应的皱纹有显著的功效，而且适用于各个年龄段的人群。

屈腿转身、转脚踝小功法

小功法细步骤

❶仰躺在床上，双脚略微分开，右膝盖弯曲并向左边压去，身体继续保持平躺；与此同时，左手臂使劲转向右边。在整个过程中，右边的肩膀要保持不动，最后恢复到起始姿势。然后换另一侧做同样的动作。

❷仰躺在床上，左手握着左脚脚踝，使左脚脚底贴着地面向臀部移动，尽可能贴近臀部；与此同时，右手臂绕过上身转向左侧，掌心向下，手指触地；接着左手将左脚踝抬起，右手继续保持转向左侧不变，坚持几秒后恢复起始动作。在整个过程中，左边的肩膀要保持不动。然后换另一侧做同样的动作。

小功法大功效　此系列运动可以有效刺激足阳明胃经，促进胃肠对体内毒素的代谢，并因其循行至面部，因而可疏通面部经络，改善面部血液循环，从而减少色斑、美白肌肤。

面部美容小功法

小功法细步骤

❶先坐在椅子上，表情自然，面带微笑，背部挺直，下颌稍微抬起，张大鼻孔，紧闭双唇。深吸气，两腮用力鼓起；深呼气，使气流从双唇间慢慢呼出。重复做5～8次。

❷紧闭双唇，两腮用力鼓起，双手食指分别按压两侧嘴角。重复做3～4次。

❸鼓起左腮，用力吹气，使气流通过左嘴角呼出；鼓起右腮，用力吹气，使气流从右嘴角呼出。重复做5～8次。

❹鼓起两腮，让气流在口腔内从左到右、从右到左往返流动。重复做5～8次。

❺咬紧牙齿，嘴唇微张，再闭合。重复做6～8次。

❻练习发“啊”“咿”“噢”的声音。重复做6～8次。

❼双手掌心紧贴两颊，睁眼，食指放在眼外侧，无名指放在眼内侧，用中指轻轻按压上眼皮。重复做5～8次。

❽头部不要转动，手拿一个小球，并慢慢移动，眼睛注视着慢慢移动的小球，同

时数20下，然后闭上眼睛数3下。重复做5～8次。

小功法大功效 面部美容操不仅能促进血液循环和人体新陈代谢，防止皮肤老化；还能消除面部皱纹，改善肌肤老化问题，有助于消除唇周皱纹；更能防止面部脂肪堆积，尤其对于面部脂肪粒等肌肤问题有显著的改善作用，使皮肤柔嫩光滑，富有弹性。

赶走面容憔悴小功法

小功法细步骤

❶自然站立，双脚分开，挺直腰背，双臂自然下垂。

❷蹲下，双脚平放在地上，双臂自然下垂，掌心向下，放在双脚外侧。

❸用拇指和食指弯曲成环，钩住大脚趾，深吸气，逐渐伸直双腿，臂部随之升起。

❹呼气，伸直双腿，同时骨盆慢慢伸向上方，直至坐骨朝天，背部挺直。低下头，食指继续钩住大脚趾，自然呼吸，保持这个姿势几秒钟。回复到蹲下的姿势，重复练习。

小功法大功效 红润、亮白的面容是我们每个人都向往的。但繁重的工作、烦心的日常琐事、严重的睡眠不足等因素都容易让我们的面容失去光泽。通过适当的小功法练习，我们可以轻松地赶走压力阴霾，重新找回自信，拥有自然好气色。

经络补习班

有效祛除粉刺的生活细节

◎掌握正确的方法。有些人一长粉刺就立即用手挤压，以为如此就能除去这些碍眼的粉刺，其实这样只会使毛囊口扩大，使皮肤变得更加粗糙。所以，要想挤掉粉刺，应当先把手洗净，再用消过毒的吸引器把粉刺轻轻吸出来。

◎养成规律的生活习惯。不规律的生活或者过于劳累、睡眠不足等都能引起内分泌紊乱，进而引起粉刺、黑眼圈等肌肤问题。所以，保证足够的睡眠、保持有规律的生活习惯永远都是美容的好方法。

美体纤体

美体、纤体属于以减少人体过多的脂肪和体重、美化身体的曲线为目的的行为方式。美体、纤体的方式有很多种，其中以控制饮食、增加运动量为主，服用药物往往会有诸多副作用。如今，注重健康已经成为人们生活的主流趋势，很多人开始以健康的方式进行美体、纤体了。

美体按摩小功法

小功法细步骤

❶被按摩者取俯卧位，按摩者用手掌掌面沿其腰背部足太阳膀胱经推摩。推摩时力度要适中，反复8～10次，以皮肤发红、发热为宜。

❷按摩者将手掌置于被按摩者的腰骶部，横擦8～10次，以局部皮肤发红、发热为宜。

❸按摩者将双手手掌重叠放于被按摩者的臀部最高处，向四周做放射状推搓，反复5～10分钟。

❹按摩者从被按摩者的足跟至大腿的筋肉自下而上捏拿，反复20次。

❺被按摩者改为仰卧位，按摩者用双手从踝部搓摩至足根部，再从足根部搓摩至腹股沟部，反复8～10次。

❻按摩者将双手手掌同时置于被按摩者的身体前正中线两侧，缓慢地向两侧推摩至腋中线为止，推摩时用力要稍重一些，胸部推摩后再继续推摩腹部，以皮肤发红、发热为宜。

❼被按摩者改为坐位，按摩者将左手大鱼际置于被按摩者颈部的脂肪堆积处，反复摩擦，以被按摩者的皮肤发红、发热为宜。

❽按摩者双手握住被按摩者的肘关节，自下而上搓揉至肩部，反复10次。

小功法大功效　上述动作可以有效地促进体内气血循环，帮助体内消耗过多的脂肪，起到减肥瘦身的作用，适用于肥胖者保健养生。

美颈小功法

小功法细步骤

❶端坐，双腿盘成莲花座状，脊柱挺直，右手触地；吸气，左臂上举，贴近耳际。

❷呼气，左臂弯曲，左手置于右耳处，并向左下方压低，使头部偏向左肩处，体会颈部右侧拉伸的感觉。

❸换手做另一侧的练习。

小功法大功效　通过单臂伸展、拉伸颈部肌肉，可以达到美化颈部曲线的目的；同时还能有效抑制皱纹生成，增加颈部灵活度和柔软度。此功法在美化颈部曲线的同时，还可以放松背部肌肉、舒展肩关节。

翘臀小功法

小功法细步骤

❶俯卧在地上，双手置于身旁两侧，胸部向上抬起。

❷双腿屈膝，手臂向后伸展，双手抓住小腿或脚踝，然后收紧臀部。

❸呼气，双臂用力将大腿拉离地面，胸部尽量上抬，头部后仰，重心转移到腹部，依靠腹部维持身体平衡。

小功法大功效　这个小功法可以防止臀部下垂，美化臀型；并可以刺激脊椎和中枢神经，矫正脊背不正；还可以调节内分泌，由内而外地改善肤质。

丰胸美体小功法

小功法细步骤

❶用左手拇指指腹在右侧乳房上部，即锁骨下方着力，均匀柔和地向下直推至乳房根部，再沿原路线推回，反复20～50次。

❷换右手按摩左侧乳房，重复上一个步骤相同动作20～50次。

❸用右手掌根和掌面自胸正中部着力，横向推按左侧乳房直至腋下，返回时顺便用五指指面将乳房组织带回，反复20～50次。

❹换左手按摩右乳房，重复上一个步骤相同动作20～50次。

❺每晚睡前用温热毛巾敷两侧乳房3～5分钟。

❻用手掌从上、下、内、外四个方向朝乳头方向推赶乳房，推赶时力度要适中，动作要缓慢，每个方向各10次，以无疼痛、无不适感为宜。

❼双手合抱乳房，朝乳头方向推挤乳房，反复10次，以无疼痛、无不适感为宜。

❽拇指和食指对捏乳中，力度以不感到疼痛为宜，反复20次。

小功法大功效　对乳房进行按摩，可以有效地促进乳房发育，达到丰胸的效果，并有助于塑造胸部曲线，实现美体的目的。

疏经理气

古人发现人体上有一些纵贯全身的路线，称之为经脉；又发现这些大干线上有一些分支，在分支上又有更细小的分支，古人称这些分支为络脉。“脉”就是对这种结构的概括。

气是维持人体生命活动的最基本物质，肺主管呼吸之气。体内各种气机的运行，气的生成和盛衰，都与肺有密切的关系。

顶天立地小功法

小功法细步骤

1. 正身站立，双脚分开与肩同宽，头正项直，双眼平视前方，双手握拳，拳心向上置于腰间位置（图①）。配合吸气，右手手心向上，徐徐向上做顶天状；左手仍握拳，慢慢向下做撑地状。身体徐徐向左侧转动，头也尽量向左转（图②）。
2. 呼气时返回原状，然后做相反的动作，重复1～3次。

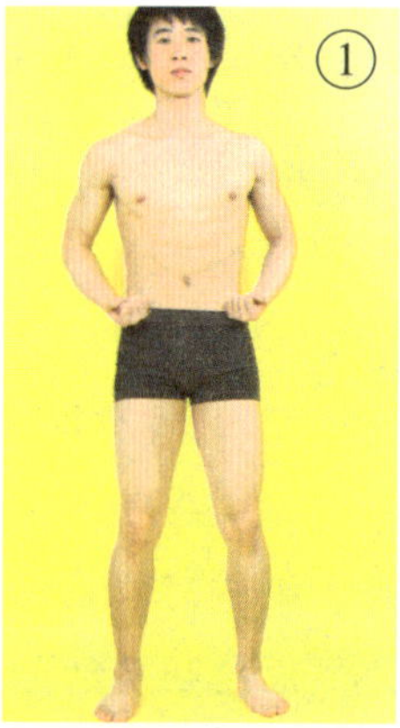
①

小功法大功效　此动作能够慢慢伸展肝、胆经脉，保证两条经脉气血通畅，增强两个脏腑的功能，从而保护双目。

毛巾疏经小功法

小功法细步骤

1. 双脚迈开与肩同宽，将双手平举，平握毛巾的两端（距离略比肩宽），慢慢往上举至极限，同时背要微微往后仰（图③）。
2. 整个身体和手臂慢慢由右后方往前画圆圈，过程中手臂应伸直，接着换向左边转圈。
3. 站直后，抓紧毛巾两端，手臂上举伸直，往身体右侧伸展，肩膀不能前倾

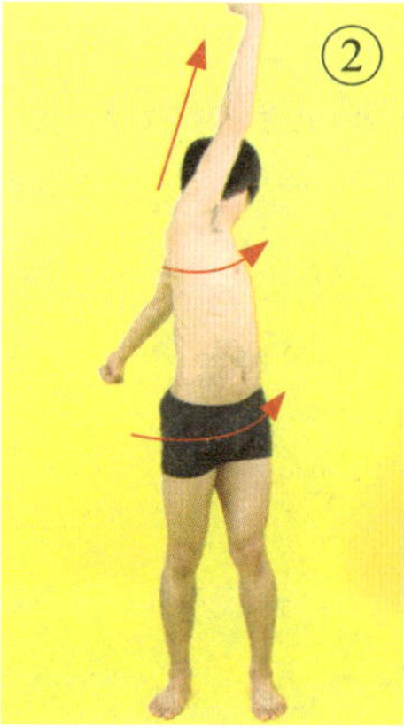
②

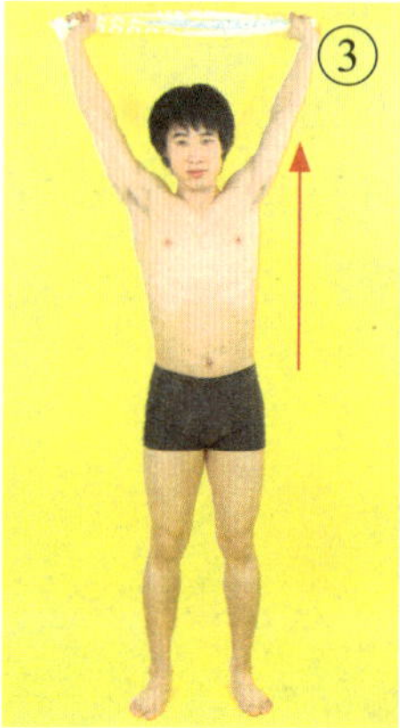
③

（图④），停留6秒后，换另一边练习（图⑤）。

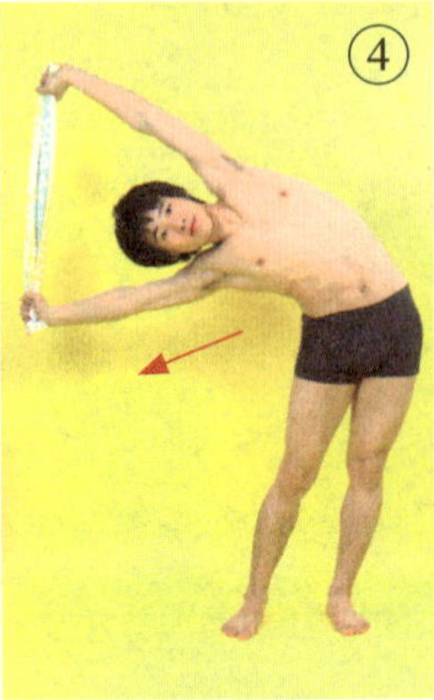

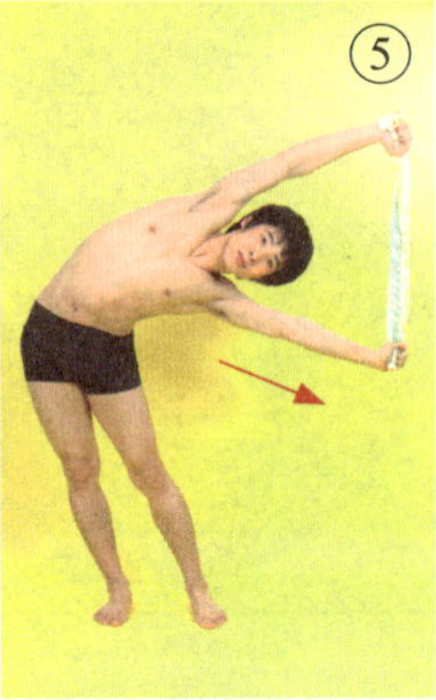

❹抓紧毛巾两端往背后绕，右手上举弯曲，左手斜向下伸直（图⑥）。然后双手慢慢弯曲于腰部两侧，毛巾也顺势绕过腰背部。最后手握着毛巾抵住腰部，慢慢往左、右绕一绕，此步骤可重复操作5～10次（图⑦）。

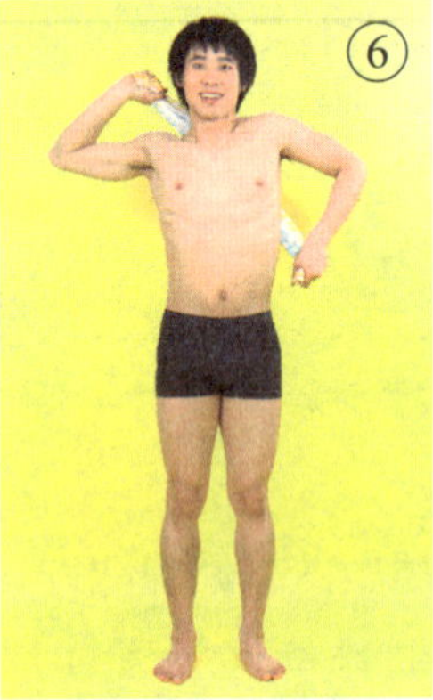

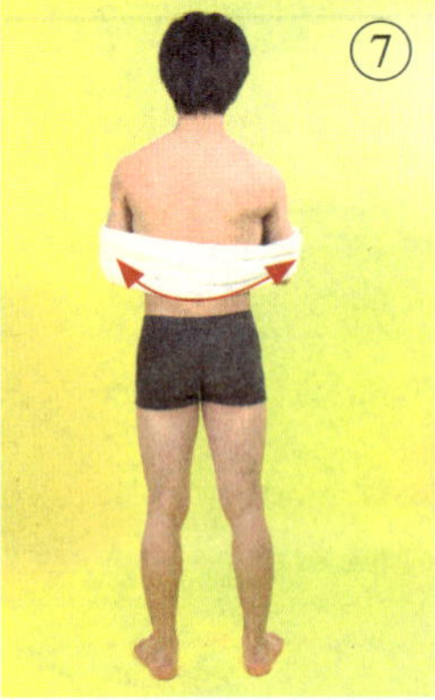

小功法大功效　此法可使交感神经兴奋，血浆胰岛素减少，使儿茶酚胺、胰高血糖素和生长激素分泌增加，抑制三酰甘油的合成，并促进脂肪分解，从而有效防治脂肪肝。

扭转理气小功法

小功法细步骤

❶坐在椅子上，腰、脊柱挺直，双手平举至胸前，右手握住左手手腕，深吸一口气，感觉胸腔扩张（图⑧）。

❷一边缓缓吐气，一边慢慢扭转上半身，朝左转，双目正视左手臂，待吐完气后再回复到正前方（图⑨），然后换个方向练习。

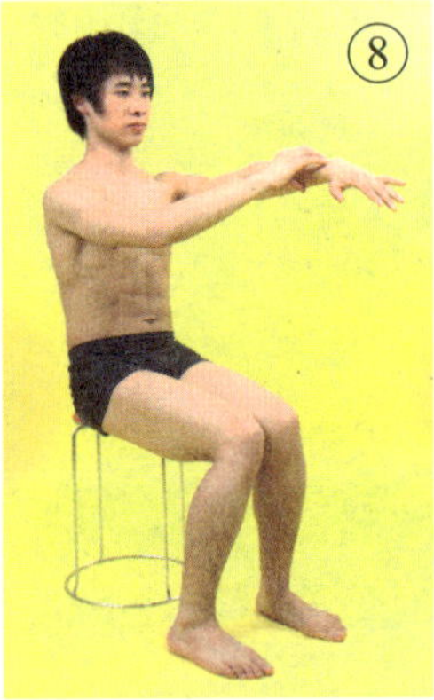

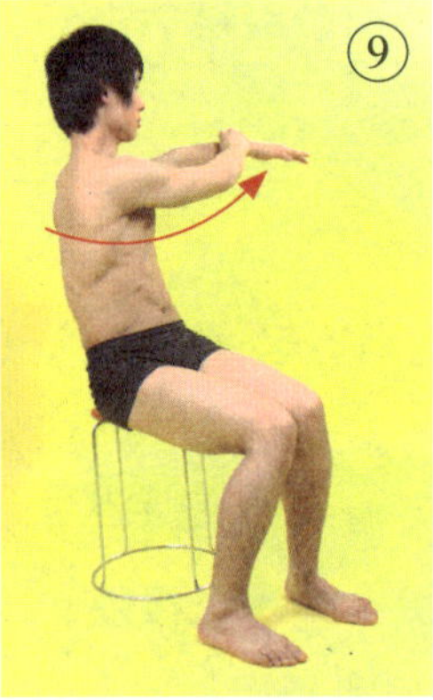

小功法大功效　常练习扭转操，能极大程度地活动内脏，尤其有益于肝脏。此功法可提升肝脏的功能，促进肝脏的血液循环，以达到舒经活络、顺气理气的功效。

蹲起推墙小功法

小功法细步骤

❶站立，双脚分开同肩宽，屈膝，蹲马步状，双臂侧平举，掌心向下，自然放下

手臂并升至胸前交叉，目视正前方（图⑩）。

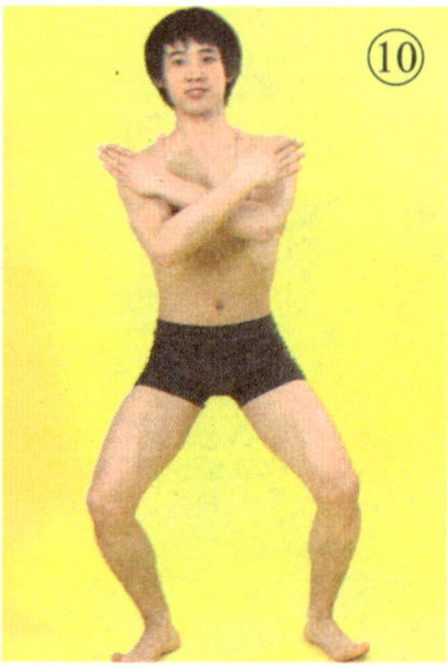

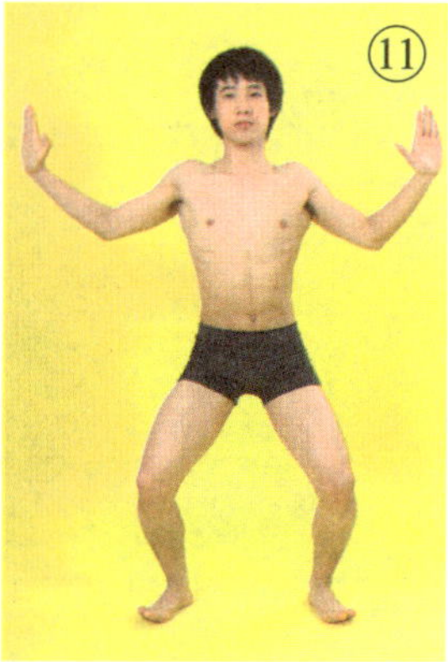

❷随着深吸气将双臂保持屈肘状，并向两侧平推开，掌心朝外（图⑪）。

❸接着深呼气，用力缓缓将双手臂向外伸直，犹如双掌在同时推开两面墙一样，注意整个动作需要一气呵成（图⑫）。

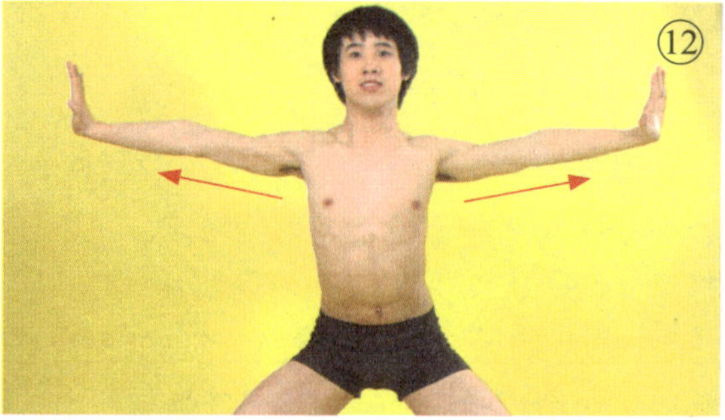

❹双手慢慢放下，随着深吸气慢慢站直，然后深呼气一次，这套动作即可完整结束。反复操作10～20次。

小功法大功效　本法可以保持和增强下肢力量，提高全身的协调性和稳定性，还能促进外周血液回流至心脏，有利于机体气血保持畅通。

收气放气小功法

小功法细步骤

站立，屈膝呈骑马蹲式，屈肘，双手半握拳，拳心向上，置于身体两侧。深吸气后，右拳变化为掌式，随着深呼气迸发暗力缓缓指向正前方（图⑬），此乃“放气”，至上臂完全平伸为止（图⑭）；随着深吸气迸发暗力，右臂缓缓回收的同时逐渐还原成半握拳，此乃“收气”，直至放回身体侧面。双手交替进行，各做10～20次。

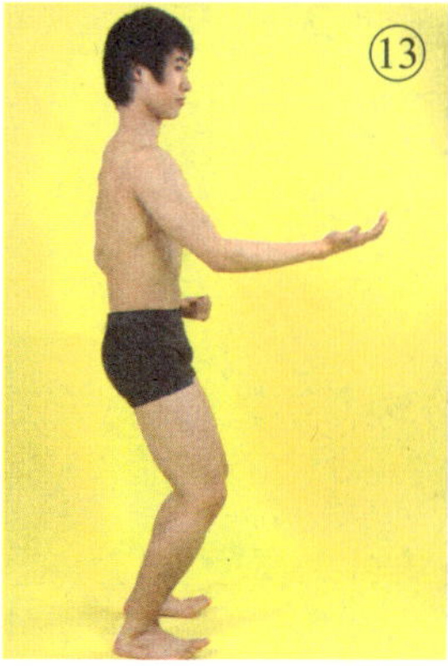

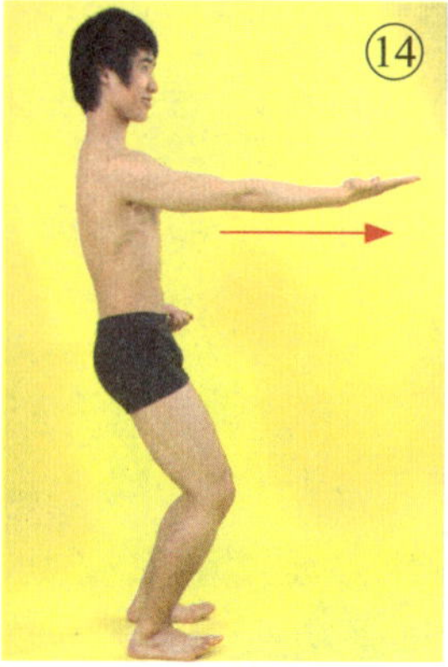

小功法大功效　此动作可增加胸腹腔压力，增强心肺功能，提高热耗。

提高免疫力

免疫力是人体自身的防御机制，是人体识别和消灭外来侵入的任何异物（病毒、细菌等）的能力。现代免疫学认为，免疫力是人体识别和排除“异己”的生理反应，免疫力低下的身体易被感染或患癌症。

按揉劳宫小功法

小功法细步骤

双手握拳，以中指指尖按压劳宫穴；也可双手各握一颗核桃或双手掌挤压、运转网球，使之在劳宫穴上旋转按摩（图①）。

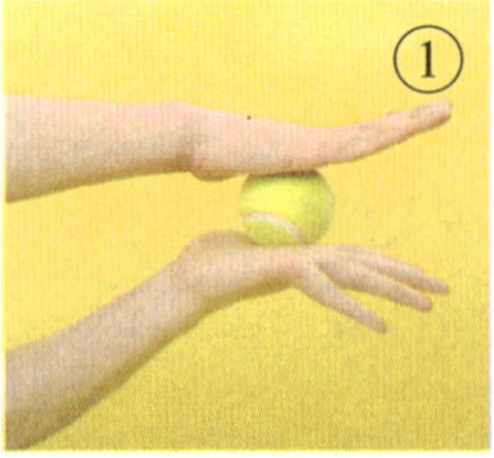

小功法大功效　此动作能够通经活血，有利于消除大脑疲劳，缓解精神压力，并可以增强免疫力，提高抵抗力。

正襟危坐小功法

小功法细步骤

双手扣于膝盖上，中指放在髌韧带上，食指轻点内膝眼，无名指轻点外膝眼（即犊鼻穴），掌心劳宫穴贴在髌骨上方的鹤顶穴，小指置于膝关节外侧胆经所过位置，拇指置于内侧脾经所过位置。调整上身保持中正，留意手掌与膝关节的接触位，手掌可以让膝关节感到温暖舒适。

小功法大功效　此法有理脾胃、调气血、助消化、补虚弱的功效，有利于增强免疫力。

散步祛病小功法

小功法细步骤

每天散步30~45分钟，每周坚持5天，12周为1个疗程（图②）。

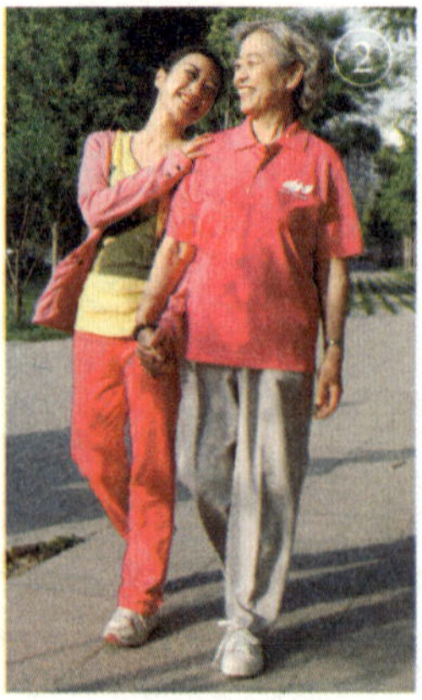

小功法大功效　此功法可提高免疫力和抵抗力，使人延年益寿。

滋阴壮阳

阳是指具有积极、进取、刚强的事物和现象；阴是指具有消极、退缩、柔弱的事物和现象。两者相互依存、相互为用。当人体内的阳多于阴时，就会发生阳证的病理变化，表现为表证、热证和实证，即阴虚，这时需要滋阴；而当人体内的阴多于阳时，就会发生阴证的病理变化，表现为里证、寒证和虚证，即阳虚，这时就需要补肾壮阳。

摩肾壮阳小功法

小功法细步骤

❶用一手手掌从胸部剑突向下平推，直至耻骨联合处，反复操作30次（图①）。

❷双手拇指重叠放置在气海穴上，先按顺时针方向按摩30次，再按逆时针方向按摩30次（图②）。

❸用手掌小鱼际按摩腹股沟下近毛际处，由上至下或由下至上按摩，反复30次。

小功法大功效　通过按摩胸腹部，有利于增强身体的抵抗力，从而间接地起到强肾壮阳的功效；通过按摩腹股沟，有利于补虚健体，改善性功能低下，如早泄、阳痿等阳虚症状。

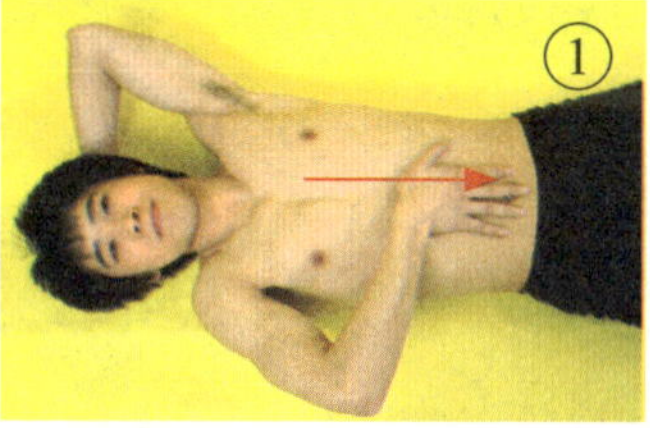

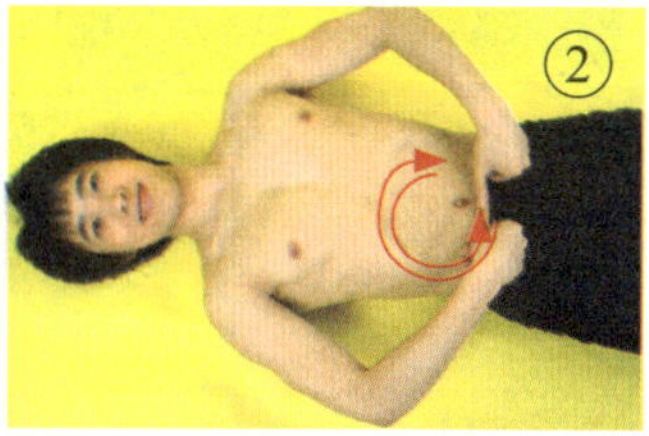

按揉大钟小功法

小功法细步骤

用拇指按揉大钟穴，也可以将米粒贴在大钟穴上，这样可保持长时间的穴位刺激。若能同时刺激太溪穴、涌泉穴和三阴交穴等，则效果会更好（图③）。

小功法大功效　大钟、太溪等穴是足少阴肾经之腧穴，其作用重在补肾，经常按摩这些穴位，可明显提高肾脏功能。对于部分肾脏疾病，如肾虚、慢性肾功能不全、慢性肾炎等均有一定的治疗效果。

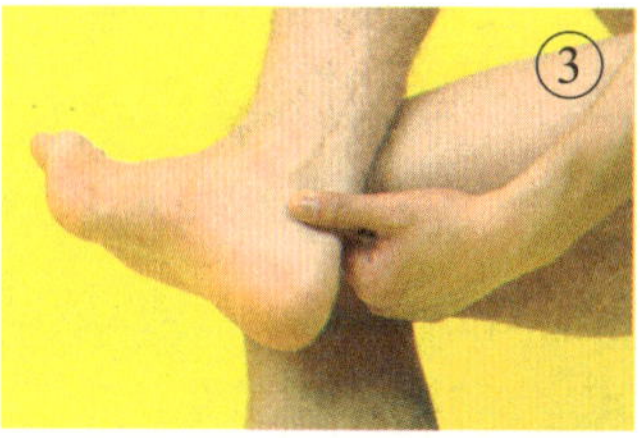

减压祛乏

现代社会，压力与忙碌同步攀升，生活节奏越来越快，我们要顾及的事情也越来越多。家庭、工作赋予人们太多的责任和义务，各方面的压力有时候会压得人喘不过气来，导致我们的精神和身体都很疲惫。通过适当宣泄及转移注意力等方法，我们可以很好地减压、祛乏。

上班族减压小功法

小功法细步骤

1. 坐在椅子上，微收下巴，将双手手指交叉互握放在后脑勺上，使肘关节尽量往后拉，停留5秒，放松（图①）。重复做5次。
2. 坐在椅子上，双手向后交叉握于下背部，双手向后，并往上伸，使背部拱起，停留5秒，放松（图②）。重复做5次。
3. 坐在椅子上，右脚抬起到椅面高度，双手抓住右脚脚踝，停留5秒，放松（图③）；换左脚抬起到椅面高度，双手抓住左脚脚踝，停留5秒，放松。重复做5次。
4. 站起来，双手轻轻扶在腰的后方，身体向后舒展，直到腹部肌肉有拉伸的感觉为宜，同时头向后仰，停留5秒，放松（图④）。重复做5次。

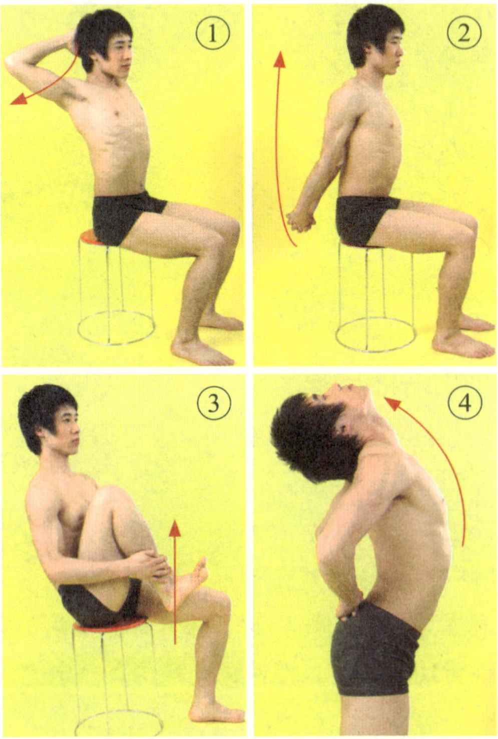

小功法大功效 此功法可促进和加速身体血液循环，使得大脑供血充足，进而凝神安心，提升精神，有助于增强记忆力和集中注意力。

小功法关键点 此功法简单易行，在办公室做时，动作一定要轻柔，切不可碰翻办公用品或影响到他人。

脑力工作者解乏小功法

小功法细步骤

❶用双手揉搓耳部36次（图⑤）。

❷双手十指自然分开，从前向后，先用各指指端快速轻击头皮，力度逐渐加大，再改用手指拍击头皮36次（图⑥）。

❸用双手手掌轻轻抚摸头部，将头发从前向后理顺，呼吸稍稍加深并减慢，数次后恢复平静呼吸。类似练功者收功的情形，因此，这个动作被形象地叫作“抚头收功”（图⑦）。

小功法大功效　上述功法具有很好的健脑功效，不仅能改善头部和面部的血液循环，还能使头脑保持清醒、记忆力增强，并可以帮助人缓解疲劳和压力。

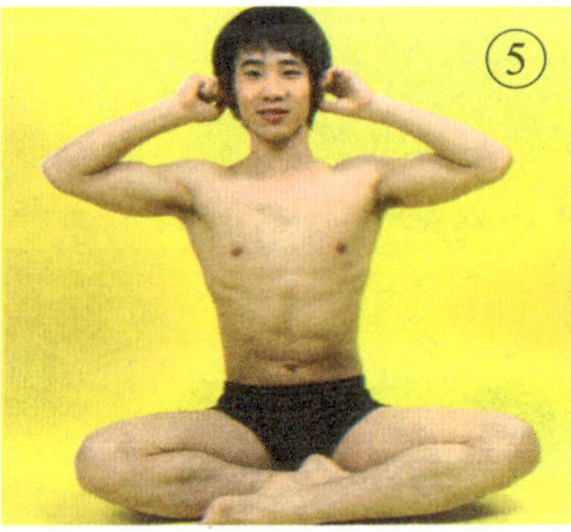

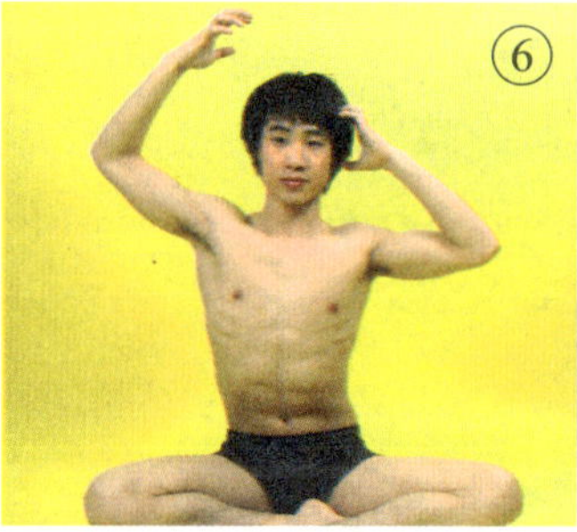

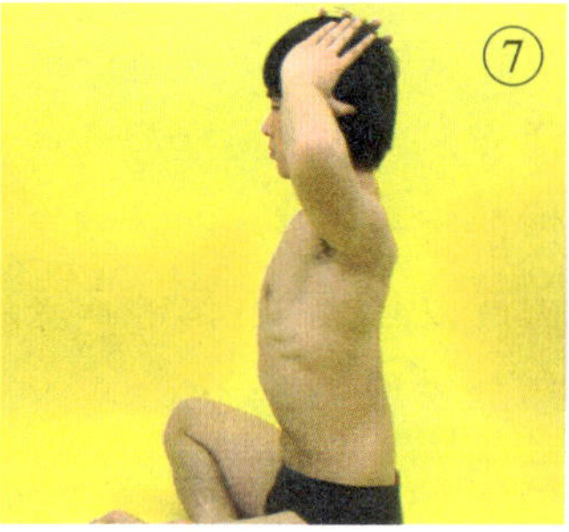

呼吸动肋小功法

小功法细步骤

把嘴巴闭上，鼻子吸一口气，吸气时肋骨一定要用力扩张。感觉气到达肋骨后再由嘴吐出，吐气时，一定要用力收缩肋骨。

小功法大功效　此功法对理顺脏腑的气血循环有较强的作用，可解乏减压、缓解疲劳。

抖动手脚小功法

小功法细步骤

仰卧在床上，举起手脚并微微抖动，持续两分钟。

小功法大功效　此功法可活血通经，改善困乏、无力等症。

延年益寿

医学专家认为，人的正常寿命可以达到120岁，但现实中能活到这个年龄的人却很少，大部分人都因疾病而未能达到。但是，如果人们能科学地安排饮食、锻炼身体，那么延长寿命是不难的。

三抖小功法

小功法细步骤

❶ 双脚分开与肩同宽，手腕放松。血压偏高者，双手摆在腹部下方；血压偏低者，双手摆在肩上方；血压正常者，双手摆在胸部前方（图①）。

❷ 双脚脚跟慢慢提起离地，越高越好，以大脚趾用力支持身体（图②），然后慢慢地放下脚跟。做3～5次适应性训练后，当放下脚跟时，脚跟逐渐用力向下压，力度以自己的身体能承受为准。

❸ 随着脚跟的不断向下，双手也要不断地放松，上下抖动（图③）。

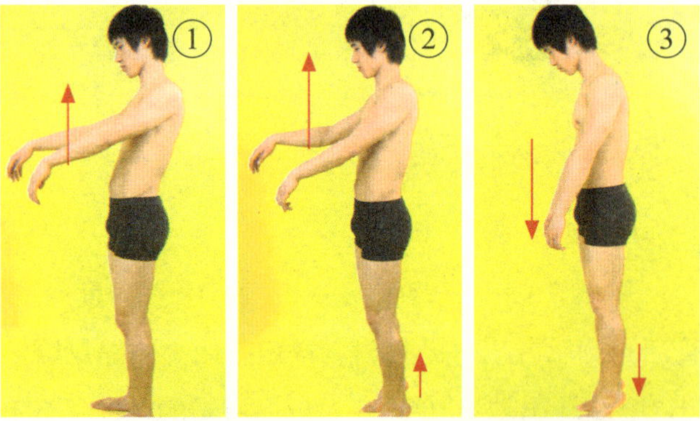

小功法大功效　一天抖三抖对人的骨节刺激比较大，能够调节骨密度。

颤脖小功法

小功法细步骤

向前、后分别拉伸脖子（图④、图⑤）。

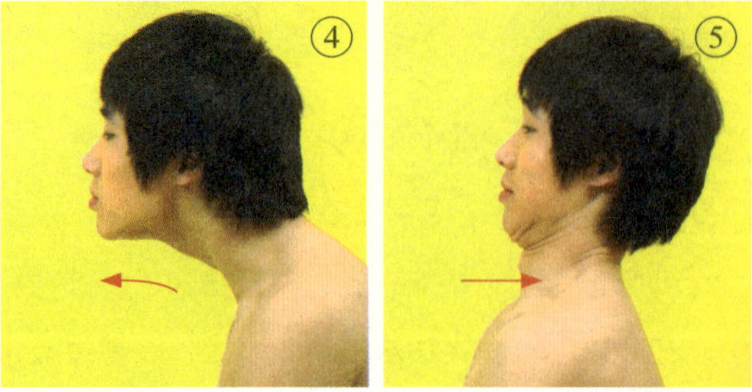

小功法大功效　此功法能带动颈部和前胸的经脉，锻炼淋巴腺体。

孕期保健康

虽然怀上宝宝会给女性带来莫大的喜悦，但孕育宝宝的过程却十分辛苦。怀孕可能会对孕妈妈的身心发展造成一些影响，从而间接影响到胎儿的健康发育。所以，丈夫要及时陪妻子进行各种运动，以孕育出一个健康、聪明的小宝宝。在运动过程中，可以让妻子知道，孕育新生命是夫妻共同的责任，丈夫多关心、陪伴妻子会使其身心愉悦、生产顺利。

缓解孕吐小功法

小功法细步骤

1. 端坐在椅子上，双脚并拢，腰部挺直，双手放于小腹上，保持自然呼吸（图①）。
2. 左手按住小腹，右手从身体侧面缓缓抬起，手心朝向自身，指尖朝上（图②）。
3. 当右手抬高至一定高度时，右手和身体同时向右转，头转向抬起的右手一侧（图③）。
4. 将身体左转回复端坐姿势，右手回到小腹上。当右手放在小腹上时，左手抬起，然后身体和手同时向左方转。如此左右反复（图④）。

小功法大功效　上述小功法对头晕、恶心、呕吐、倦怠等症状的缓解效果尤佳。

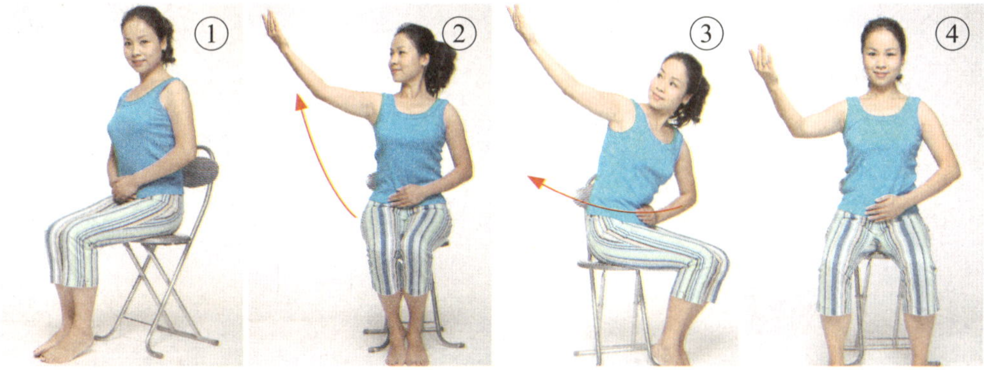

猫式伸展小功法

小功法细步骤

跪在垫子上，深呼吸；双手伸直，向前放于膝盖前方的垫子上（图⑤），抬起臀部，依次放下腰部、胸部；最后下颌贴地，停留6～10秒钟，深呼吸（图⑥）；还原，重复1~2次。

小功法大功效 经常做此练习可使背部、臀部、肩膀、腰部得到充分伸展，并能纠正胎位，有助于顺利生产。

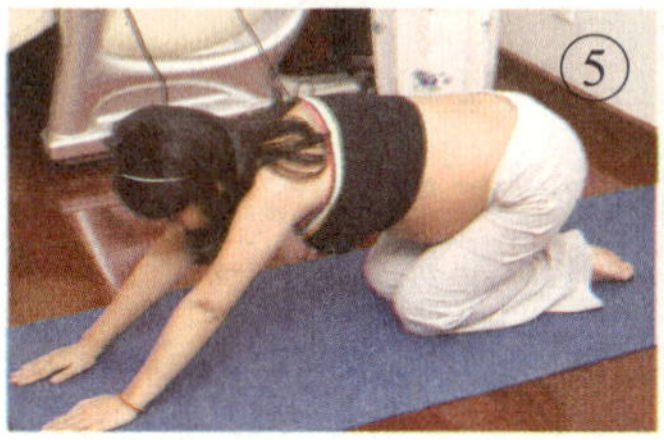
⑤

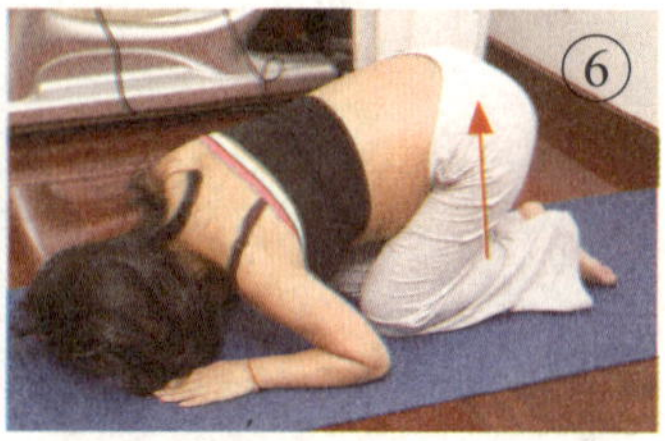
⑥

室内休闲小功法

小功法细步骤

❶孕妈妈先轻轻地跪在床上，双手分开与肩同宽，深深低头，腰背部向上拱起呈圆形（图⑦）；然后抬头挺腰，腰背伸直，重心前移（图⑧）。做时可配合呼吸，每天早晚各做5次。

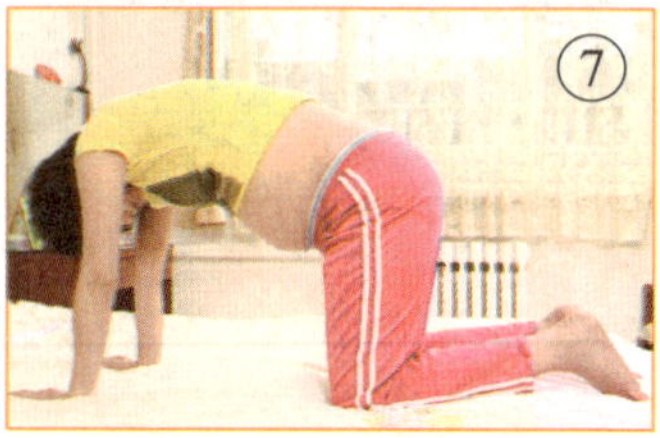
⑦

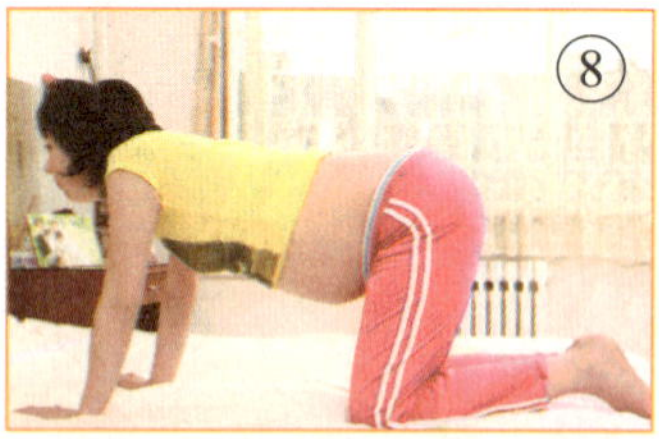
⑧

❷首先仰卧在床上，双手伸直放在身体两边，手心向下，屈膝，脚平踩在床上，并拢（图⑨）；慢慢地有节奏地用膝盖画半圆形，带动大小腿左右摆动，双肩要紧靠在床上（图⑩）。每天早晚各做1次，每次3分钟。

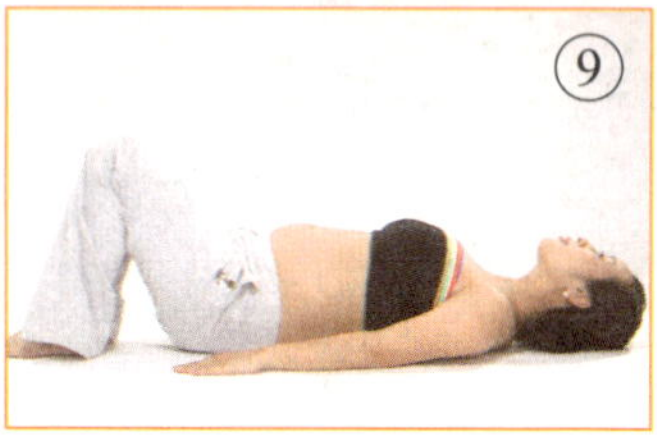
⑨

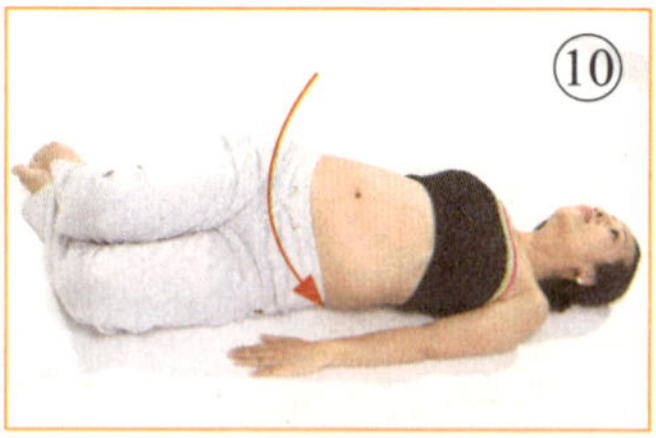
⑩

❸先盘腿坐在床上，挺直背部，双手轻轻地放在膝盖上，每呼吸一次，手就按压一次，反复进行。按压时，要用手腕向下按压膝盖，注意不要突然用力，应一点一点地加力，让膝盖尽量接近床面（图⑪）。

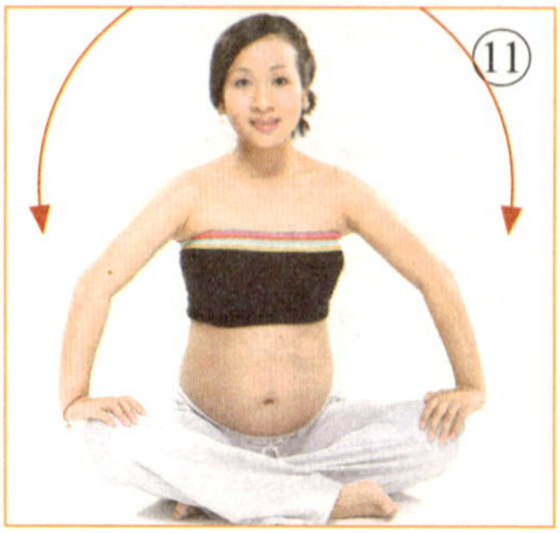
⑪

小功法大功效 孕妈妈可以巧妙地利用身边的家具，如床、椅子、桌子等来做室内运动，这样不仅可以强化孕妈妈的心脏和肺的功能，还可以消耗身体的多余脂肪，预防妊娠高血压综合征的发生，从而有利于顺利分娩。

夫妻推手小功法

小功法细步骤

❶准爸爸和孕妈妈面对面端坐，双方均右腿伸直、左

腿弯曲，掌心相对（图⑫）。

❷准爸爸用左手轻轻地将孕妈妈的右手向后推，一直推至孕妈妈的胸前，同时孕妈妈用左手轻轻地将准爸爸的右手推回至准爸爸的胸前（图⑬）。

❸准爸爸用右手轻轻地推动孕妈妈的左手。如此反复操作即可（图⑭）。

小功法大功效　推掌动作可以加速手掌的血液循环，使手掌变得温热，以达到调节内脏功能、刺激腺体、促进孕妈妈内分泌平衡的目的。

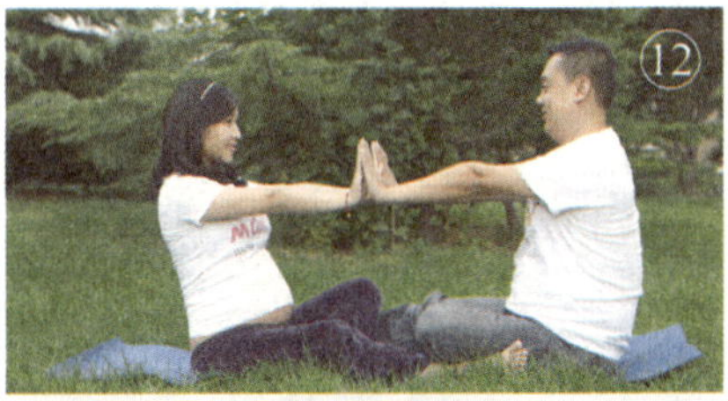

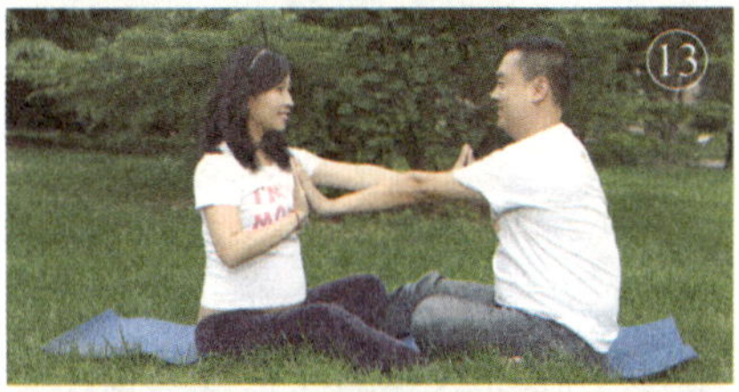

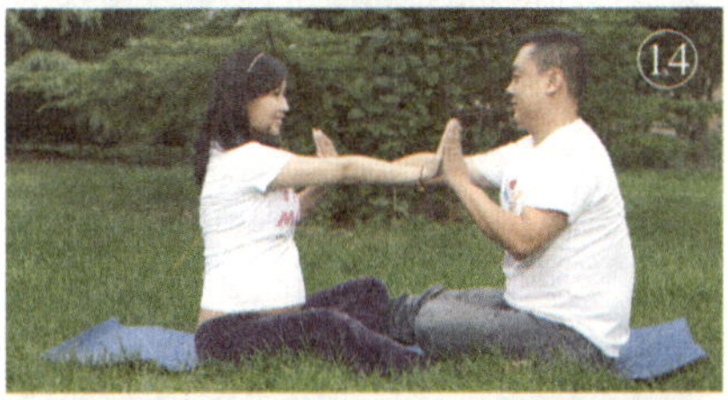

转换能量小功法

小功法细步骤

❶准爸爸和孕妈妈面对面地端坐，准爸爸将双腿微屈，并略微分开，孕妈妈将双腿放在准爸爸的双腿上，双手掌心相对。双方面带微笑地凝视对方的双眼，感受两人的能量通过手掌和双眼进行传递和融合（图⑮）。

❷端坐一会儿后，孕妈妈可以躺在准爸爸怀里，好好地放松放松（图⑯）。

小功法大功效　此功法可以增进夫妻感情，更能够通过丈夫和妻子的热量交换，起到促进血液循环、改善机体功能、帮助孕妈妈放松身心的作用。

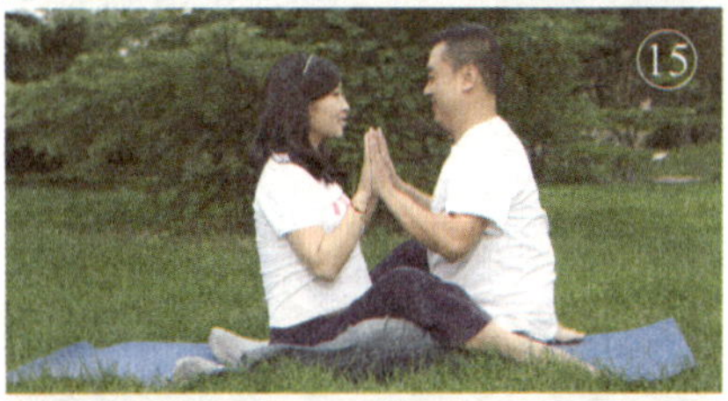

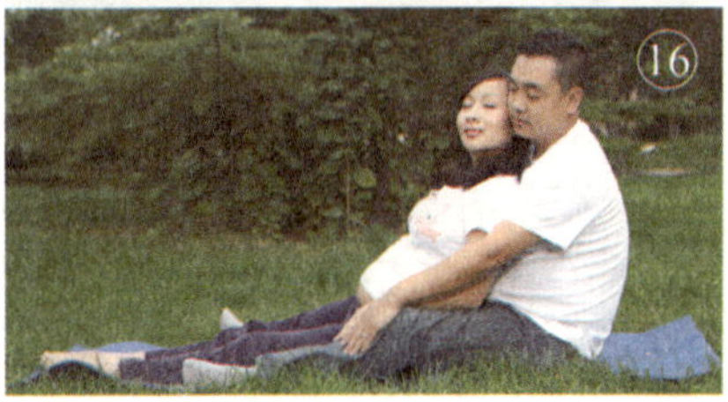

背部运动小功法

小功法细步骤

❶准爸爸和孕妈妈背对背盘腿坐立，挺直腰背，自然呼吸（图⑰）。

❷准爸爸和孕妈妈都双手握拳，弯曲肘部，将双拳放于腰部两侧（图⑱）。

❸松开拳头，深呼吸，准爸爸和孕妈妈同时向身体两侧伸展手臂，使手臂与肩

同高，手臂贴着手臂，保持2分钟（图⑲）。

❹准爸爸和孕妈妈同时向上抬起手臂，孕妈妈的手臂要贴着准爸爸的手臂，保持2分钟。还原，重复做5次（图⑳）。

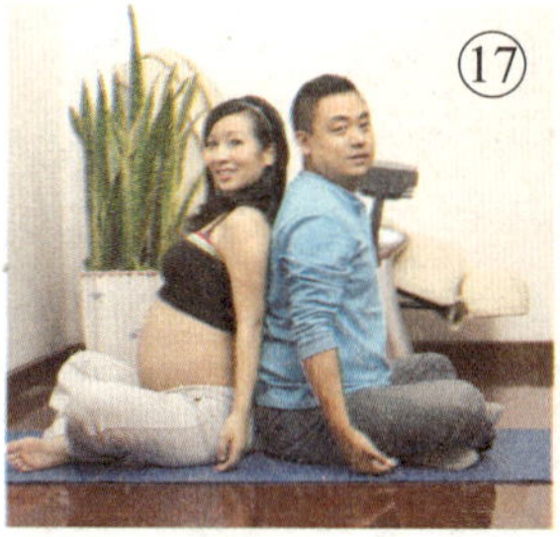

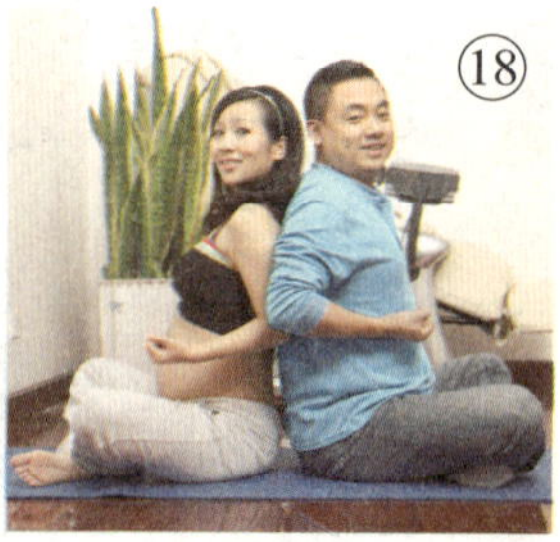

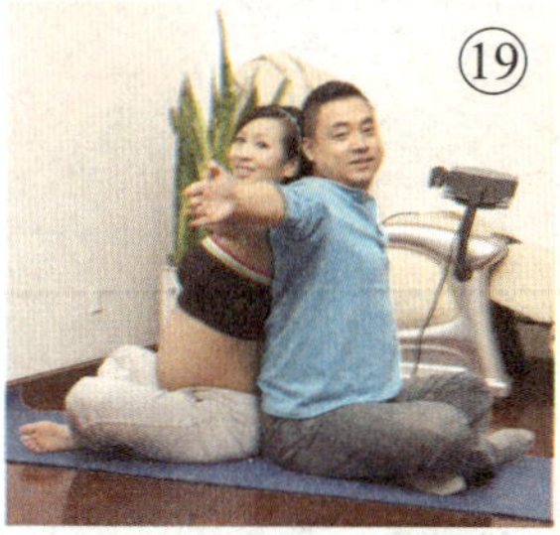

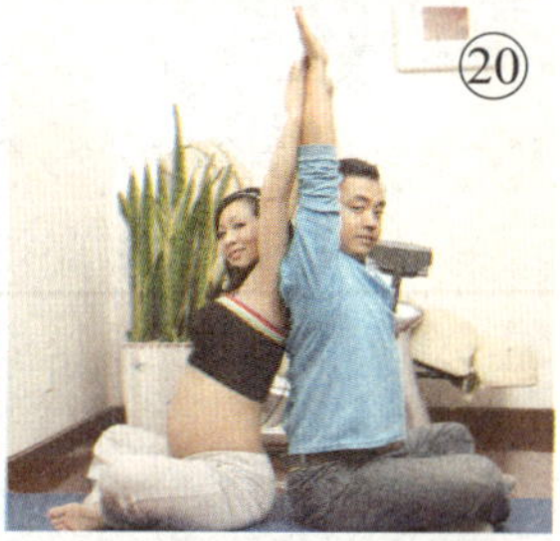

小功法大功效　经常做此操不仅能够伸直腰背，缓解腰痛，而且能锻炼盆底肌肉，利于以后生产，同时还能促进夫妻之间的感情。

分腿下蹲小功法

小功法细步骤

准爸爸与孕妈妈相对站立，孕妈妈的双腿左右分开，准爸爸向前迈一步（图㉑）。两人手相握，准爸爸挺直脊柱，而孕妈妈慢慢下蹲，并用力收缩盆底肌肉（图㉒）。

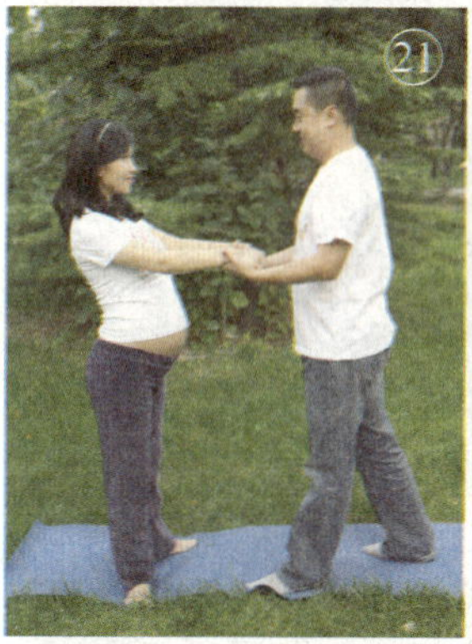

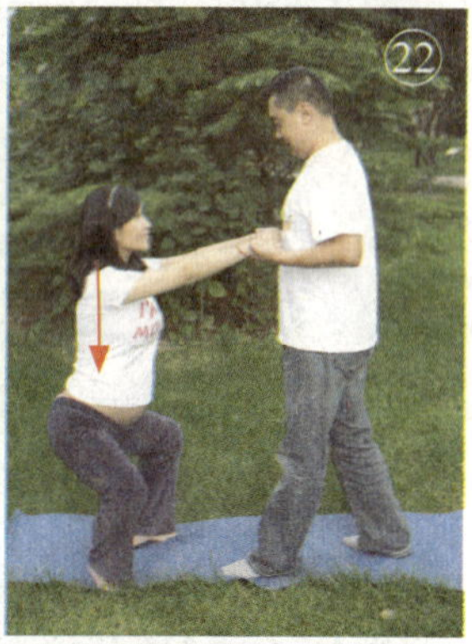

小功法大功效　该训练可以有效地促进孕妈妈下肢血液的流通，防治下肢静脉曲张；并可以有效地增强关节的柔韧度，达到顺利分娩的功效。

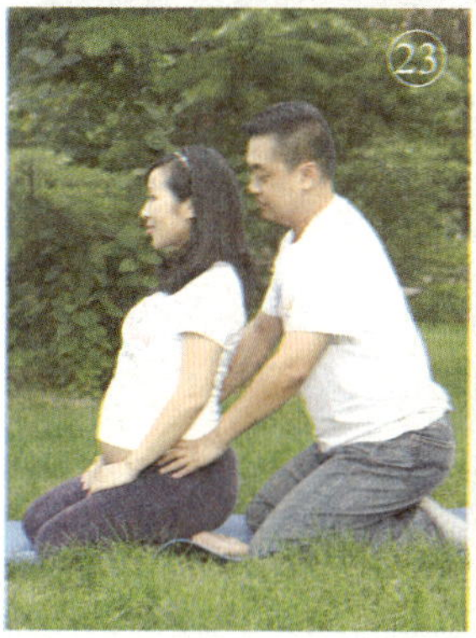

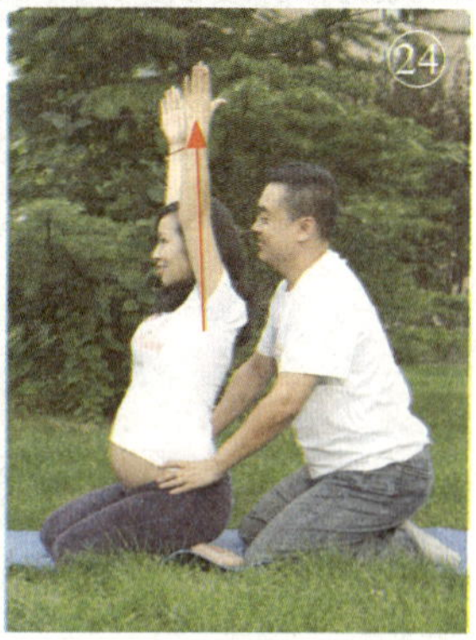

跪坐举臂小功法

小功法细步骤

孕妈妈的膝盖自然分开，脚尖靠拢，然后跪坐在脚跟上（图㉓）。孕妈妈将手臂慢慢上举，准爸爸双手牢牢地扶住孕妈妈的骨盆，轻轻地做按压动作（图㉔）。

小功法大功效　此练习可扩张骨盆和髋关节，促进胎儿顺利下降到骨盆处。

婴幼儿保健

每天给宝宝系统地进行一些简单的抚触与按摩式的小功法，不仅有利于宝宝的生长发育，还能增强其免疫力、促进对食物的消化与吸收，更能增进父母与宝宝的感情。需要注意的是，0~3岁是给宝宝抚触与按摩的关键期，越早开始，效果就越明显。

按摩脚部小功法

小功法细步骤

妈妈先将手搓热，然后用右手将宝宝的右脚握在掌心，左手的拇指与食指捏住宝宝的大脚趾，轻轻按揉脚趾底面（图①）。左脚也同样这样做。

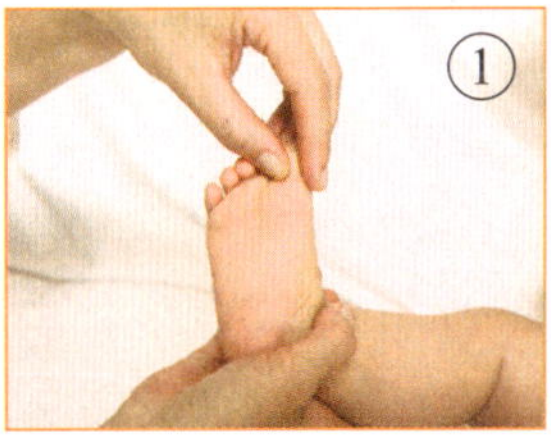

小功法大功效　大脚趾底面是大脑髓海的反射区。经常按摩能给大脑以良性刺激，促进宝宝大脑的发育。

按摩足底小功法

小功法细步骤

1. 先从脚掌心开始，妈妈用双手拇指往外抚摸，压过太阳神经丛的位置。
2. 妈妈一手抓住宝宝的脚趾，另一手轻轻搓揉宝宝脚跟的内外两侧。
3. 妈妈用指头从宝宝的脚跟到大脚趾轻按或画小圆圈，然后沿着脚背推过去再推过来，重复2～3次。在脚趾与脚掌相接处画小圆圈，而且要从小脚趾往大脚趾按，重复2次。
4. 妈妈可以哼唱一首宝宝熟悉的歌曲，并将手指在宝宝的脚趾上绕圈圈。
5. 妈妈轻柔地用手指从宝宝的脚背朝脚趾处画过去，并轻拍脚背。
6. 妈妈把宝宝的右脚握在右手中，用左手的拇指、食指、中指指腹共同捏住宝宝的脚趾，从脚趾根部抚摸至脚趾尖，从小脚趾抚摸至大脚趾，依次进行。左脚也如此。
7. 妈妈用两只手的手指指腹握住宝宝的右脚，两个拇指放在足跟处，然后相互交替向脚尖处抚摸，可边微笑着与宝宝沟通边进行。左脚也如此（图②）。
8. 妈妈将宝宝的右脚踝夹在双手间，轻轻地转动双手。左脚也如此（图③）。

小功法大功效 此功法可缓解宝宝的紧张情绪，加深宝宝的呼吸，有助消化。同时对于宝宝的耳朵、眼睛、神经、骨骼与牙齿不适的舒缓也有所帮助。

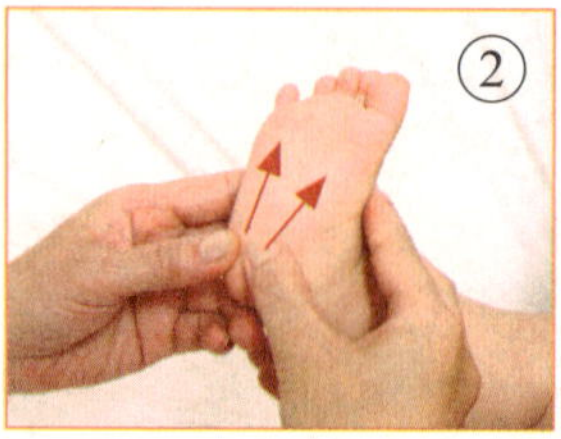

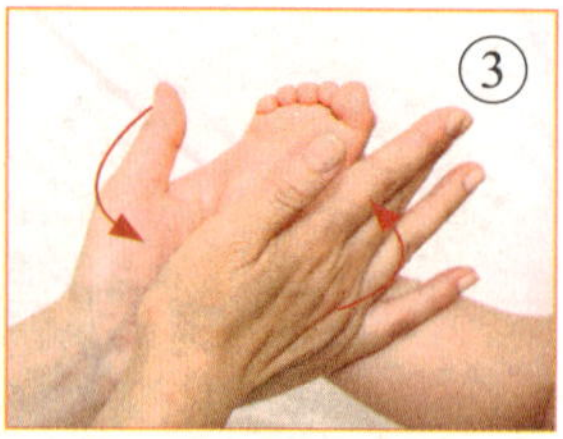

提高免疫力小功法

小功法细步骤

❶妈妈用左手握住宝宝的左手腕，右手从宝宝左肩部向下抚摸（图④）；然后稍微将宝宝的手臂向外挪，并轻轻拉直手臂。反复做3～4次。

❷妈妈用左手握住宝宝的左手腕，用右掌下缘与指腹合力揉捏宝宝的左手臂（图⑤）。右手臂也是如此。

❸结束前两个动作后，妈妈可以用双手同时揉捏宝宝的小手臂，让他彻底放松（图⑥）。

❹在第三步按摩结束后，妈妈再将手滑至宝宝的小手处轻轻揉捏（图⑦）。

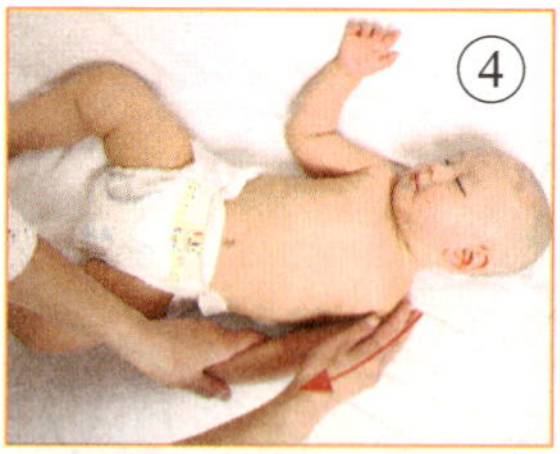

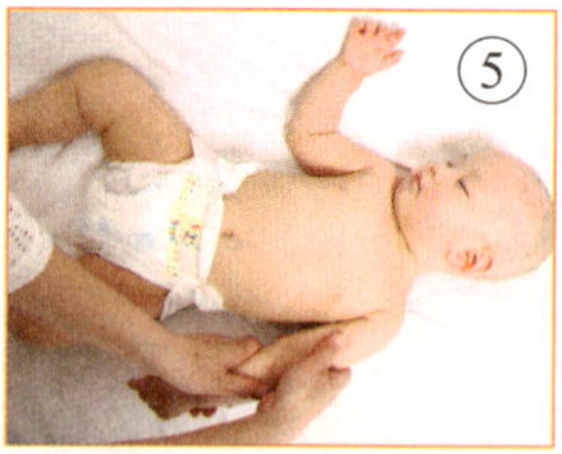

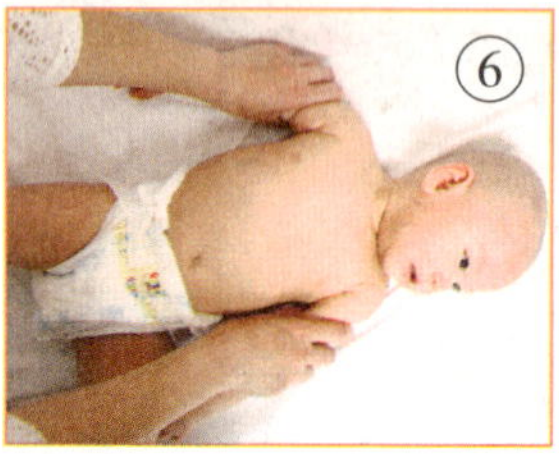

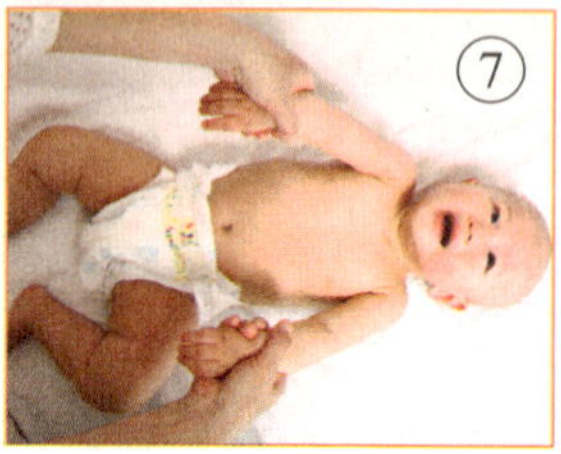

小功法大功效 此功法能够促进血液循环，完善宝宝的免疫系统，提高宝宝的免疫力。

促进排泄小功法

小功法细步骤

❶妈妈将宝宝的左脚腕握在右手掌中，尽量使之靠近宝宝的腹部，臀部就会自然提起（图⑧）。

❷妈妈用左手将宝宝的右腿抬起，放在左臀下方，用整个手掌如画大圆般按摩宝宝的骶骨部位。然后握住宝宝双脚，尽量使之靠近宝宝的腹部，按摩整个臀部和双腿（图⑨）。

❸妈妈将宝宝的右脚腕握在左手掌中，使之靠近其腹部，右臀部会自然抬起（图⑩）。

❹妈妈用右手将宝宝的左腿抬起，放在右臀下方，用整个手掌如画大圆般按摩宝宝的骶骨部位。然后握住宝宝双脚，尽量使之靠近宝宝的腹部，按摩整个臀部和双腿（图⑪）。

小功法大功效　此功法可促进宝宝的排泄系统、肢体与骨骼的发育，改善宝宝下半身的血液循环。

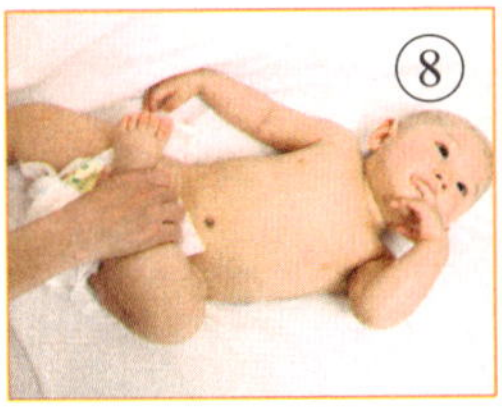
⑧

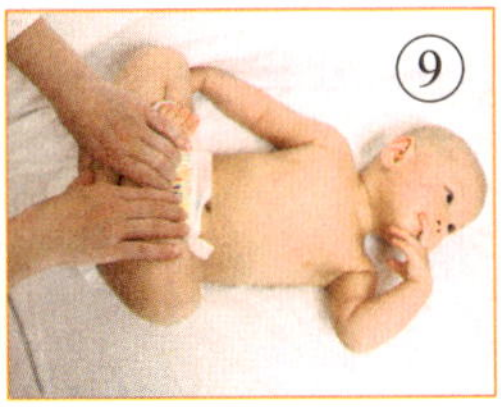
⑨

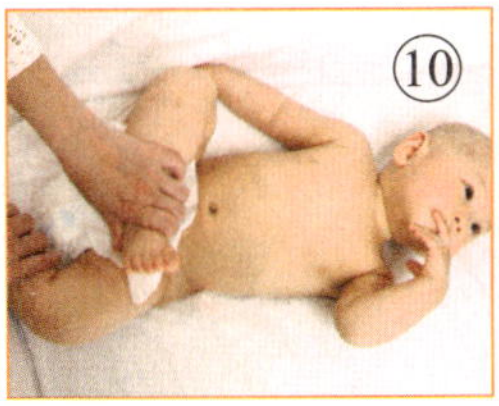
⑩

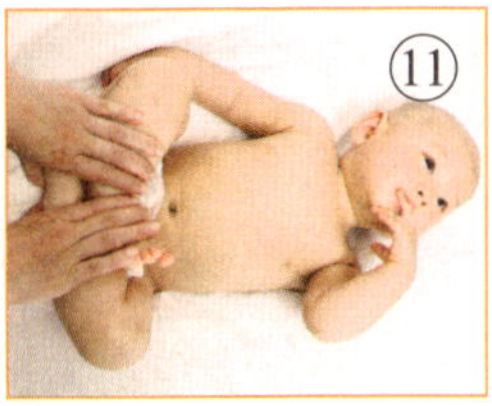
⑪

美容催眠小功法

小功法细步骤

❶妈妈双手抱住宝宝的头部，两个拇指置于其下颌处，轻轻向上滑动，直至耳前侧。重复动作3～4次（图⑫）。

❷妈妈两个拇指放在婴儿口周处，轻轻向耳前侧滑动。重复动作3～4次（图⑬）。

❸妈妈两个拇指置于宝宝鼻翼两侧，轻轻向耳前侧滑动。重复动作3～4次（图⑭）。

❹妈妈双手抱住宝宝的头部，两个拇指放在宝宝的眉心，向耳前侧缓缓滑动。重复动作3～4次（图⑮）。

小功法大功效　此功法可滋润皮肤，松弛肌肉，具有催眠功效，可改善宝宝的睡眠状况。

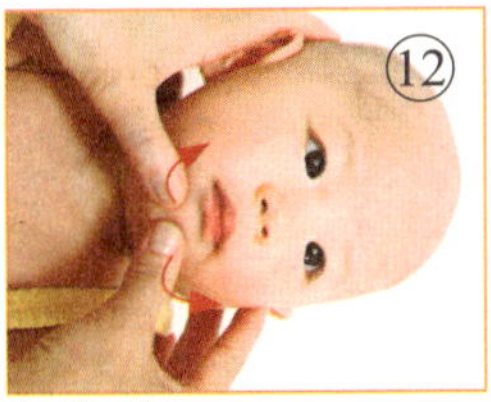
⑫

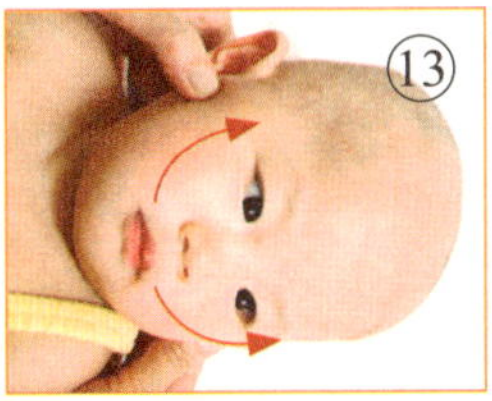
⑬

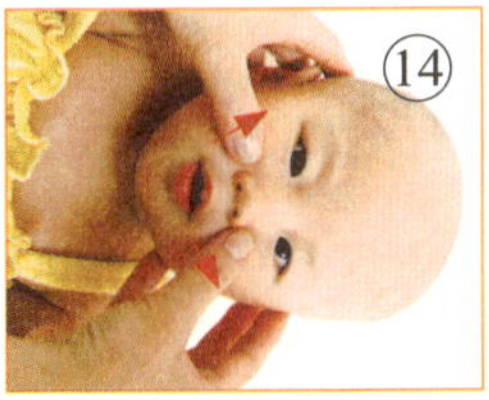
⑭

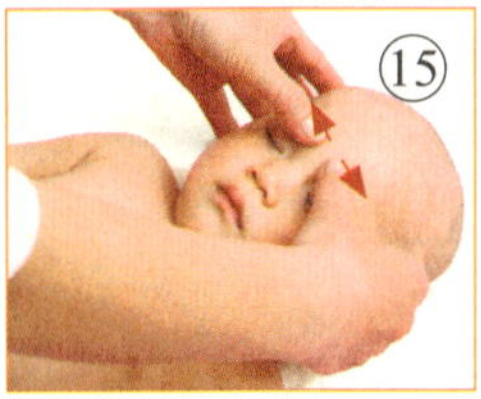
⑮

按摩脊柱小功法

小功法细步骤

❶妈妈将双手平放在宝宝的脊柱两侧（对于较小的孩子，只能用指腹），平滑地向上按摩至肩膀处，再由肩膀回到臀部上方，经过臀部按摩至腿部。该动作连续做3～4次（图⑯）。

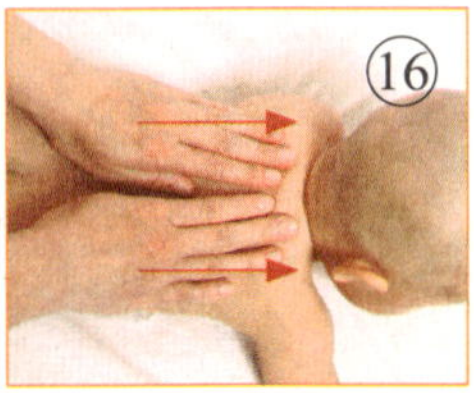
⑯

❷妈妈用两个拇指指腹沿宝宝的脊柱两侧向上转小圈，按摩至肩部。重复动作3～4次（图⑰）。

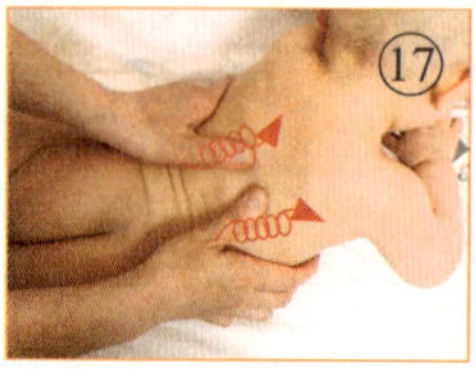

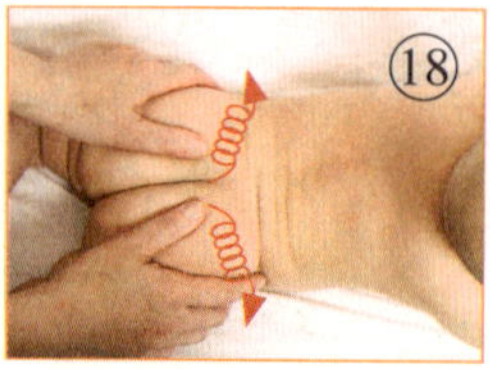

❸采用第二步中的动作，按摩宝宝的臀部，从臀中间开始沿弧线向外进行。重复动作3～4次（图⑱）。

小功法大功效　经常为宝宝按摩后背，可促进其脊柱发育，提高平衡能力。

被动提拉小功法

小功法细步骤

❶**开跨运动**：妈妈用双手从宝宝的腿窝处握住宝宝的大腿，双腿同时向外侧拉开（图⑲）。

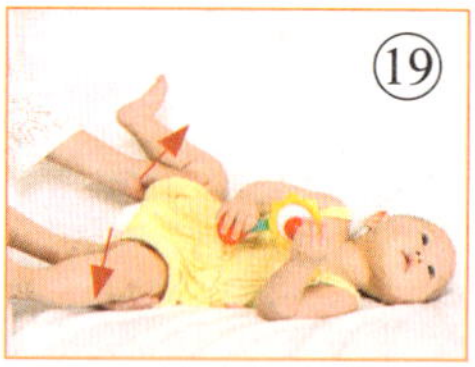

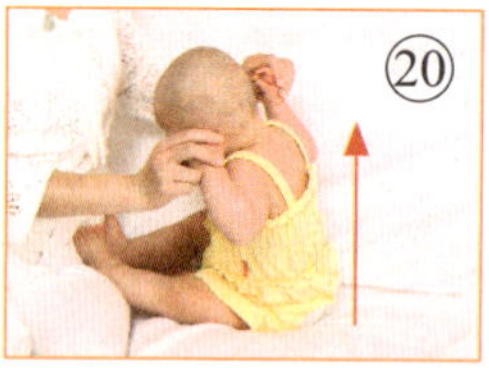

❷**拉起运动**：让宝宝握住妈妈的拇指，妈妈再用其他四个手指撑住宝宝的手背，将宝宝慢慢地拉起，直至坐立的位置（图⑳）。

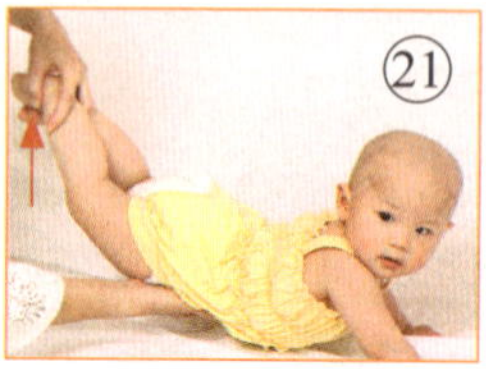

❸**降落伞运动**：妈妈一手从上面抓住俯卧宝宝的脚踝，抬起下肢、腹部，到胸部，另一手做保护动作（图㉑）。

小功法大功效　此类运动能促进宝宝的肢体运动能力和智力的发展，并能增进母子感情。

“I Love You”式小功法

小功法细步骤

❶I：妈妈用右手在宝宝左腹由上至下画一个英文字母“I”（图㉒）。

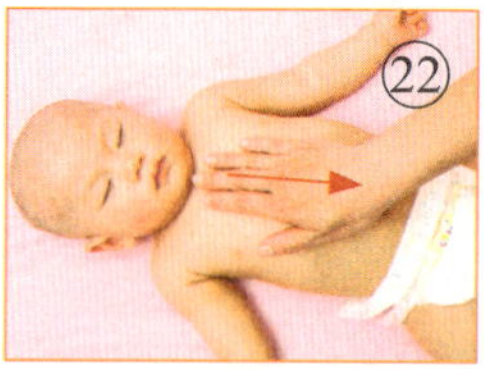

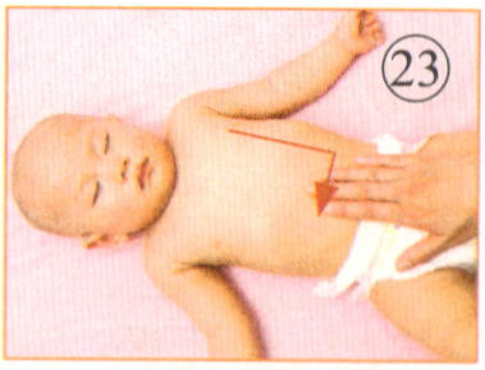

❷Love：顺着妈妈的方向由右至左画一个倒写的“L”（图㉓）。

❸U：顺着妈妈的方向由右至左画一个“U”（图㉔）。

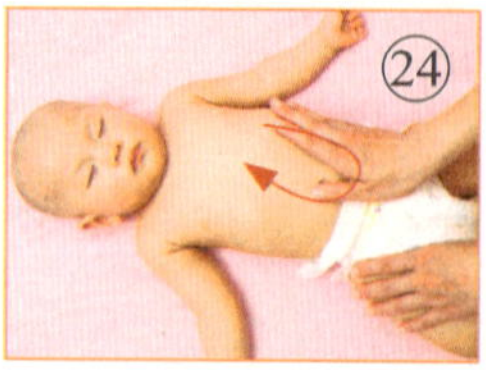

小功法大功效　手的抚触可使宝宝的呼吸保持顺畅，同时能促进母子间的感情交流，建立更融洽的亲子关系。

第六章

对付八大系统常见病的小功法

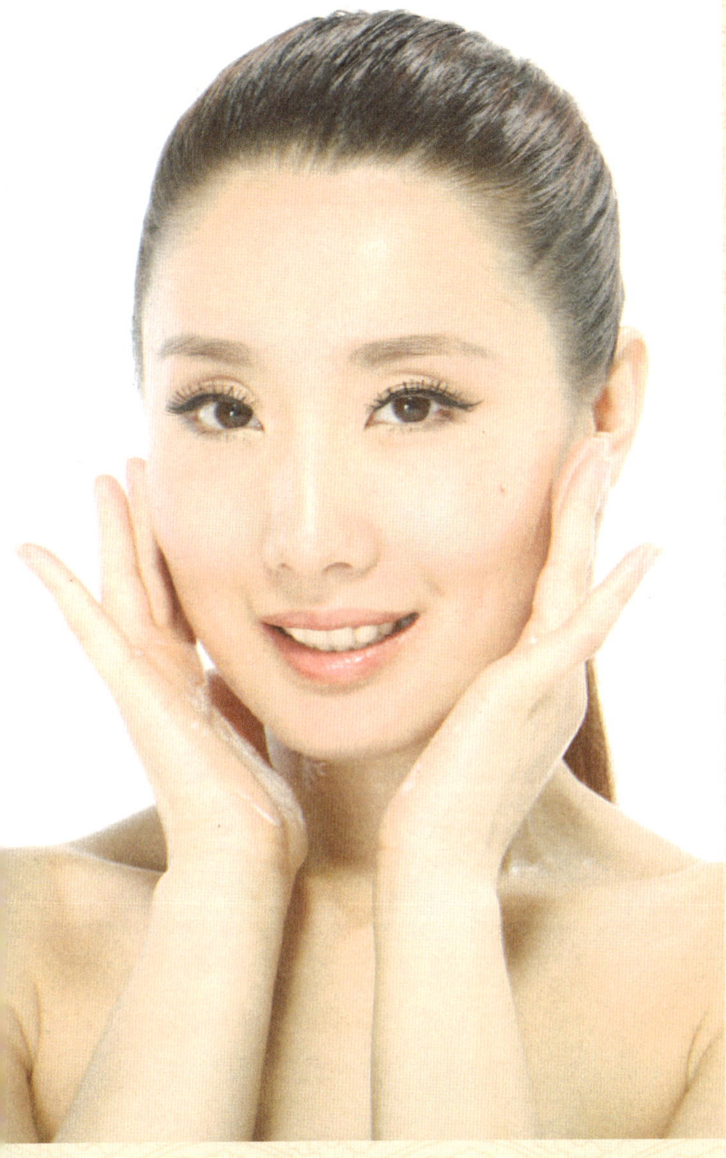

身体是革命的本钱，当身体出现不适或疾患时，可以寻求一些简单易学、操作便捷且不受时间、地点限制的祛病小功法，也许可以让你在不知不觉中收获意想不到的效果。

呼吸系统常见病症

感冒

感冒是一种自愈性疾病，总体上分为普通感冒和流行性感冒。普通感冒是由多种病毒引起的一种呼吸道常见病，流行性感冒是由流感病毒引起的急性呼吸道传染病。其主要症状为鼻塞、流涕、喷嚏、咳嗽等。

特效经穴

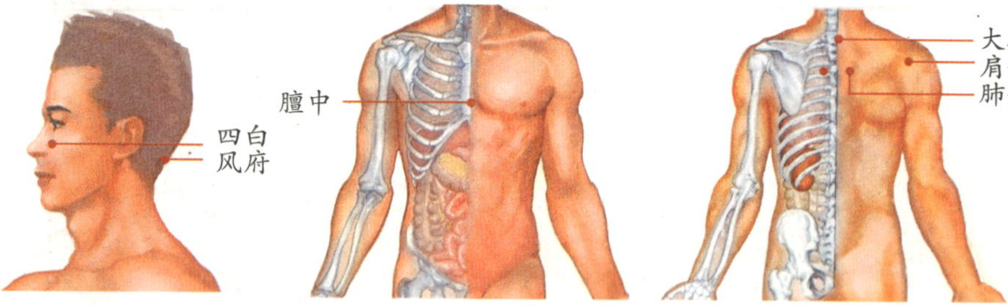

按揉风府、大椎和肩髎小功法

小功法细步骤

❶按揉风府穴：在将要打喷嚏或打喷嚏后，应立即用力按揉风府穴，即用食指、中指、无名指从一耳背后向另一耳背后按揉，用一定的力度来回按揉10次左右（图①）。

❷按揉大椎穴、肩髎穴：食指、中指、无名指并用，按揉大椎穴至发热（图②）。与此同时，擦热左右两侧的肩髎穴效果会更好。因为在打喷嚏时，肩髎穴往往也有冒寒气的感觉，有些感冒就是由双肩着凉而引起的。

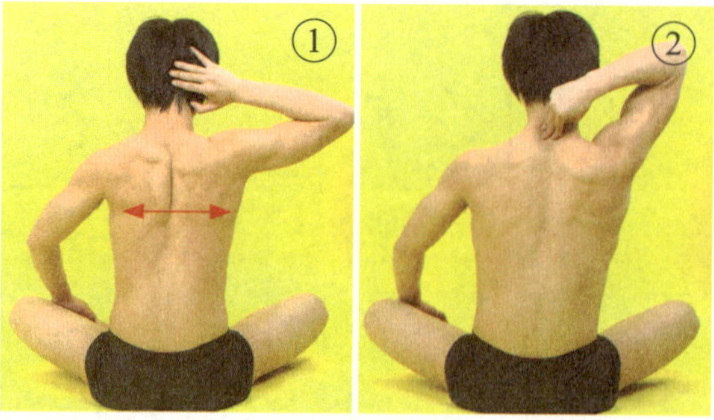

小功法大功效　按揉这三个穴位可以帮助患者调动人体内的阳气，抵御外邪的侵袭。驱除了寒气，感冒也就痊愈了。

擦人中小功法

小功法细步骤

患者可自行用食指、中指横向来回擦人中穴，至产生热感为宜（图③）。

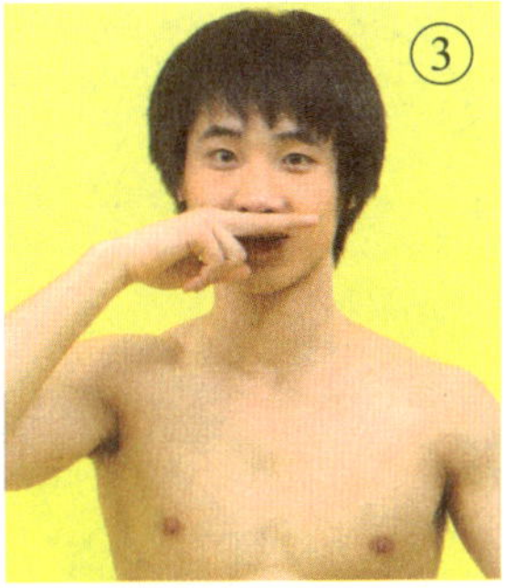

小功法大功效　摩擦容易生热，而热气可以调动人体内的阳气迅速到达所擦穴位处，进一步加强阳气（免疫能力）的卫外功能，改善血液循环能力，加快气血流通速度，感冒自然也就可以治愈了。

冷水洗脸小功法

小功法细步骤

❶冷水洗脸：如果不习惯用冷水洗脸，可先用稍温的水，然后再逐渐降低水的温度。用冷水洗脸时，手捧冷水把脸浸湿，然后再用双手搓脸（图④、图⑤）。

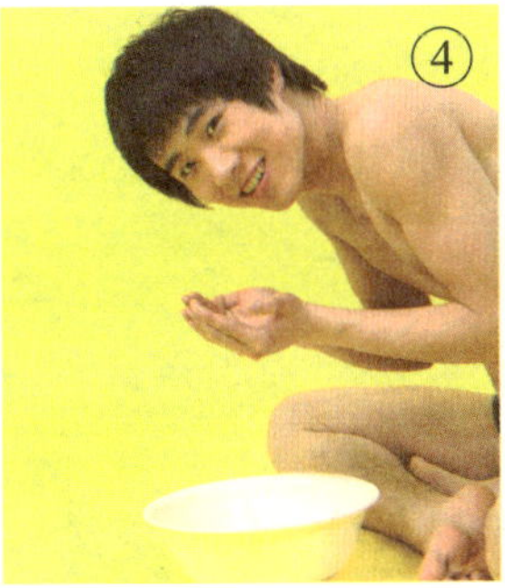

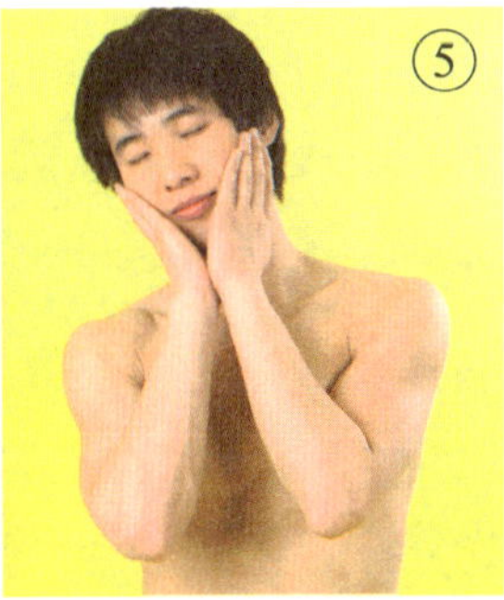

❷脸盆冷水操：先用手掌将面部搓热，接着深吸一口气，将脸浸入冷水中，匀速缓慢地呼气，呼气时间尽可能地长一些，随后起身。休息片刻，再进行第2次。

小功法大功效　此功法可以增强人体鼻黏膜对冷空气的适应力，并增强身体的抵抗力，从而提升感冒时的人体自愈力。但要注意，畏寒、发冷时应尽量避免用冷水洗脸。

经络补习班

预防感冒的妙招

◎ 早起、睡前、餐后用淡盐水漱口。

◎ 用食醋在室内熏蒸15～20分钟。

◎ 早晚以冷水浴面、热水浴足。

◎ 在杯中倒入开水，对着杯口的热气做深呼吸。

咽炎

慢性咽炎是一种常见病，为慢性感染所引起的弥漫性咽部病变，主要是咽部黏膜发炎。本病多发于成年人，主要病因有屡发急性咽炎、长期受粉尘或有害气体刺激、烟酒过度或体质易过敏、身体抵抗力弱等。

特效经穴

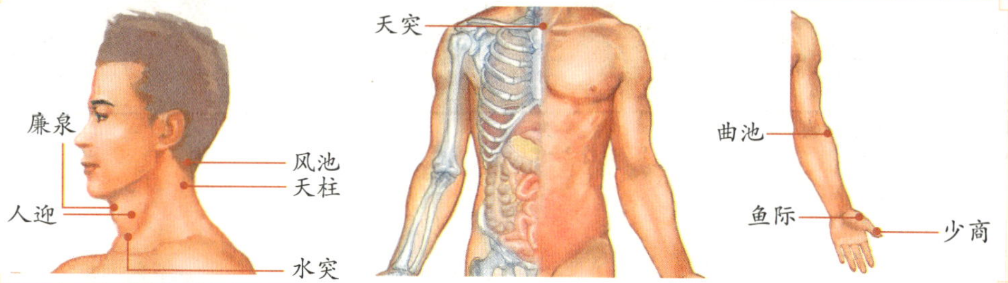

颈椎3分钟小功法

小功法细步骤

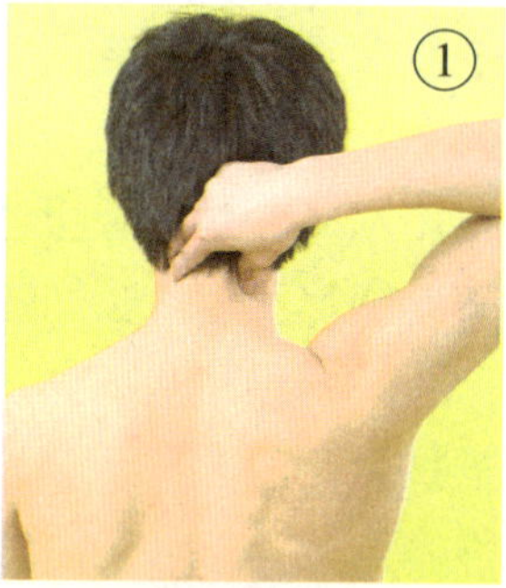

1. 患者取坐位，用双手拇指的指腹按揉人迎穴，按揉时用力要轻，每次1分钟。
2. 用一手拇指和食指、中指对捏颈后风池穴及其周围，一张一弛，反复30次（图①）。
3. 用双手拇指指腹放于喉结两旁，然后向锁骨上窝推揉，反复20次（图②）。
4. 用一手食指指腹按压水突穴、天突穴，按压时力度要适中，至局部感觉酸胀为宜（图③）。
5. 用双手拇指指腹按压风池穴、天柱穴，按压时力度要适中，每次3分钟（图④）。

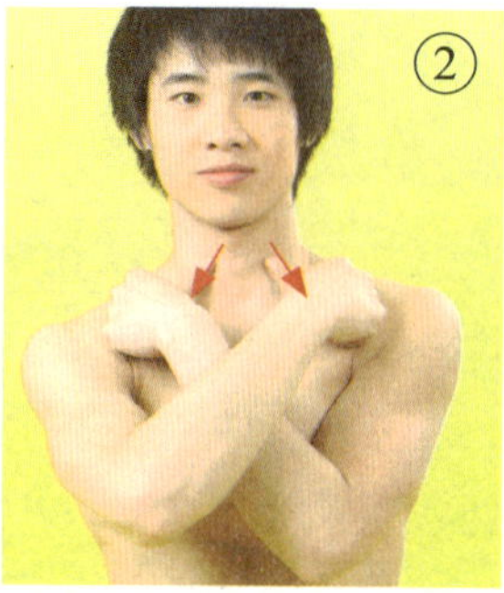

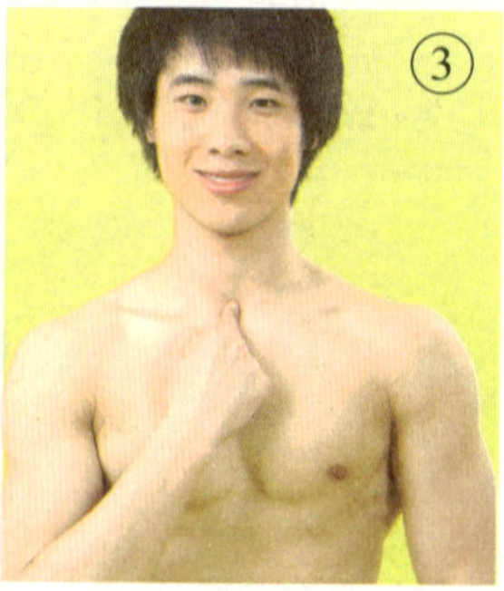

小功法大功效 对于慢性咽炎或感冒引起的咳嗽、声音沙哑、咽部肿痛等症状均有明显的功效。

二人搭配按摩小功法

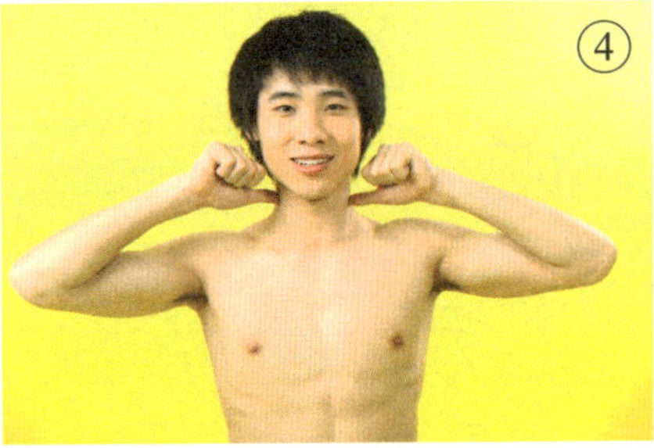

小功法细步骤

❶患者右手持按摩棒，稍用力点按左手的鱼际穴、少商穴，每穴每次2分钟（图⑤）。

❷将一手中指和食指弯曲如钩状，蘸少许温水以润滑，夹揪廉泉穴处的皮肤，把皮肤和肌肉夹起，然后用力向外滑动再松开，一夹一放，反复操作6～7次，至局部出现紫红色瘀血（图⑥）。

❸患者取坐位，按摩者用拇指指端点按天突穴，反复操作1～3分钟（图⑦）。

❹按摩者将食指、中指并拢，自患者的翳风穴向内下方沿胸锁乳突肌推摩至缺盆穴，着重弹拨天鼎穴、扶突穴各1分钟，反复操作3～5次（图⑧）。

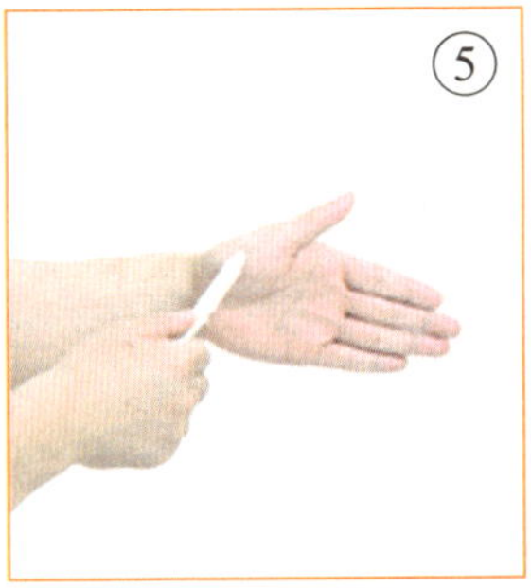

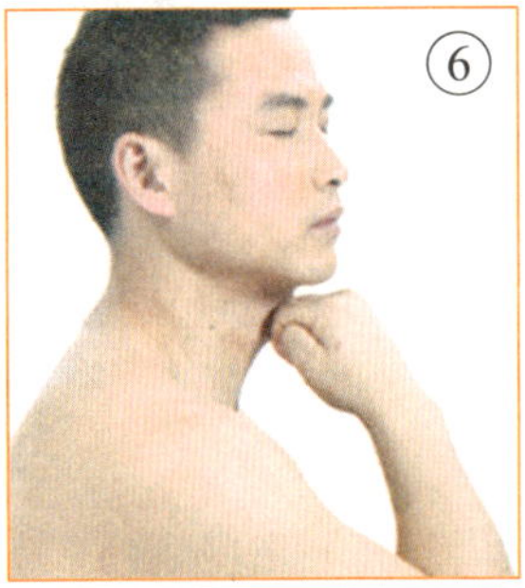

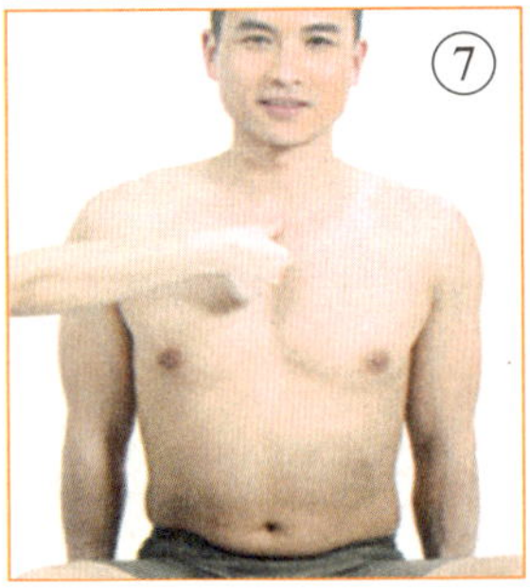

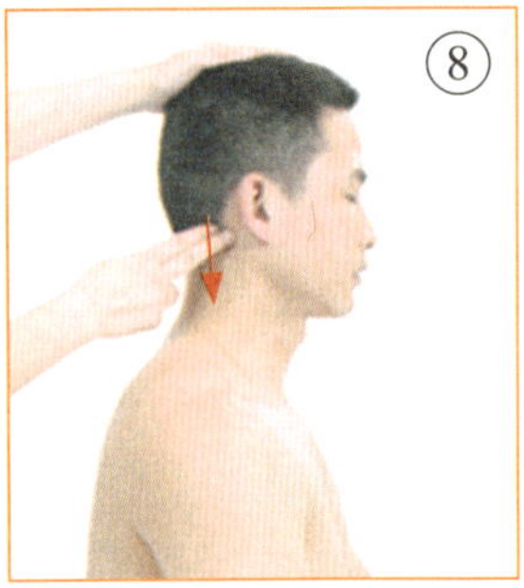

小功法大功效　此功法可有效改善咽喉部红肿、疼痛等症状，尤其对在饮水和吞咽食物时出现的疼痛有明显的缓解功效，适用于感冒所引起的各种症状。

点按曲池小功法

小功法细步骤

❶患者取站位，双脚分开，与肩同宽；左臂下垂置于身体左侧，右手握住左肘部，食指和中指同时扶在曲池穴上；伸展左臂，使左臂向前平举，掌心朝下。

❷左手手掌向外翻转，掌心朝上，臂部向外扩展约45°，右手的食指和中指指尖按压曲池穴。

小功法大功效　按揉曲池穴可宣肺理气，消炎止痛，尤其对慢性咽炎、肺炎等症有改善作用。

哮喘

哮喘，全名是支气管哮喘，是一种反复发作的慢性疾病。其发病原因多是在遗传的基础上受到过敏、感染、过度劳累等因素的刺激而激发出来的。其具体表现为胸闷、咳嗽、痰多不易咳出、面白唇紫、心慌、呼吸困难等。

特效经穴

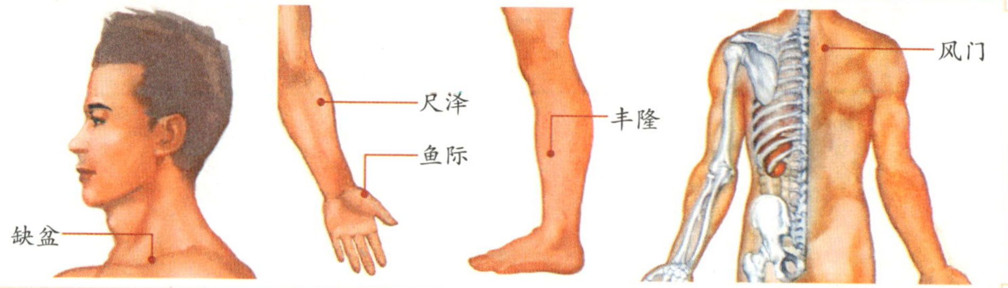

缩唇推墙蹬脚小功法

小功法细步骤

❶缩唇呼吸法：先用鼻子深吸气，再从收成圆筒状的口唇间缓慢呼气（图①）。呼吸动作要柔和，时间长短可随意，但初练时宜短。

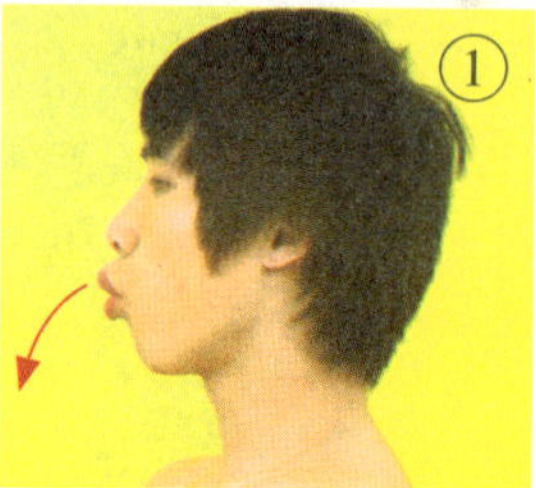

❷推墙缓解法：找一个地面平坦、宽敞的屋子。首先，自然站立在墙壁前面，双脚分开与肩同宽，身体距墙壁的距离为30～40厘米，然后双脚十趾蹬地，双掌与肩平或略偏高于肩按在墙上（图②）；然后，用身体前倾之力把双臂压弯，这样坚持3分钟，同时要意守膻中穴（图③）。

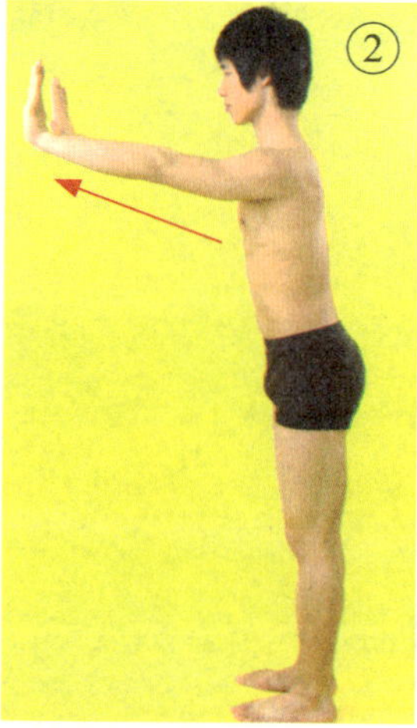

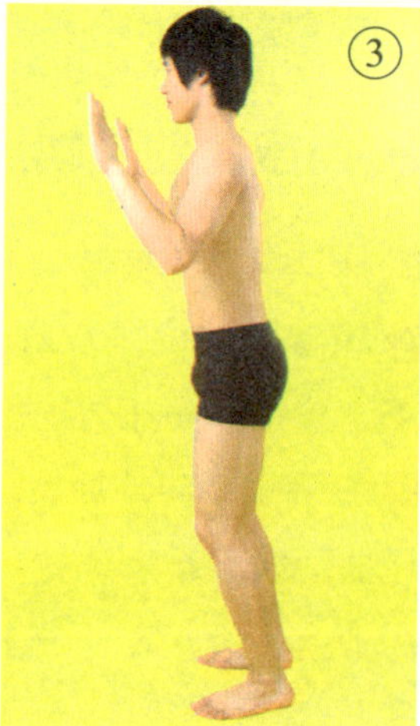

小功法大功效 这一功法能够止咳平喘、宣肺理气，可有效使患者减轻哮喘、咳嗽的症状。

闭嘴鼓脖小功法

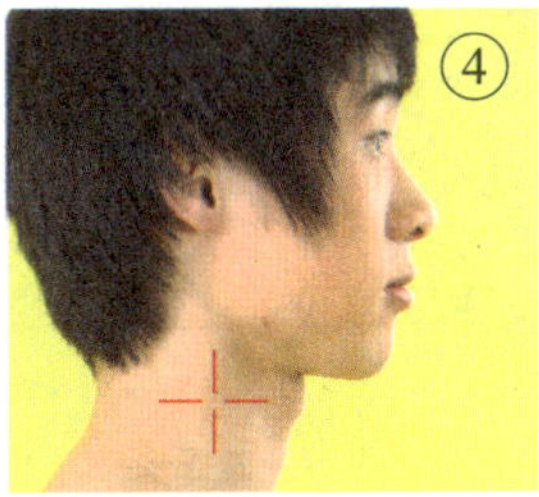

小功法细步骤

患者紧闭嘴巴，将舌头在口内平行往前伸展，使脖子两边淋巴结鼓起（图④）。

小功法大功效　此动作有助于强化气管与肺功能，从而有效改善肺部疾患及咽喉炎症等问题。

怀中抱日小功法

小功法细步骤

患者双脚分开与肩同宽（图⑤），吸气时身体尽量往后弯，双手向后，掌心向前，头、鼻朝天（图⑥）；然后双手向上伸直，双手在头上方十指交叉，双手掌心向下做抱日状（图⑦）；呼气时，双手掌心向下，徐徐下降至腹部（图⑧）。重复1~3次。动作关键是全身放松，深呼吸，每日早晚各做1次，每次做5~10遍，长期坚持效果会非常明显。

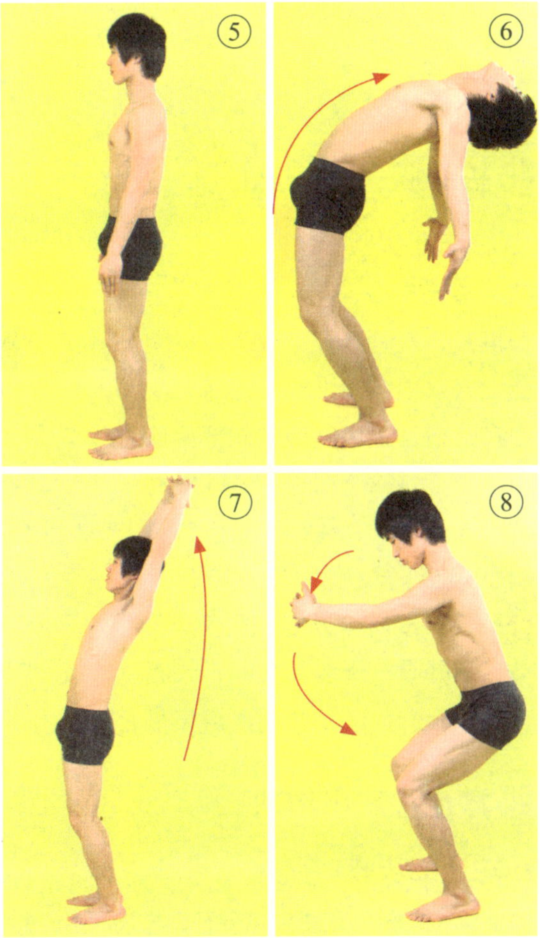

小功法大功效　通过身体后弯、举臂、双手抱日等动作，可舒展并收缩气管和双肺等呼吸系统的组织和器官，从而增强呼吸系统的功能。同时对任、督二脉也是很好的锻炼，任脉总任六阴经，可调节全身阴经经气；督脉总督六阳经，可调节全身阳经经气。此功法可避免气管发生痉挛及肺部气体交换失调，并能使全身的阳气与阴气保持平衡，是哮喘患者的治病良方。

肺炎

肺炎是一种较为常见的疾病，是由各种病毒、细菌、真菌感染或误吸化学物质引起的。其症状为咳嗽、咳痰、发热、胸痛等。

特效经穴

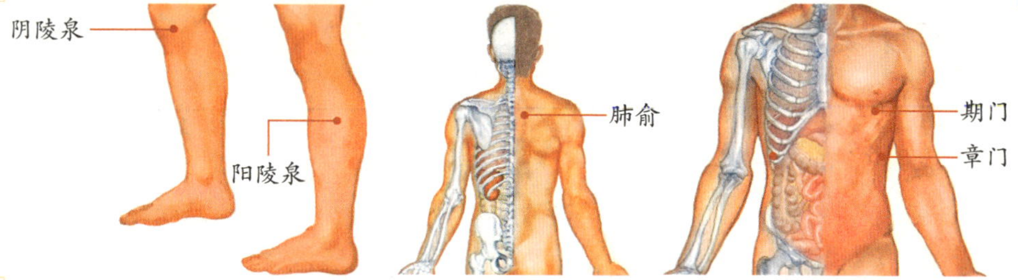

拍肺吸气小功法

小功法细步骤

❶患者坐在椅子上放松身体，上身挺直，双膝分开，双手放在大腿上，双眼自然张开，注意力集中在丹田，边吸气边从胸部两侧由上至下轻拍（图①），呼气时从下向上轻拍，持续约10分钟，用手背轻叩背部肺俞穴数10下。

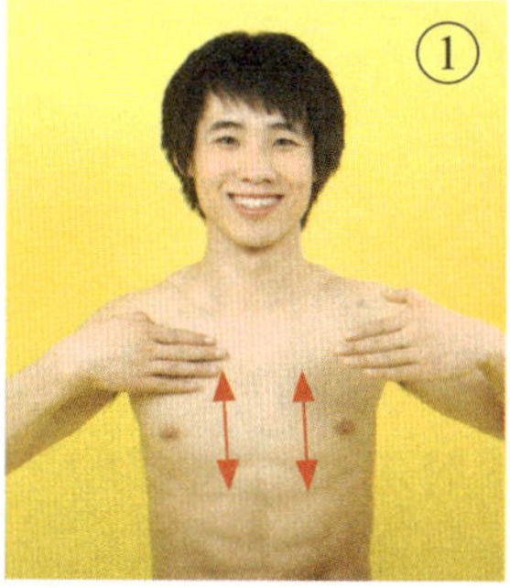

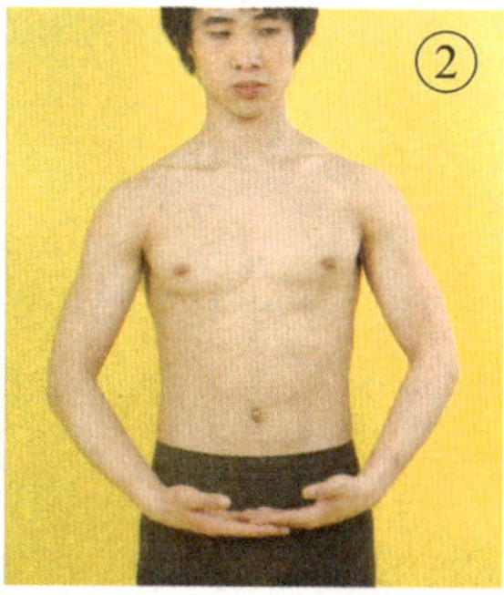

❷站直，双脚分开与肩同宽，双手放于脐下3厘米处，双掌相搭，掌心向上，身体放松并吸气于双乳之间，收腹，再缓缓呼气，持续半小时左右即可（图②）。

小功法大功效 拍打肺经及其相关腧穴，有利于宣肺理气，缓解肺炎症状。

揉合谷穴小功法

小功法细步骤

❶患者取站位，双脚自然分开，与肩同宽，右手握住左手手背，掌心朝内（图③）；

右手拇指按压在左手合谷穴上，掌心向外翻转，并由胸前向前推（图④）。

❷手掌向内翻转，并慢慢收回胸前，同时拇指放松。

小功法大功效　此功法可宣肺理气，缓解肺部不适，改善肺部诸多病症。

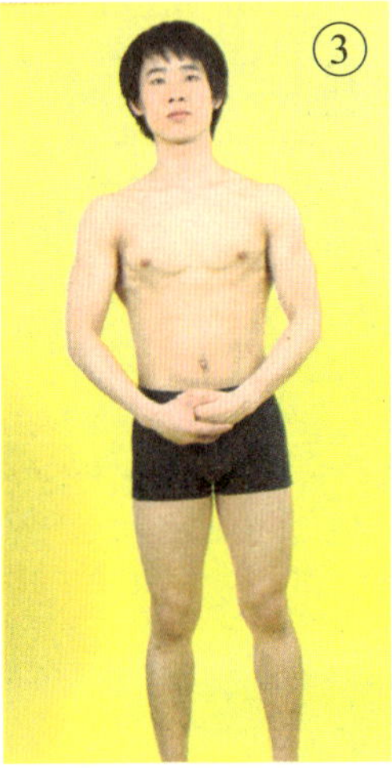

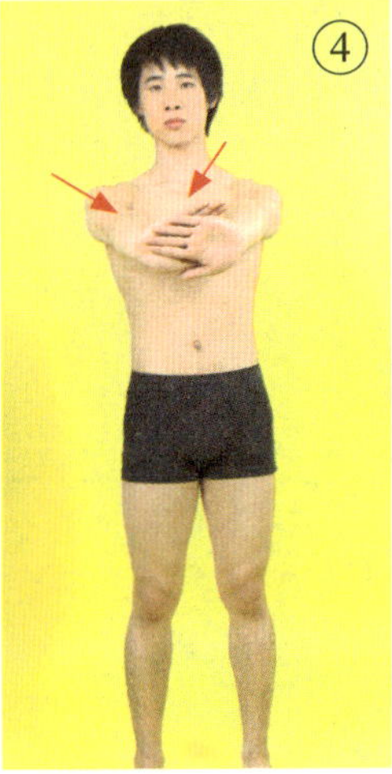

点按神封穴小功法

小功法细步骤

❶患者取站位，双脚自然分开，与肩同宽；双臂向两侧平举，掌心朝下（图⑤）。

❷上半身保持不动，同时双臂屈肘，四指并拢，拇指向外扩展，四指指腹轻轻用力点按两侧的神封穴（图⑥）。

小功法大功效　该操主治咳嗽、气喘和肺炎等症状。

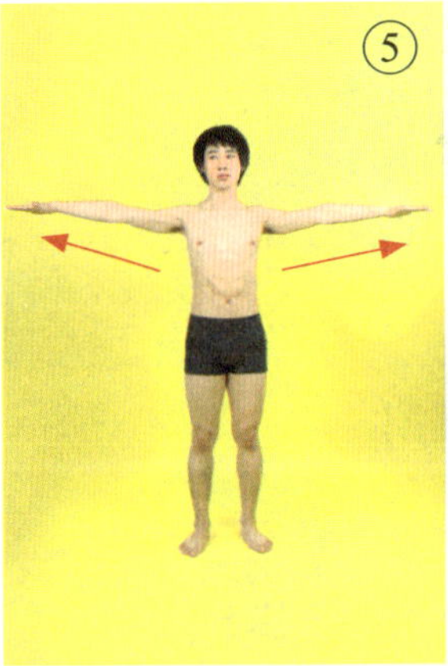

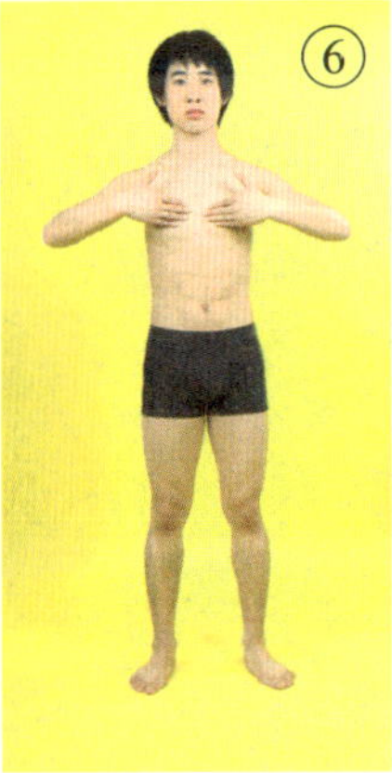

拍打阳陵泉小功法

小功法细步骤

❶患者左脚向前迈出一步，双臂侧平举，掌心朝下（图⑦）。

❷右膝屈曲抬起，双臂经体侧下落，双掌同时拍打右腿的阳陵泉穴和阴陵泉穴（图⑧）。

小功法大功效　此功法可理顺气血、平喘宁心，有效改善因肺炎引起的咳嗽不止等病症，对于改善肺部功能有积极作用，经常练习可让肺部感觉舒适。

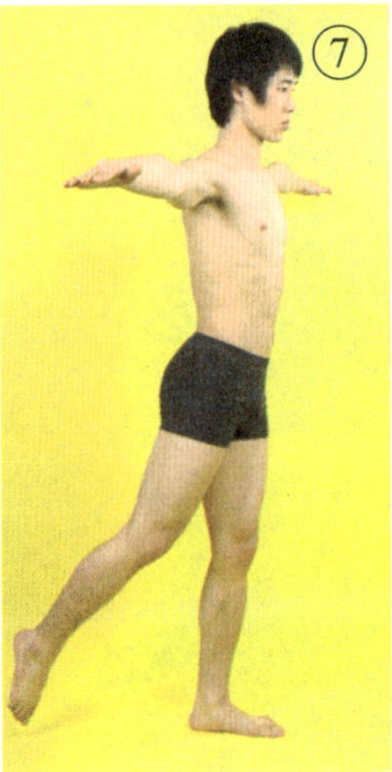

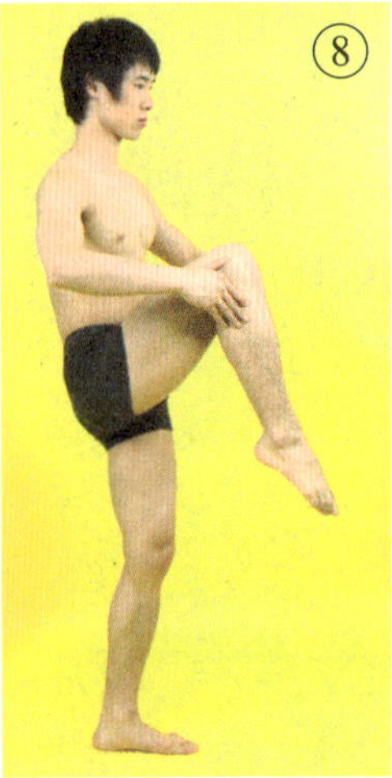

消化系统常见病症

胃溃疡

胃溃疡表现为进食后胃痛，胃部有压痛、恶心等症状，严重者甚至会出现便血。胃溃疡与幽门螺杆菌感染、烟酒刺激，以及精神过度紧张、过度抑郁等不良情绪有很大关系。一般有节律性上腹疼痛和周期性发作的特征。

特效经穴

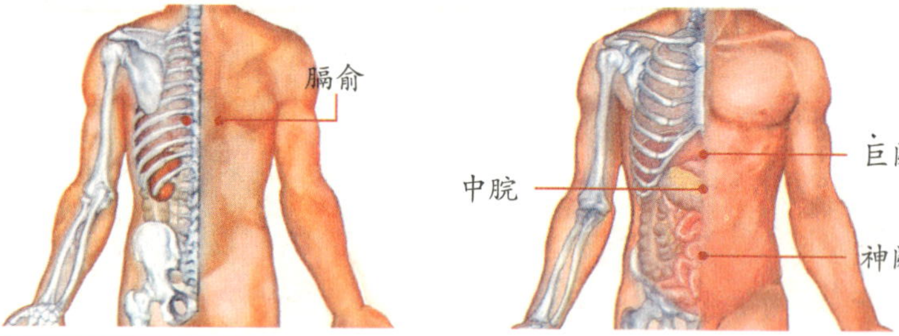

按揉丹田小功法

小功法细步骤

❶摩腰腹：自然站直，双脚分开与肩同宽，双手自然下垂放于身体两侧，自由呼吸，将左手手掌放在肚脐上来回按摩小腹，同时，右手手掌来回按摩腰后部位（图①）。

❷揉丹田穴：首先，自然站直，双脚分开与肩同宽，双手自然下垂放于身体两侧，眼睛平视前方，自由呼吸，将注意力集中在丹田穴上，舌顶上腭；然后，将右手放在神阙部位做固定，左手顺时针按摩丹田，范围可逐渐扩大，直至按摩整个腹部（图②）；最后，再换左手固定，右手逆时针从腹部外沿向里一圈圈按摩，一直按摩到丹田。

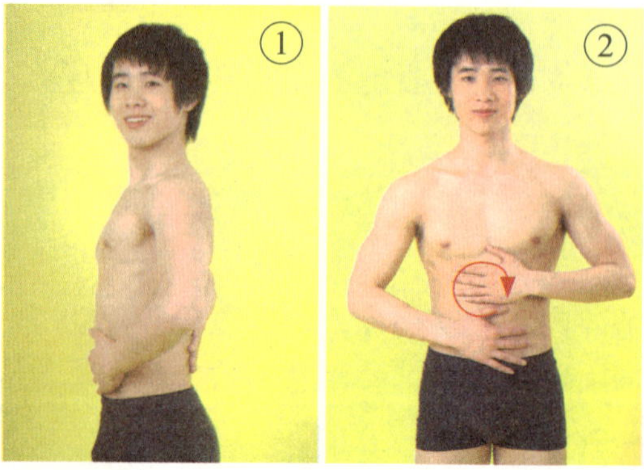

小功法大功效　经常做此项按摩操，可将手部的热量传递给胃部，使胃部的不适感得到改善，尤其能够有效地缓解消化不良、肠鸣、腹痛等病症。

和胃理肠小功法

小功法细步骤

❶患者先平躺在床上，身体放松，随后将双手向头顶的方向伸直并且弯曲抱头开始吸气，接着将双腿慢慢抬起，直到垂直于上身，头和背部可略向上抬起（图③）。

❷将腿慢慢放下至一定高度，同时双手臂、背部、头部慢慢抬起并呼气。这样利用惯性，身体就像跷跷板一样一上一下（图④）。做这套操时应先慢后快，快慢结合，最后以慢结束。早、晚各1次，每次1～9分钟。

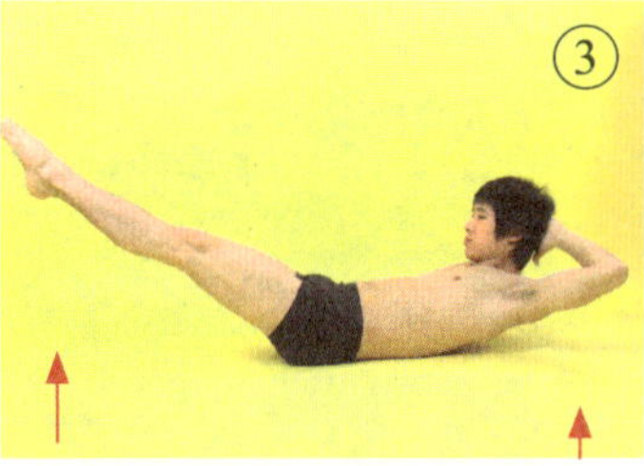

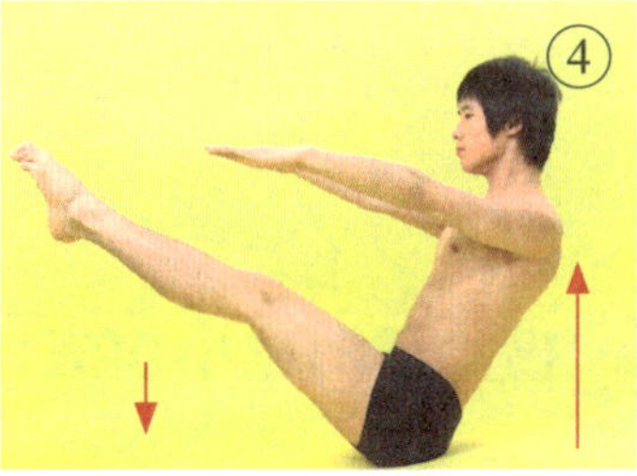

小功法大功效　此操能够通经活络、理气活血，有健脾强肾、和胃理肠的作用。

经络补习班

调养脾胃的民间便方

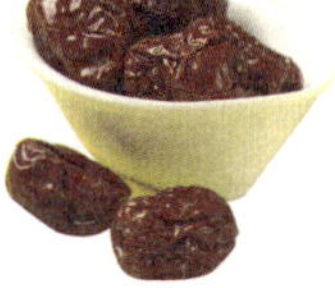

◎健脾汤。将50克红枣洗净，与20个带蚕蛹的蚕茧一起入锅，加800毫升水煮沸后，用小火慢煮15分钟。滤汁后加入白糖调味。清晨服用。此方可养胃健脾。

◎太子参茯苓粉。取太子参、茯苓各10克，研成细末，日常煮饭炖汤时加入。每次服用10克。此方具有益气、健脾胃的功效。

◎炒盐暖脾法。将100克盐炒热后用较厚的纱布袋装好，置于脐上三横指处。此方具有温中、散寒、止痛的功效。

消化不良

消化不良是消化系统的常见病之一，是一种由胃动力障碍所引起的疾病，包括胃轻瘫和食道反流。该症会影响人体对营养物质的吸收，时间长了还会使机体免疫力减弱，易于患病。

特效经穴

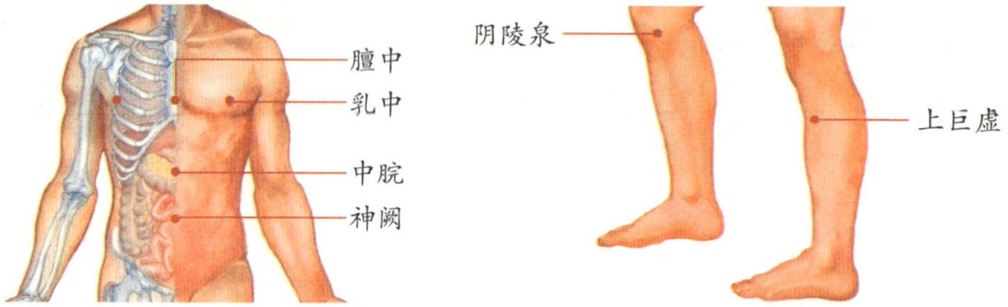

按摩促消化小功法

小功法细步骤

❶患者取仰卧位，双臂交叉于胸前，用双手拇指贴于胸前，其余四指贴于对侧腋下，提拿胸部肌肉，同时由内向外移动，如此反复3次（图①）。

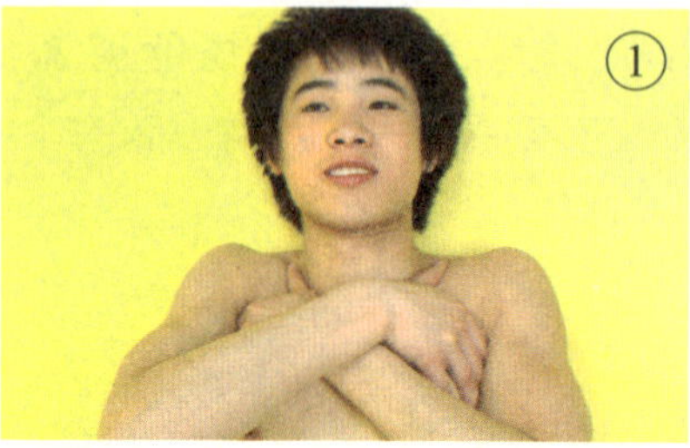

❷一手拿捏同侧腰部，拿捏时，先提起腰部肌肉，提起稍停片刻，再松开前移，如此反复3次（图②）。

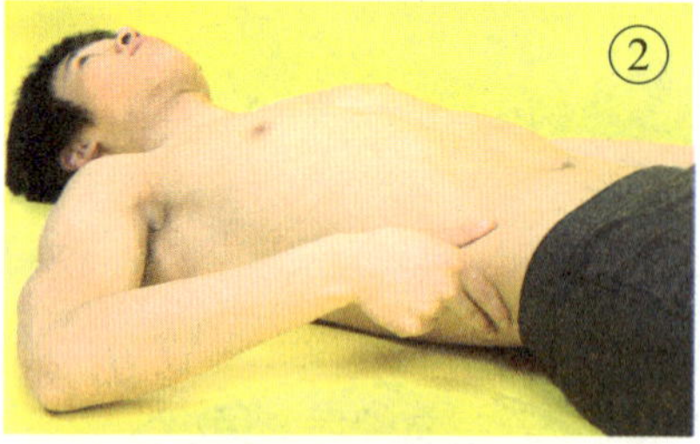

❸拇指伸出，其余四指并拢，微屈；然后用拇指指腹从膻中穴向两侧乳中穴分推，并沿肋间向外平推至胸侧；而后下移一个肋间隙，再从内向外分推，依次向下推至腹部，反复3次（图③）。

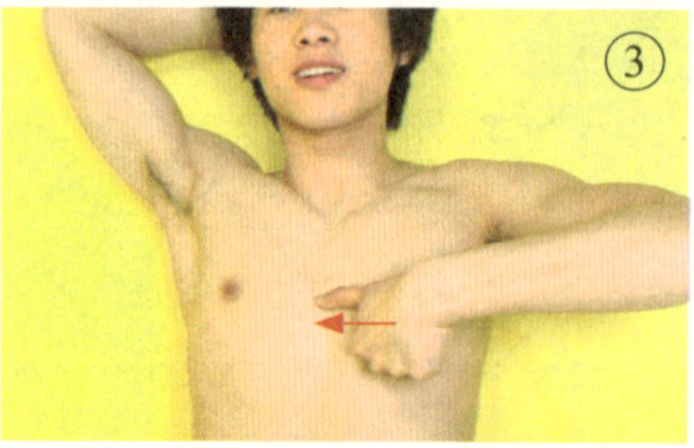

小功法大功效 此功法可加强肠胃功能，帮助消化吸收，有效地缓解腹部不适及消化不良症状。

左右开弓小功法

小功法细步骤

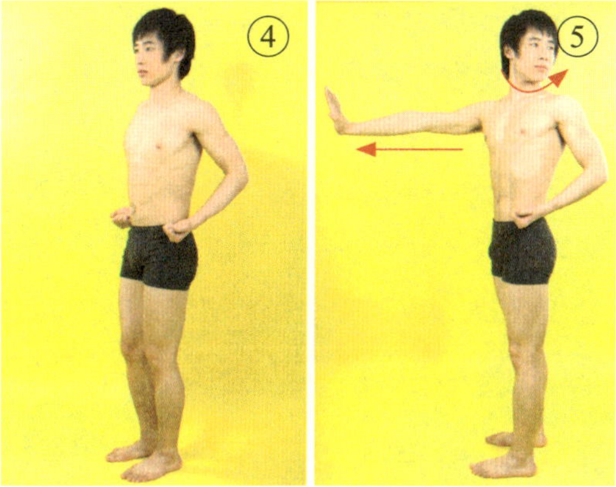

1 患者取站位，双脚分开与肩同宽，双眼平视前方，双手握拳在腰间（图④）；吸气，右手立掌用力慢慢向前推出，同时身体向左侧转动，头尽量向后看（图⑤）。

2 呼气时恢复原状，然后做相反的动作，重复1～3次。

小功法大功效　此法可以保持胆囊的收缩功能，防止胆汁长期淤滞，有效防治消化不良，对于食欲不振、腹泻、腹痛、腹胀等症有显著的改善作用。

呃逆

呃逆俗称“打嗝”，是膈肌不自主地间歇性、痉挛性地收缩，同时声门关闭，从而产生的一种特殊声音。其主要特征是气逆上冲，喉间呃呃连声，声短而频，不能自止。

特效经穴

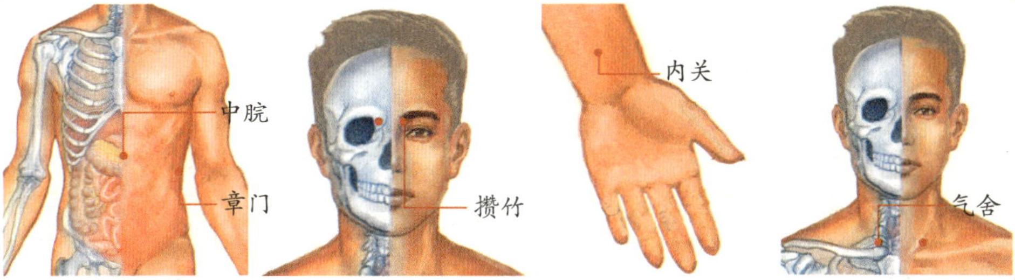

速解呃逆小功法

小功法细步骤

1 患者取坐位，双手拇指、食指相对，提拿两侧的章门穴。

2 按摩者将手掌放在患者的上腹部，以中脘穴为中心，按顺时针方向抚摩，反复

50圈，至腹部感到热胀为宜（图①）。

❸患者握拳，用手背自上而下搓背部，以感觉深层发热为宜（图②）。

❹按摩者用拇指指端按压患者眼眶壁上缘内侧凹陷处的攒竹穴，至患者感到酸胀为宜。

小功法大功效 以上小功法可缓解或止住膈肌痉挛，减轻呃逆症状。

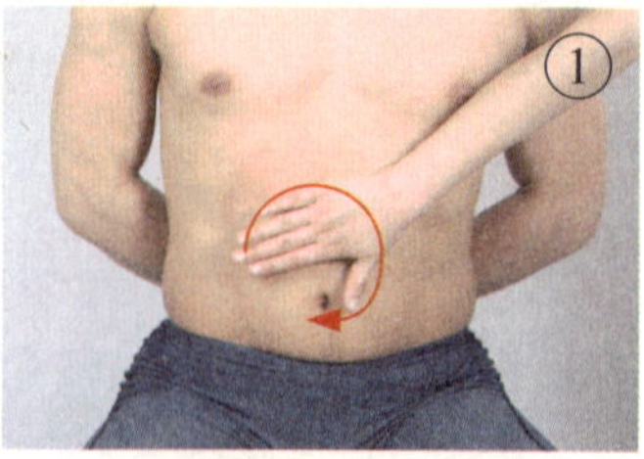
①

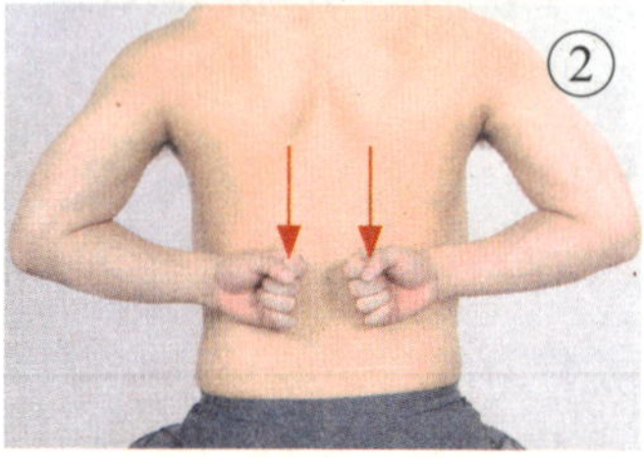
②

手口鼻耳四重小功法

小功法细步骤

❶掌心按压法：用拇指指腹按压掌心，越重越好（图③）。

❷按压虎口法：用拇指按压左手虎口部位，以分散神经系统的注意力，缓解打嗝（图④）。

❸吸气法：深吸一口气，然后屏息片刻（图⑤）。随着肺中二氧化碳的增加，膈膜会松弛下来，从而缓解打嗝。

❹伸舌头法：伸出舌头，这样便能使左右声带间的裂隙（声门）扩张（图⑥）。

❺掩口鼻法：用手掌罩住口鼻，正常呼吸（图⑦）。

❻按压颅骨法：按压耳垂后颅骨基部柔软部位，这样能使膈膜放松（图⑧）。

小功法大功效 以上小功法便于增加体内的二氧化碳，使膈膜放松、呼吸顺畅，有利于缓解呃逆。

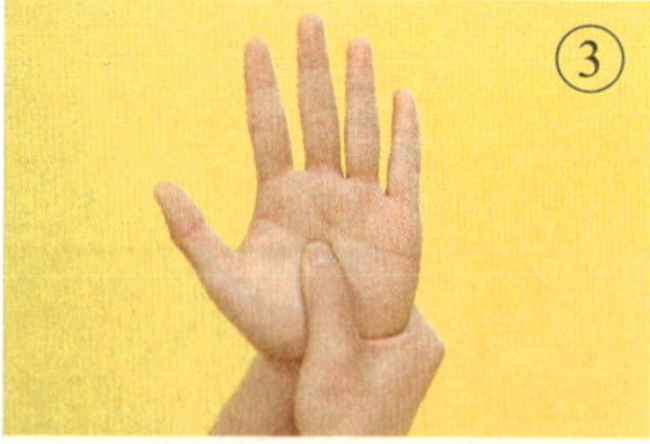
③

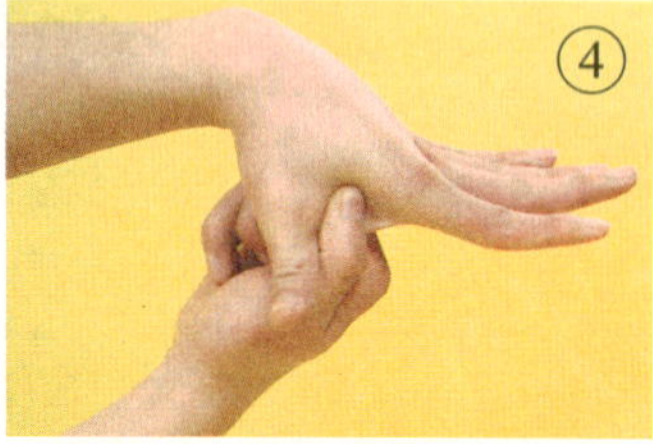
④

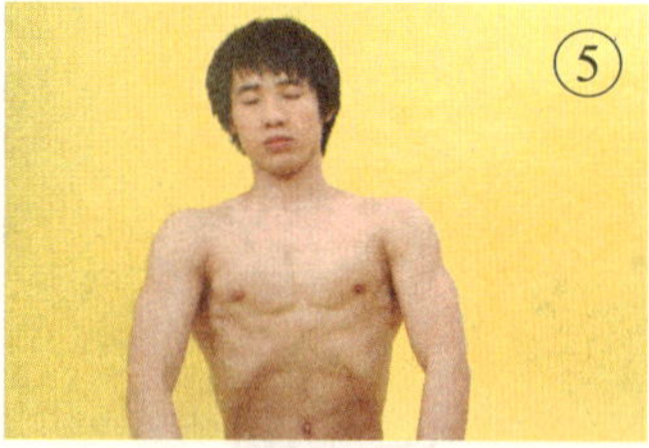
⑤

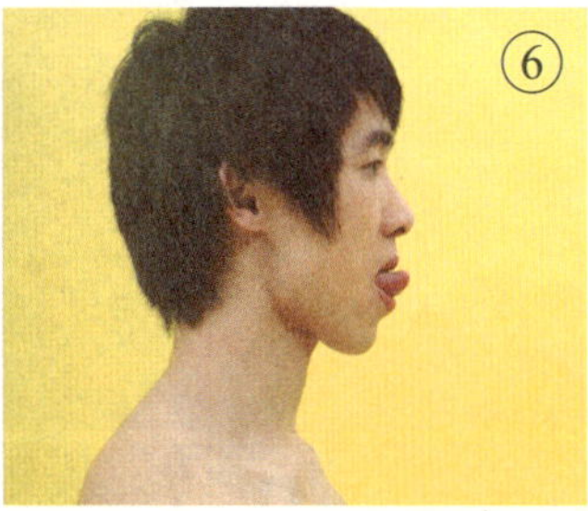
⑥

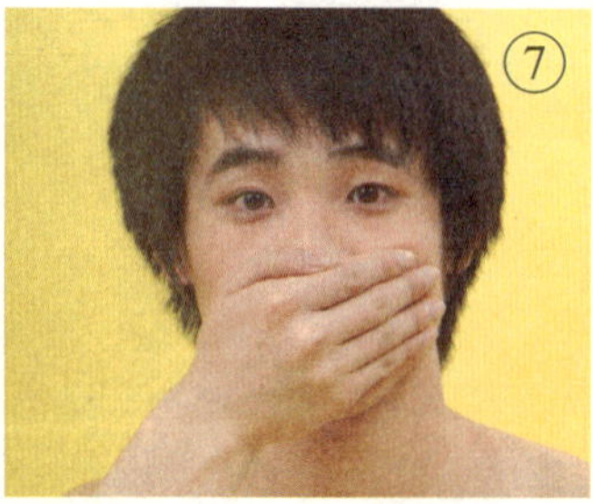
⑦

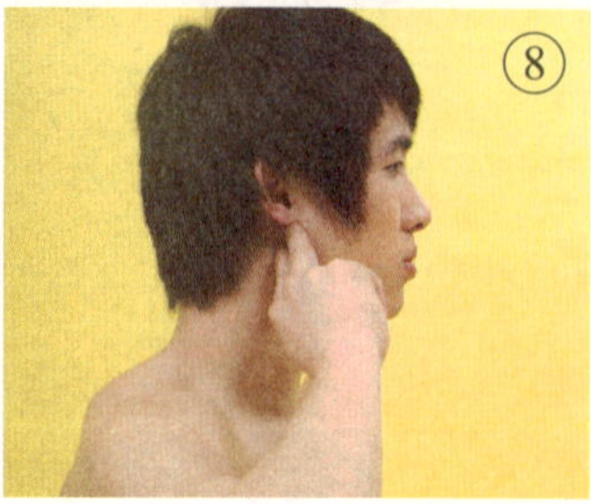
⑧

腹泻、腹痛

腹泻是消化系统疾病中的常见病症，病因有肠腔内渗透压增加且超过血浆渗透压、肠吸收功能出现障碍、肠分泌物增多、肠功能失调或蠕动亢进等。腹泻往往会引起腹部疼痛，还会引起全身其他疾病。

特效经穴

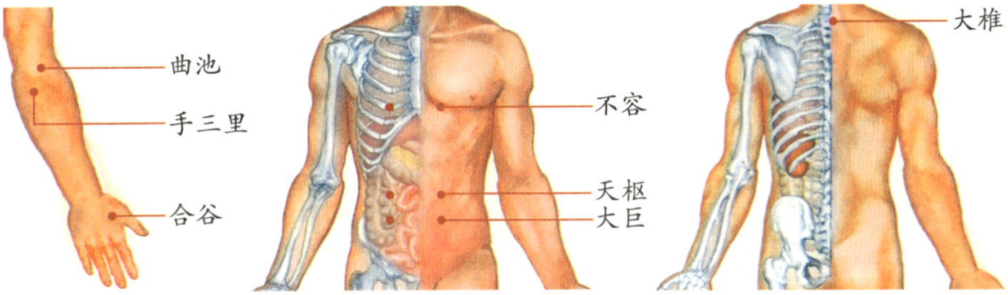

缓解慢性腹泻小功法

小功法细步骤

❶按摩者用按摩棒或手指指腹按压患者的曲池穴、合谷穴、手三里穴，力度要适中，每穴每次按5分钟（图①）。

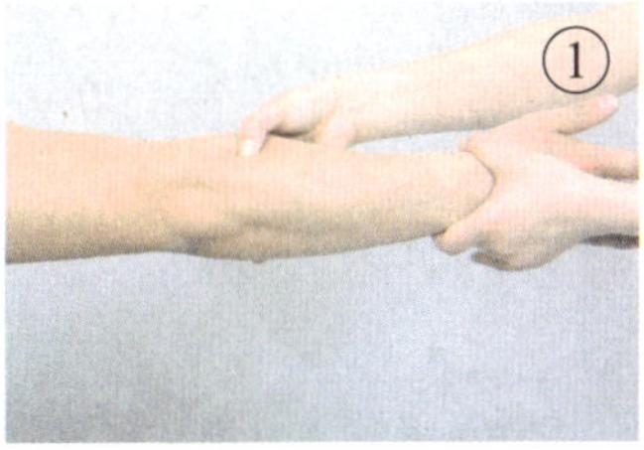

❷患者改仰卧位，按摩者用双手食指指腹按揉不容穴、大巨穴、天枢穴，注意按压时力度要稍轻，每穴每次按2分钟，至感觉温热为宜（图②）。

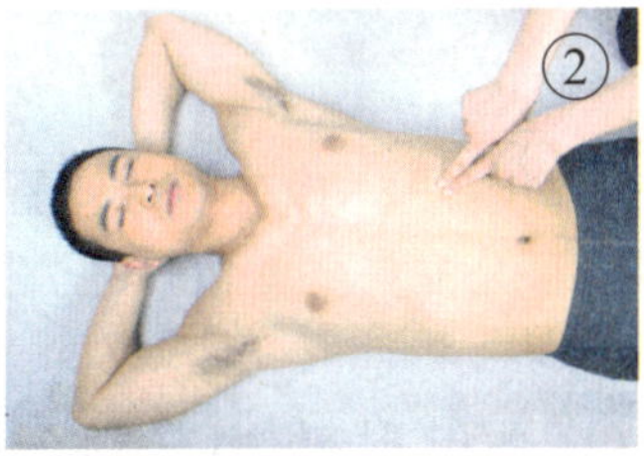

❸患者改为俯卧位，按摩者屈肘，用肘关节尖端沿着脊柱两侧按压背部腧穴，每穴每次按1分钟，然后沿着脊柱两侧自上而下反复推压5次，以患者皮肤发红为宜。

小功法大功效　此功法可以有效止泻祛痛，对于慢性腹泻和腹痛症状的改善和缓解均有显著疗效。

便秘

便秘是临床上常见的症状，若粪便滞留肠内过久，水分被过量吸收而使粪便干硬，会导致排便困难，如排便次数少于平常，且间隔时间超过48～72小时者，即为便秘。

特效经穴

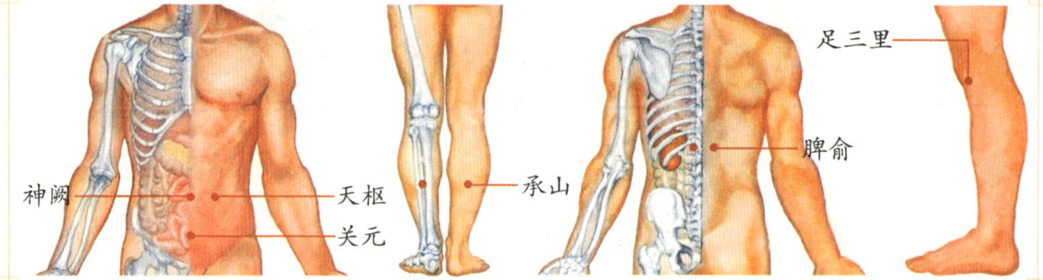

辅治便秘小功法

小功法细步骤

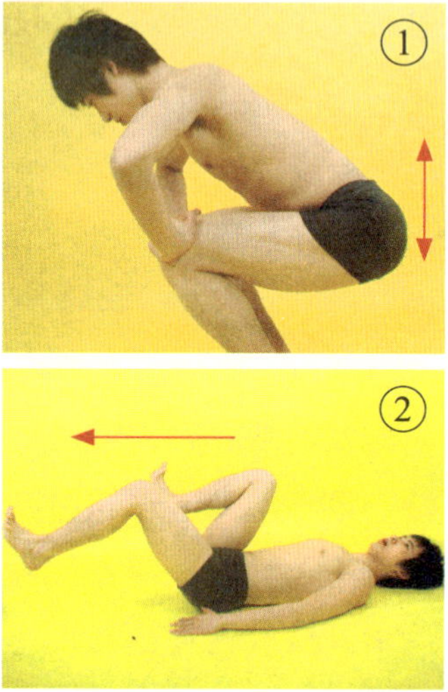

❶**晃动臀部**：站立屈膝，将臀部轻轻上下晃动（图①）。经过一段时间，大便就会顺着肠壁往下滑落，最后排出肛门，不需要用力屏气。

❷**双脚下蹬**：仰卧，上肢放于体侧不动，双腿屈膝抬起，双脚交替下蹬，每秒蹬1次，每只脚蹬100～200次，体能好的人可以酌情增加下蹬的次数（图②）。

小功法大功效 促进肠道的蠕动，使得肠道畅通，从而缓解便秘症状，非常适宜便秘患者长期练习。

提肛腿脚小功法

小功法细步骤

❶**提肛**：平躺，双手自然放于身体两侧，双脚伸直，双腿交叉（女性右腿在上，

男性相反），双腿也可不交叉，将臀部、大腿用力夹紧，同时提肛，保持9秒钟。然后放松，调整呼吸，等呼吸自然后，重复9～15次（图③）。

❷**单腿跳**：身体先站直，头摆正，眼睛平视前方，自然放松，双手自然放在身体两侧，调整呼吸（图④）；待呼吸自然后，张开双臂，屈膝收起一条腿，另一条腿做单脚跳，一次6下（图⑤）。

❸**揉按肚脐并提肛**：可用一只手缓慢揉按肚脐，一按一松，同时做提肛动作，一提一松。要注意的是，提肛时用力，放松时千万不能用力。

小功法大功效　该操可缓解便秘等不适症状，对于因便秘等原因导致的痔疮也有很好的缓解作用。

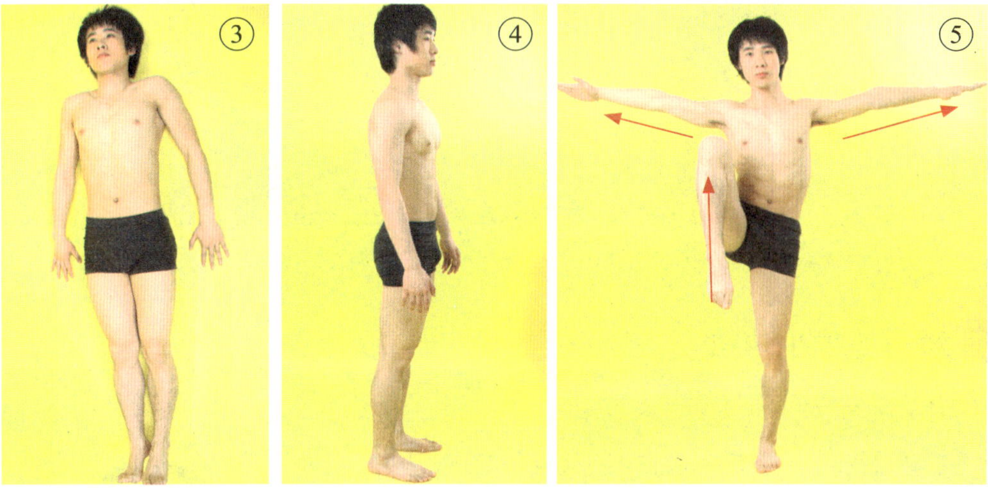

经络补习班

有效缓解便秘的民间偏方

◎炒松子仁。取松子仁适量，用沙炒熟。早、晚当零食吃，每次20～30粒。此方可补血养阴，润肺滑肠。适用于中老年体亏之便秘者。

◎白术散。取生白术300克，研成极细末。每次服10克，每日3次，开水调服。此方可健脾益气。适用于气虚型便秘。

◎决明子茶。取炒决明子30克，用沸水冲泡后，加盖闷泡20分钟，代茶饮。此方可清肝明目，润肠通便。适用于肝热头痛、眩晕、便秘者。

神经系统常见病症

头痛

头痛是头颅上半部的疼痛，是临床上最常见的头部症状。头痛的病因不同，症状各异，轻者头部不适或胀痛，有时疼痛局限于某部位；重者头痛、头晕，甚至头部胀痛如裂，还可见恶心、呕吐、失眠、健忘、记忆力减退等症。

特效经穴

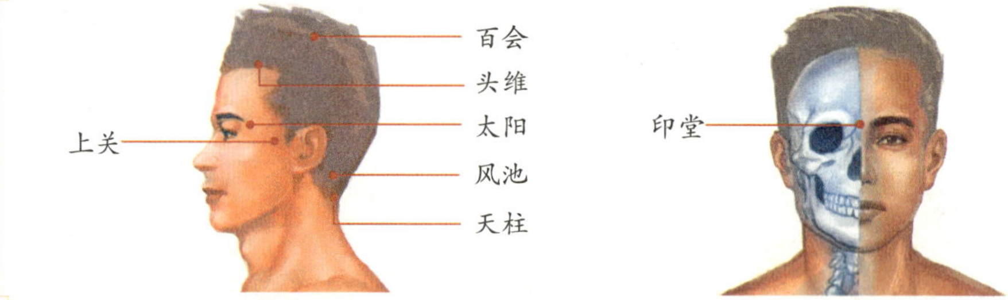

缓解头痛小功法

小功法细步骤

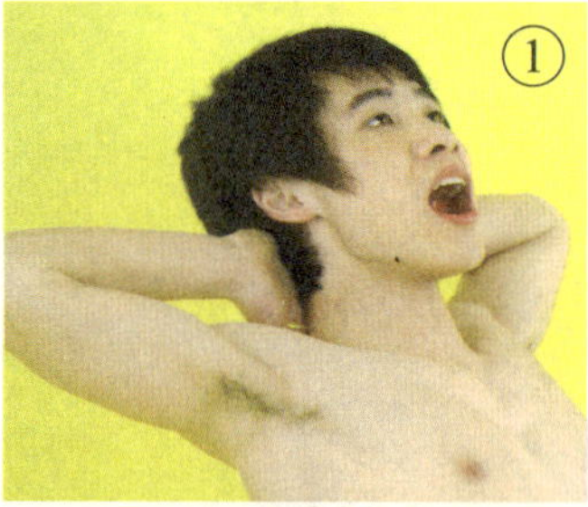

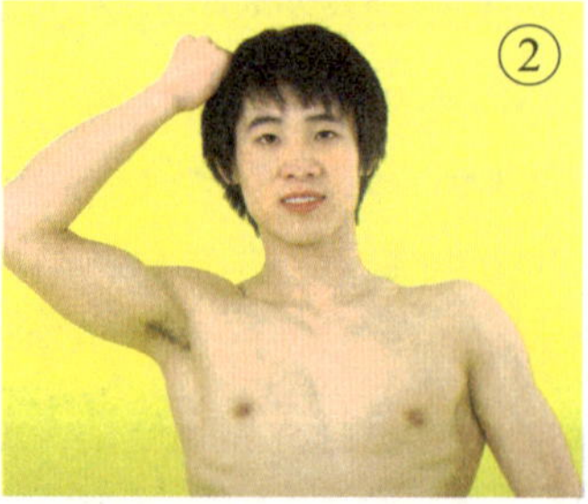

1. 患者取坐位，双手手指交握于后颈部，嘴巴轻轻地张开；双手勒紧后颈部，然后头向上仰，呼吸2～3次后恢复原来的姿势（图①）；双手握拳，用小指关节弯曲处轻轻敲打头皮，待头痛得到缓解为止（图②）。
2. 用拇指与食指、中指相对捏住颈后肌肉近发际处，一前一后、一松一紧拿捏，至颈部感觉酸胀为宜（图③）。也可请他人代为按摩。
3. 将食指和中指放在上关处，以转圈的方式向头部后下方按摩数次（图④）。

小功法大功效　头痛是一种普遍现象，教师、律师、医生等都是功能性头痛的“常客”。经常做以上按摩可疏经活络，使头痛症状减轻或消失。

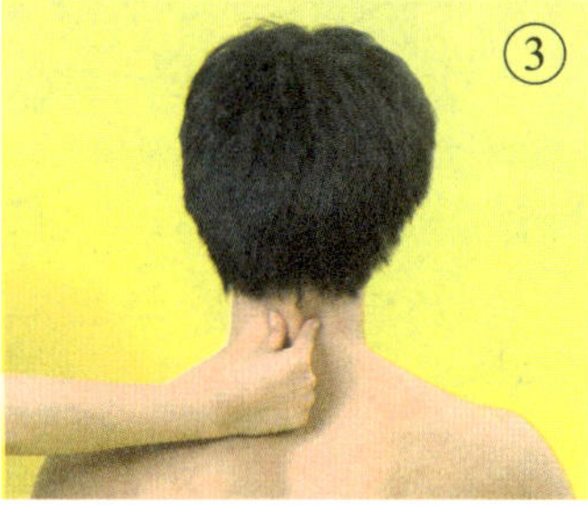

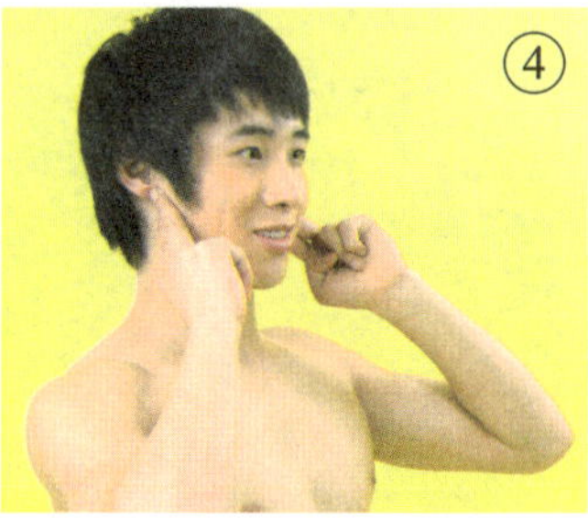

活动肩颈小功法

小功法细步骤

❶手摩肩膀：上身挺直，将一手手掌放于颈后部，以转圈的方式向肩膀处按摩（图⑤）。

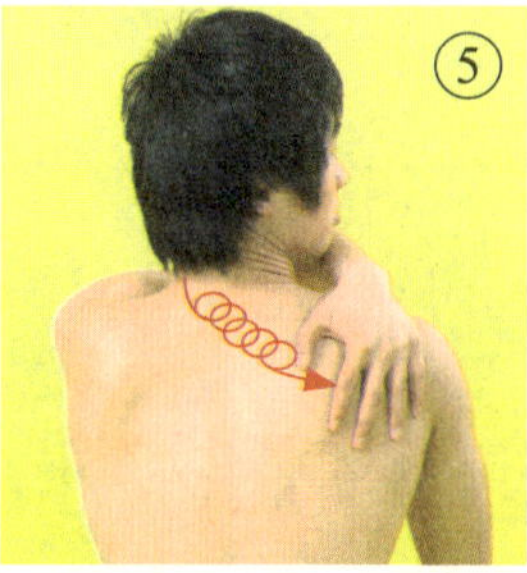

❷提拉肩膀：上身挺直，将肩膀向前用力压，再恢复到原来的姿势，反复进行5次（图⑥）。

❸展臂摇头：坐在椅子上，双手十指交叉反掌，并向前伸出双手。先将头部向右摇动，然后再将头部向左摇动，左右交替进行，持续2分钟（图⑦）。需要注意的是，摇动的时候要屏气。

小功法大功效　此功法可以有效地改善血液循环，有利于消除因脑充血而带来的头痛症状。

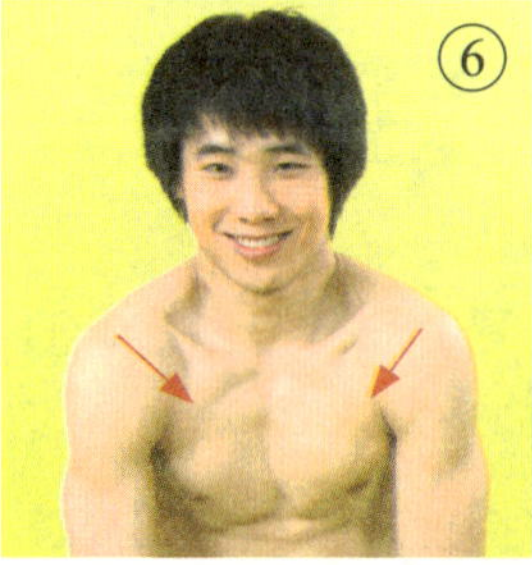

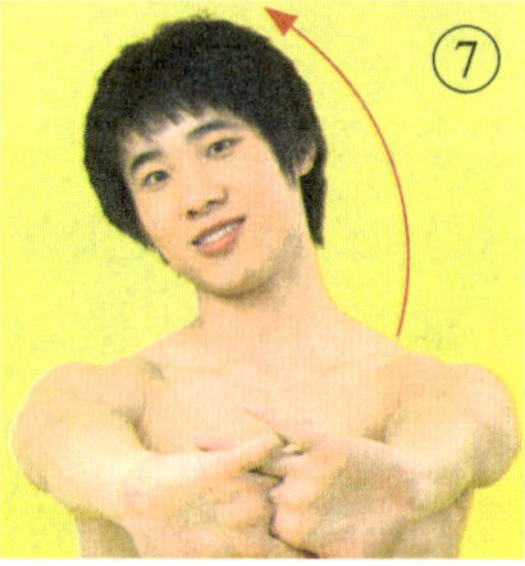

经络补习班

防治头痛的方法

◎早晨起床后或晚上入睡前洗个温水澡。

◎在新鲜空气中散步或小跑。

◎热敷颈部和背部，对头皮、颈部肌肉进行轻柔的按摩，用手指压迫穴位，这些方法可以减轻局部肌肉的痉挛、收缩，从而减少头痛发生的次数。

◎减轻头痛症状最重要的是随时保持乐观心情，要心态平和。

失眠

失眠是睡眠障碍中最常见的病症，又称不寐、不得眠、目不眠。常见于神经衰弱、神经官能症及贫血等疾病。失眠包括睡眠困难，睡眠中间易醒及早醒，睡眠质量低下，睡眠时间明显减少或彻夜不眠。

特效经穴

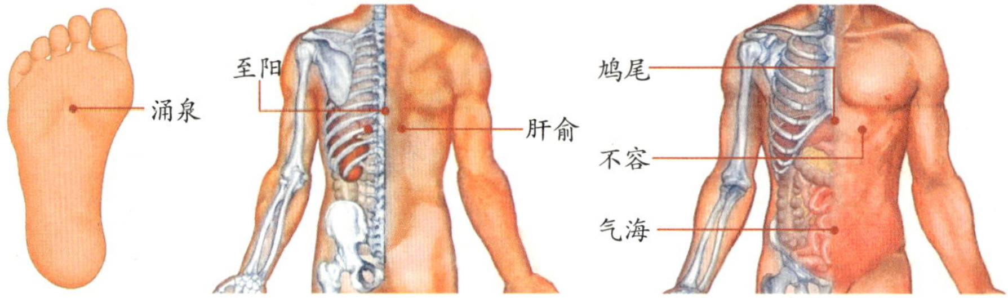

弯腰促睡眠小功法

小功法细步骤

1. 患者取坐位，双腿向前伸直，屈膝，双脚并拢，将双手掌心向下搭在膝盖上，保持自然呼吸（图①）。
2. 脚尖慢慢向上抬高，呼气，上身向前弯腰，双手分别捏住双脚脚尖，可弯曲双膝，腹部尽量内缩（图②）。
3. 吸气，双腿逐渐向前伸直，继续向前弯腰，先是腹部，然后是胸部、脸部、前额，最后放松颈部，下巴向膝盖靠拢，直到头触膝盖，反复做4次（图③）。长期坚持，效果将更为明显。

小功法大功效　弯腰对失眠有很好的疗效，特别是轻度睡眠障碍，能够调节和放松机体，提高睡眠质量。

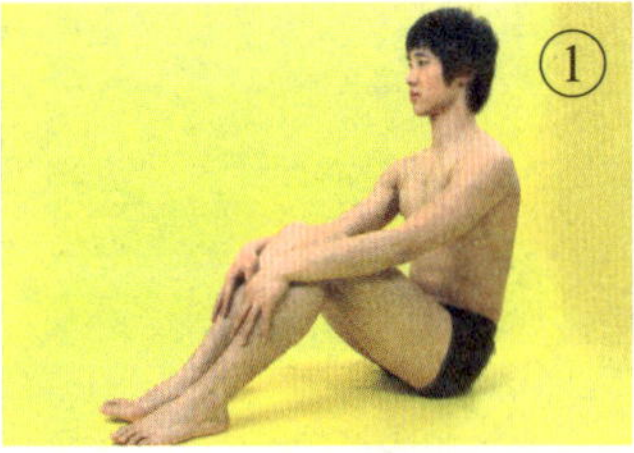

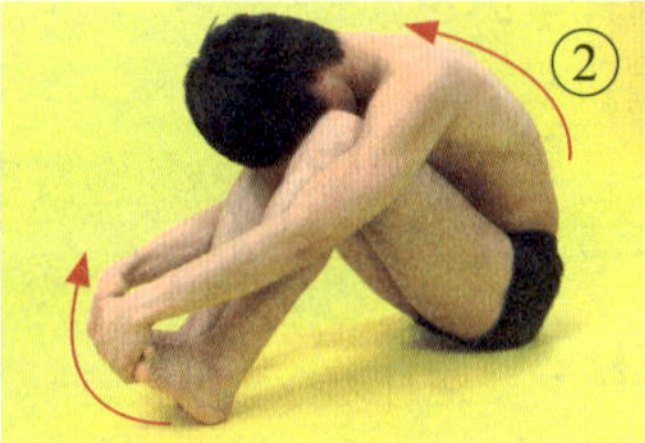

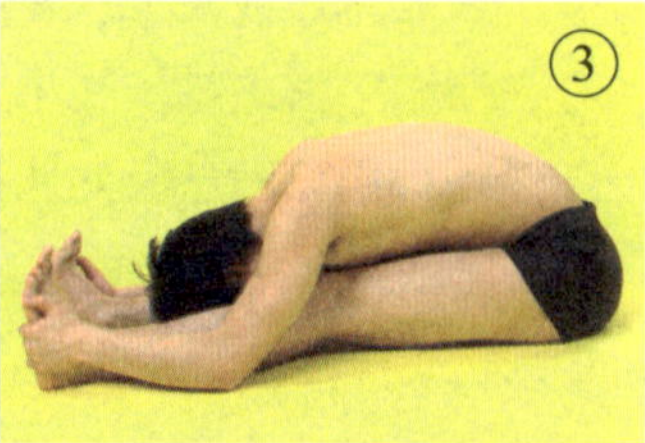

盘腿扭腰促睡眠小功法

小功法细步骤

❶患者双腿向前伸直，弯曲左膝，将左腿放于右大腿上，然后双手将右脚搬于左大腿上，双手自然放于双膝上。背部要挺直，胸部也应自然挺起，目视前方（图④）。

❷然后将左手放于右膝盖上，上身一定要保持挺立，身体和头部向右扭转，并做深呼吸（图⑤）。

❸右手轻轻放于左膝盖上，上身保持挺立，身体和头部向左扭转，做深呼吸。如此反复4次即可（图⑥）。

小功法大功效　此动作有助于缓和紧绷的神经，安抚情绪，从而促进睡眠。

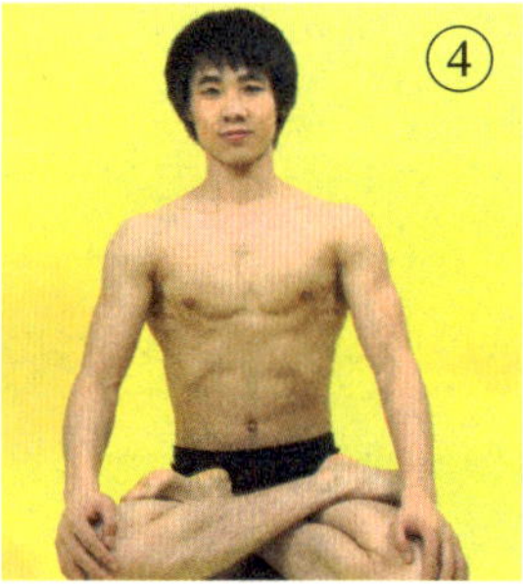

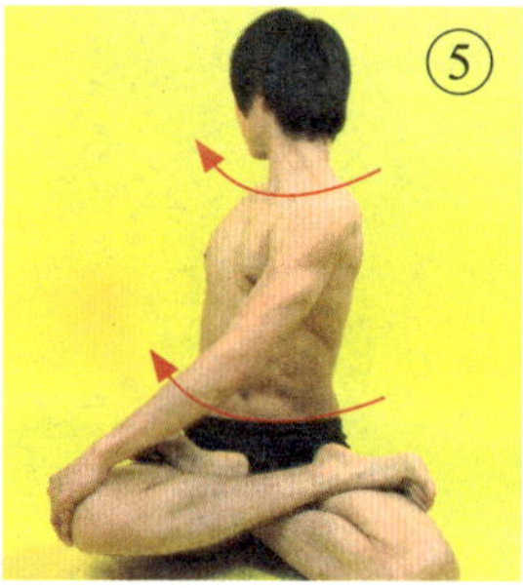

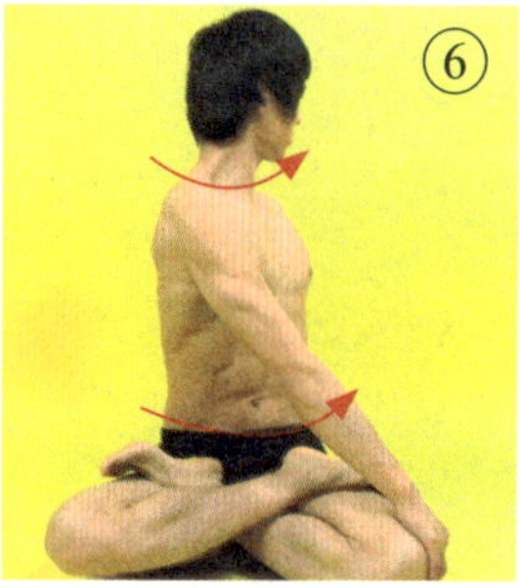

经络补习班

缓解失眠的生活方式

◎选择一款适合自己的床垫，床垫与腰椎关系密切，正常的腰椎是前凸曲度，若床垫无法与腰椎契合，就会造成腰椎曲度变化，引起身体不适，甚至失眠。

◎选择一款软硬适中的枕头，以头部和枕头自然贴合，又不会过于深陷（<3cm）为宜。合适的枕头可以使颈椎在人睡觉时维持正常的生理曲度，使身体得到放松，慢慢地进入睡眠状态。

◎生活起居应有规律，并戒烟、戒酒，临睡前不喝茶及咖啡。

◎保持心情舒畅，消除顾虑及紧张。适当加强体育锻炼，注意劳逸结合。

◎如有时间，最好每天泡个热水澡，这样有利于血液循环。

◎避免在床上工作。

◎失眠患者的治疗时间宜在下午、傍晚或睡前，必要时应配合心理治疗。

运动系统常见病症

类风湿性关节炎

类风湿性关节炎患者在早上起床后，常会产生指头僵硬，手脚麻痹等不适症状，如果不积极治疗，关节疼痛就会慢慢扩大，从小关节疼痛发展成大关节疼痛，类风湿性关节炎是一种伴有全身症状的常见慢性关节疾病。

特效经穴

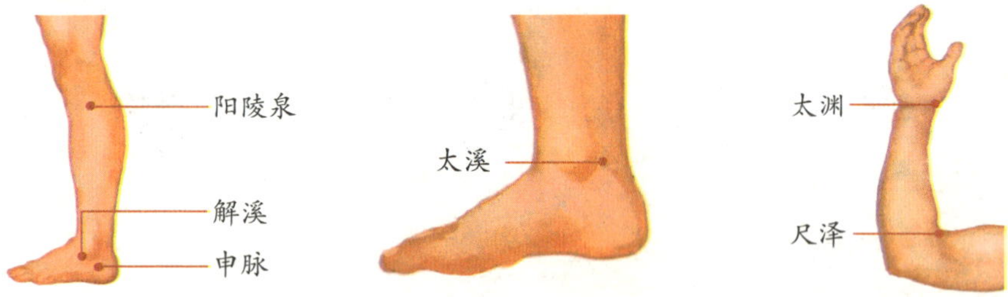

通经活血小功法

小功法细步骤

1 患者取半蹲位，双手十指张开成爪状，拇指置于大腿内侧，其余四指指端朝下，轻轻地放在同侧的膝关节上，左右活动（图①）。

2 保持半蹲的姿势，右手拇指按压在右腿的阳陵泉穴上，左手拇指按压在左腿的阳陵泉穴上，双手的其余四指均朝向小腿后侧，然后用拇指重力掐揉同侧的阳陵泉穴，以局部产生酸胀感为宜，每次掐揉坚持1～2分钟最佳，重复做3～5次（图②）。

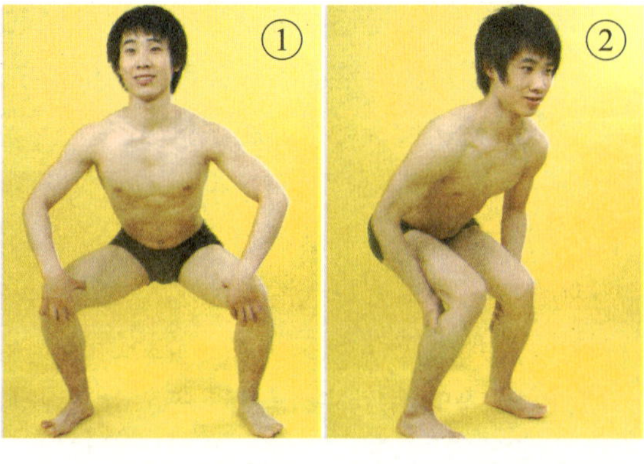

小功法大功效 该操能通经活血，疏通全身的气血运行，还能有效地改善关节疼痛、活动不利等症状，对于类风湿性关节炎的防治有显著疗效。

自然站桩小功法

小功法细步骤

患者取站位，双腿分开比肩宽一些，收腹挺胸，双手可抱在胸前，也可背在后面，膝关节弯曲下蹲。开始蹲得高一些，膝关节弯曲呈135º（图③）；随着膝关节和股四头肌的适应，逐渐降低，膝关节尽量弯曲呈90º（图④）。

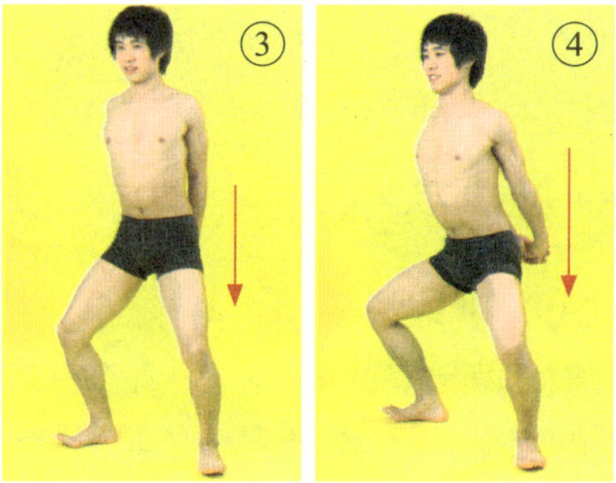

小功法大功效　疏通气血循环，通利关节，可改善关节方面的病痛。

颈椎病

颈椎病主要是由于颈椎长期劳损、骨质增生或椎间盘脱出、韧带增厚而导致颈椎、脊髓、神经根或椎动脉受压，从而出现的一系列功能性障碍的临床表现。发病人群以中老年人居多，并逐步呈现年轻化趋势。

特效经穴

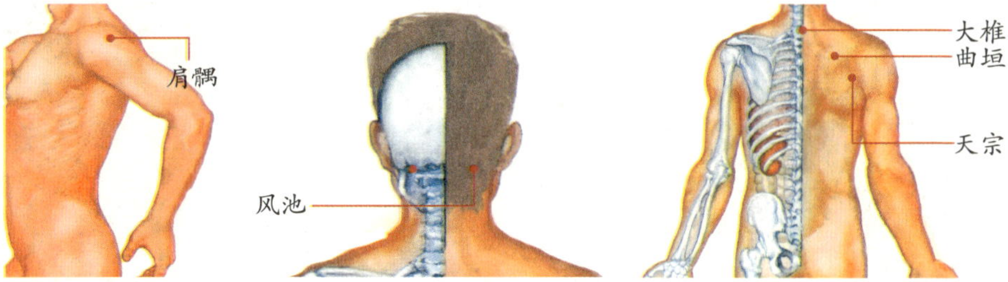

横拉颈部小功法

小功法细步骤

患者将右手从右侧放于颈后直至左下颌处，并用整个手掌将颈部捏紧，稍用力（图①）；同时头慢慢左转，连续做20次。换左手以相反方向再做20次（图②）。

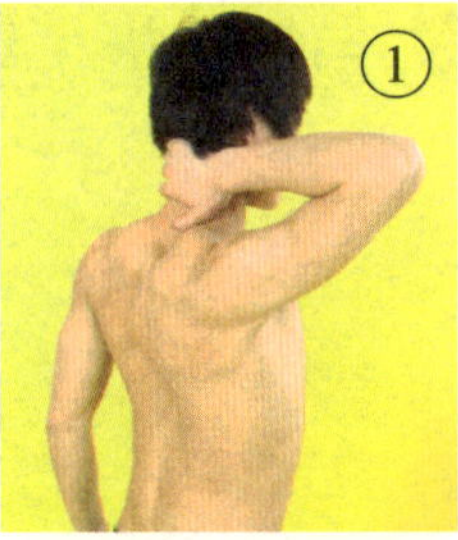

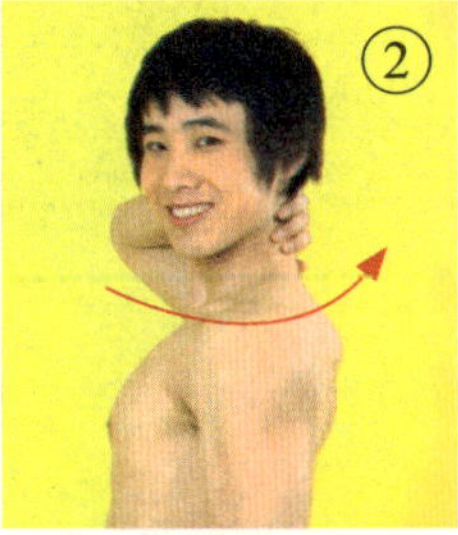

小功法大功效　这个练习实际是使颈肌受到横向的按压和牵拉，可以明显改善颈部肌肉的血液循环，对由颈椎病等引起的颈部气血不通有明显的辅助功效。

绕颈揪耳小功法

小功法细步骤

患者一侧上臂屈曲，从前方绕过颈部，尽量去揪住同侧的耳朵。另一侧手掌可以按住其肘关节外侧，向体侧加压，以增加对肩关节和颈肌的牵拉效果（图③）。

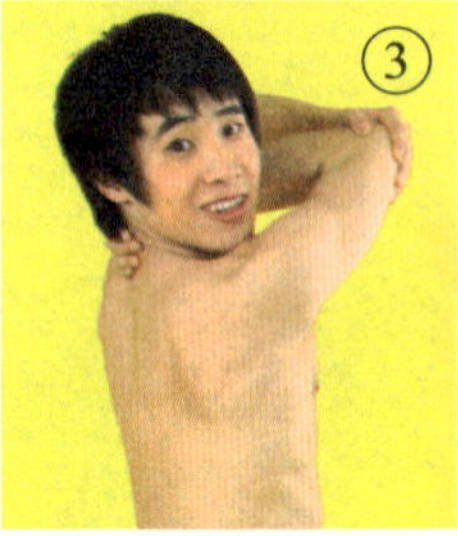

小功法大功效　此功法有利于增强肩关节和颈肌的柔韧性，从而有效地防治肩周炎和颈椎病等。

抱头压肘小功法

小功法细步骤

患者双臂举过头顶，双掌按住对侧肘关节，分别向左右两侧加压，同时可以配合做相应的腰部侧弯动作，各做20次，以腰部感觉酸胀为宜（图④）。

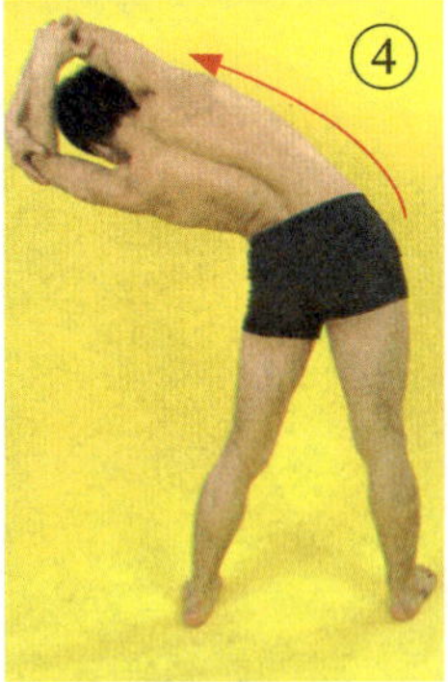

小功法大功效　此功法侧重于对肩关节和躯干外侧肌群的牵拉，有利于增强肩部和腰部的柔韧性，可防治肩周炎和腰痛，并对颈椎病有一定的辅助治疗作用，适合各类人群练习。

背后“握手言和”小功法

小功法细步骤

患者双手从身体两侧后伸相握，在向后伸拉的同时往上略微抬起，尽量收腹挺胸，头向后仰，保持姿势坚持5～10秒钟（图⑤）。

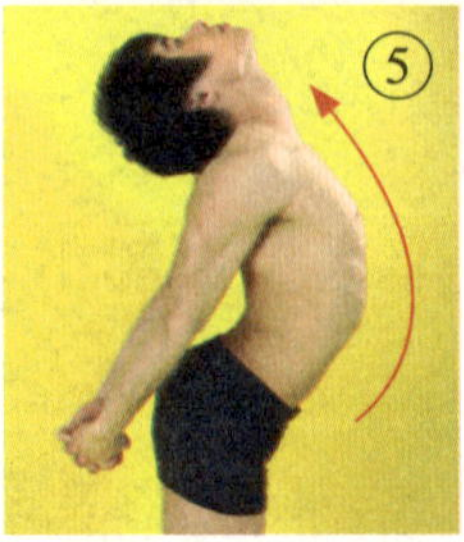

小功法大功效　此功法可通经脉，活气血，对颈椎病、肩周炎、肩背筋膜炎和腰背肌劳损等症有良好的防治作用。

肩周炎

肩周炎是肩关节周围炎症的简称，因其多发于50岁前后，又称“五十肩”。此病以肩部疼痛和功能性障碍为主要症状，是一种肩关节囊与关节周围软组织的慢性退行性病变。患者中女性多于男性。

特效经穴

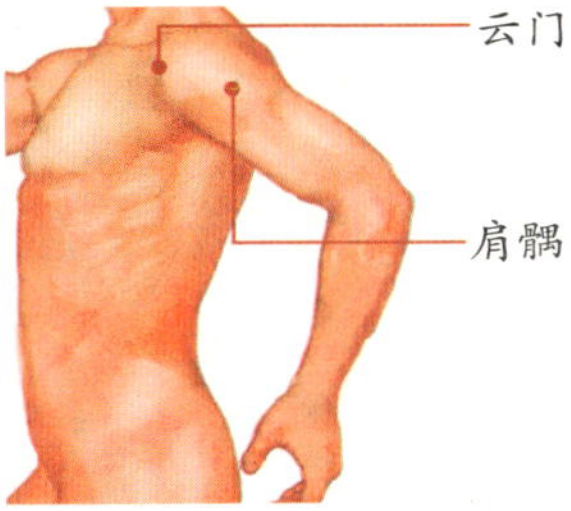

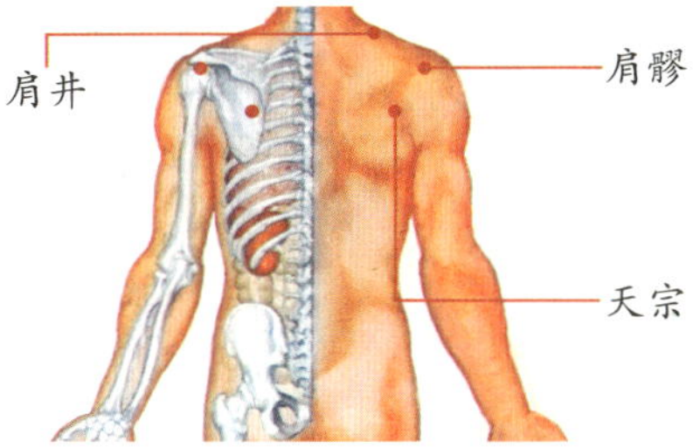

划船捞月小功法

小功法细步骤

❶划船：取坐姿，身心保持放松，上身一定要保持直立，双肘上抬的时候一定要与肩保持相同的高度，与此同时外肩向外伸展，然后屈肘做类似划船的动作（图①）。此功法在做的时候，一定要保持心情的愉悦，以及身心的放松，如此反复20次即可。如果体力容许的话，可以适量多做几个。

❷水中捞月：取坐姿，上身挺直，左手自然放于膝盖上，右臂向右下方伸出，与地面呈45°角，旋转手臂，好似从水中向外捞月一般，持续1分钟（图②）。换左臂做相同的动作，反复操作10次。

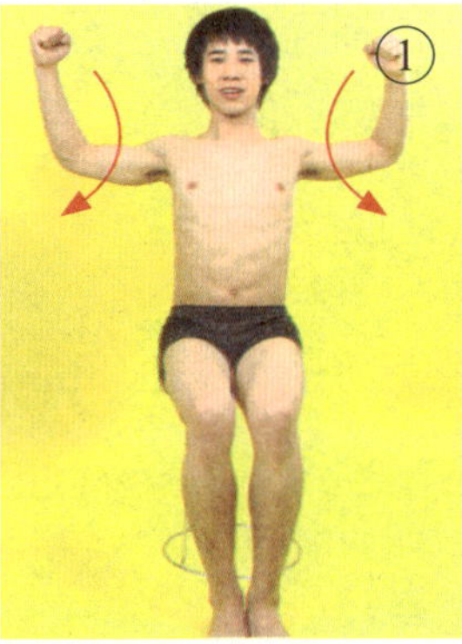

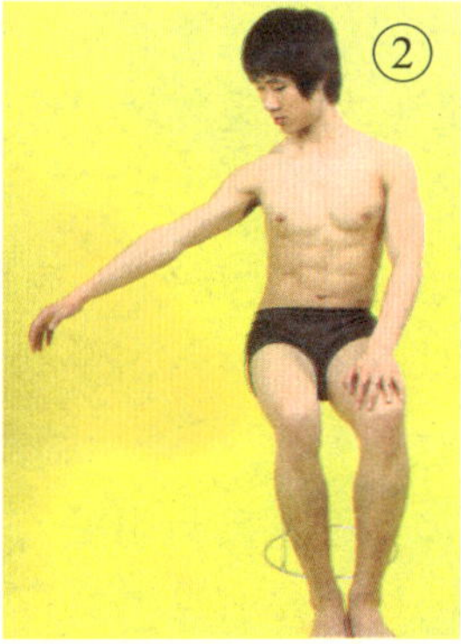

小功法大功效　这一功法可以放松肌肉，缓解肌肉痉挛，能有效预防和改善肩部不适。

爬墙小功法

小功法细步骤

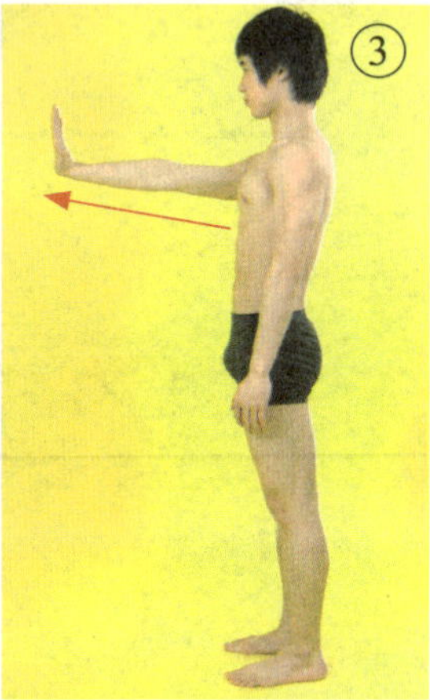

❶患者正面对着墙，举起一只手，水平伸出五指，手心放于墙上，做逐渐向上爬墙的动作（图③）；一直到手臂伸直，整个身体正面也贴在墙面上，这时开始反复做身体离开墙面又再贴紧墙面的动作，使肩关节在屈伸方向上受到拉伸，重复上述动作20～30次，最后一次紧贴墙面不动，静止约5秒钟（图④）。左右手交替进行。

❷侧面对着墙，水平伸出五指，手心朝墙（图⑤），做逐渐向上爬墙的动作，一直到手臂伸直为止，整个身体侧面也贴在墙面上（图⑥），这时开始反复做身体离开墙面又再贴近墙面的动作，使肩关节受到拉伸，重复上述动作20～30次，最后一次紧贴墙面，静止大约5秒钟。

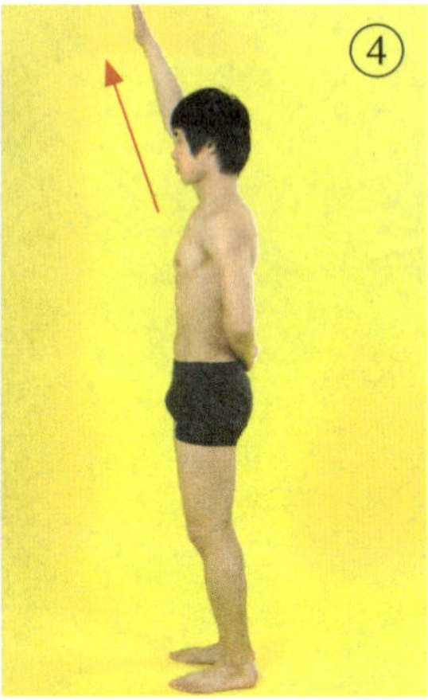

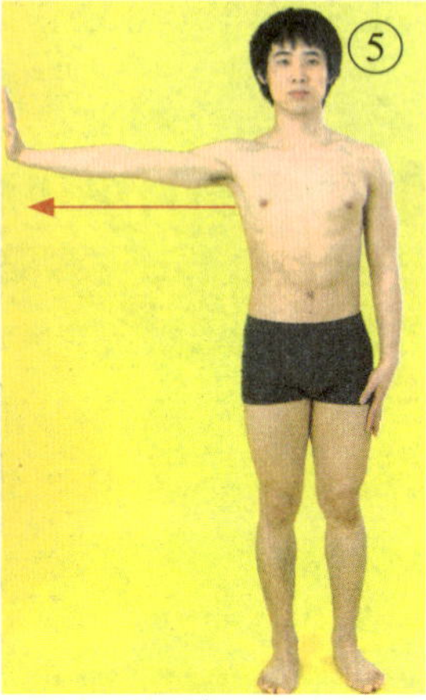

❸侧面靠近墙壁站立，将靠墙的那只手臂弯曲绕过头顶，把肘关节紧紧地贴在墙壁上，然后用身体向墙侧方向连续不断地做挤压与放松的动作（图⑦）。在挤压的时候，应尽量将身体向墙面靠近。如此重复地做该动作20～30次。

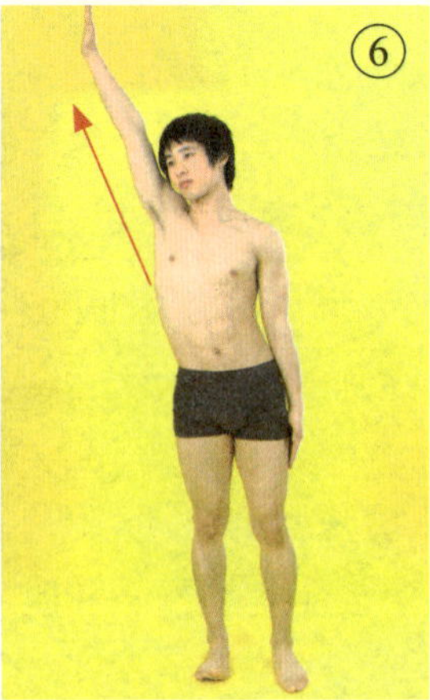

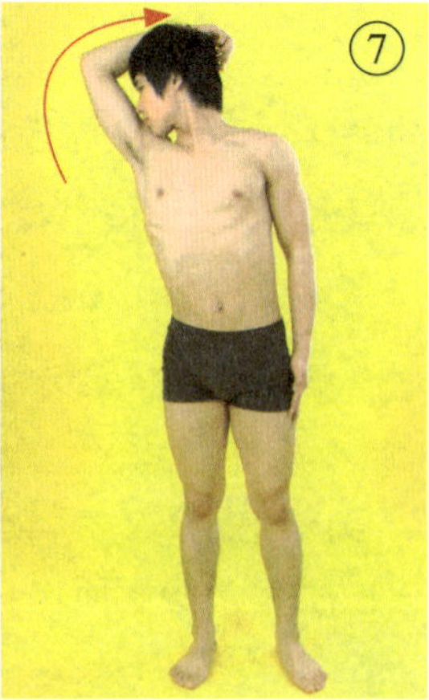

小功法大功效 肩周炎患者平时应该经常做这个动作，尤其是对于那些抬臂都困难的患者，其效果是极为明显的，而且这个动作还能对平常不容易牵拉到的胸腹外侧肌群起到很好的放松作用。

循环系统常见病症

高血压

一般认为，在安静状态下，正常人的收缩压在110～140毫米汞柱之间，舒张压在70～90毫米汞柱之间。如果收缩压高于140毫米汞柱或舒张压高于90毫米汞柱，即为高血压。

特效经穴

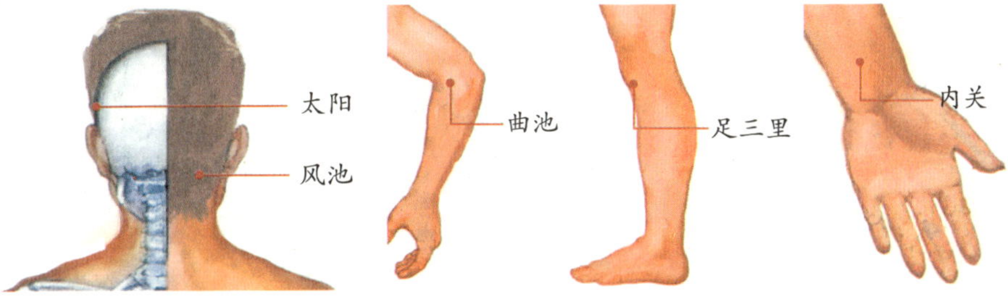

坐姿放松小功法

小功法细步骤

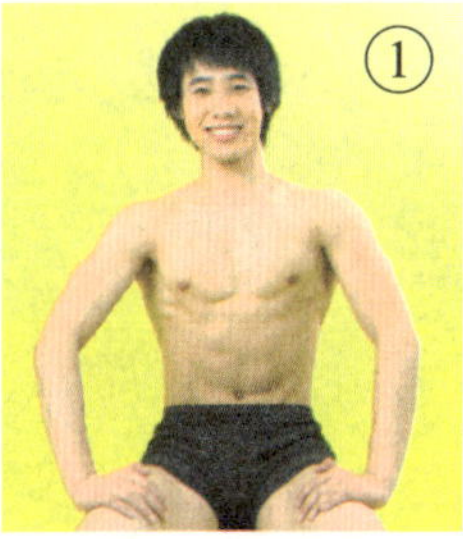

患者坐在凳子或沙发上，姿势要自然、端正，正视前方，双臂自然下垂，双手手掌放于大腿上。膝关节弯曲呈90°，双脚分开与肩同宽，全身肌肉放松，呼吸均匀（图①）。

小功法大功效　该动作可以调整微血管舒缩，缓解小动脉痉挛，并能疏通气血、调和阴阳，对于高血压疾病的预防和辅助治疗效果显著。

简易降压小功法

小功法细步骤

❶**左右擦颈**：先用左手大鱼际从上至下擦抹右颈部胸锁乳突肌（图②），再换右手大鱼际擦抹左颈部胸锁乳突肌，一次为1拍，做32拍。此法可解除胸锁乳突肌痉挛、降血压。

❷**按揉曲池穴**：先用左手按揉右手臂肘关节处曲池穴，旋转一周为1拍，做32拍（图③）。然后换右手进行。此法可清热、降血压。

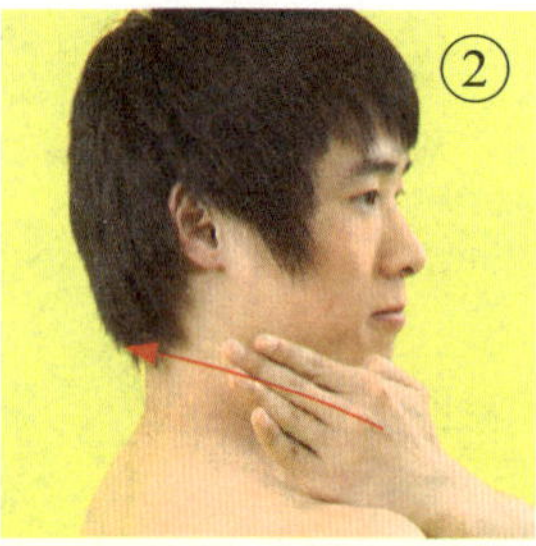

❸**揉内关宽胸**：先用右手拇指按揉左手内关，然后换左手按揉右手内关，以顺时针方向按揉，1周为1拍，每侧各做32拍（图④）。此按摩法可以舒心开胸。

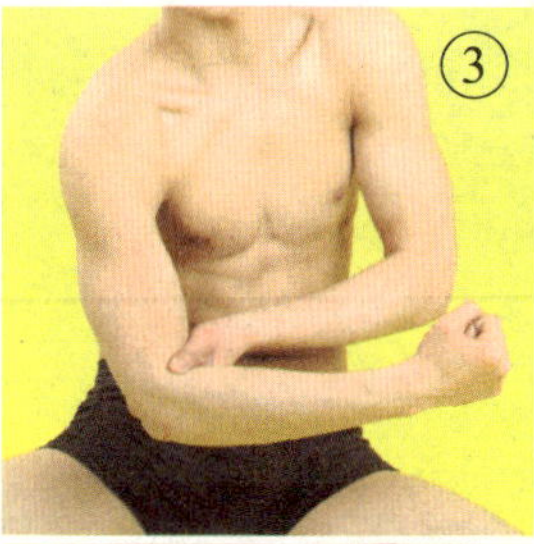

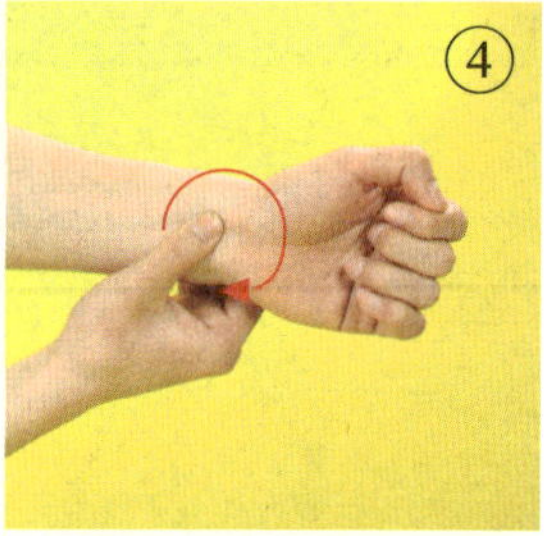

❹**引血下行**：分别用左右手的拇指指端按揉左右小腿的足三里穴，旋转1周为1拍，做32拍（图⑤）。此法可健脾和胃、引血下行。

❺**扩胸调气**：双手放松下垂；然后握空拳，屈肘抬起，提肩向后扩胸（图⑥）；最后放松还原。

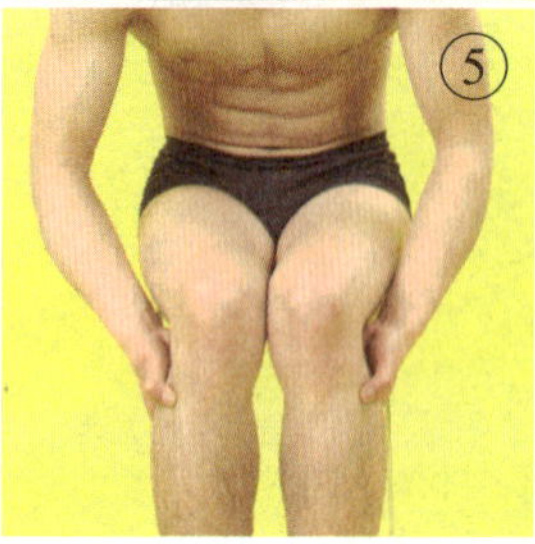

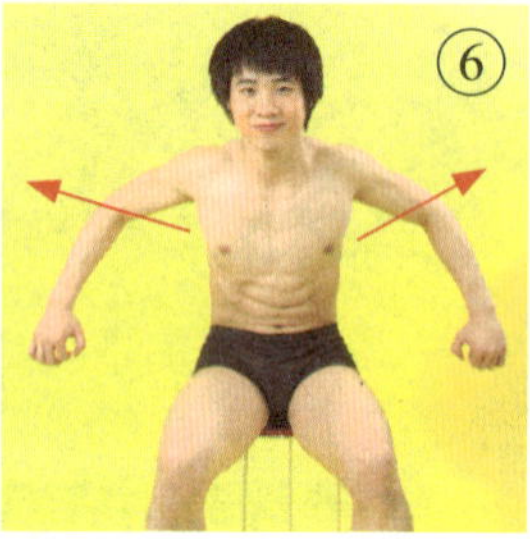

小功法大功效　此功法共有5节，做一遍大约需要10分钟，简单易学，效果明显。高血压患者每天坚持做2~3遍，可达到降血压、清脑、镇痛、宽胸、安神等功效，使血压保持稳定。重症患者在进行药物治疗的同时坚持练习此小功法，也可以获得不错的效果，能促进身体恢复健康、缓解精神压力。

伸展四肢小功法

小功法细步骤

❶**伸展上肢**：取仰卧位，双脚伸直，双手向头部尽量伸展。也可以取站位或坐位，双手向后上方伸展即可。

❷**伸展下肢**：站立，左腿向左迈一步，伸直，右腿下蹲，左手叉腰，右手自然放于右大腿上。双腿交换进行，反复操作。

小功法大功效　伸展四肢的主要目的是舒缓身体不适、减轻压力和负担，将血压稳定在一个正常水平上，起到降低血压的功效，改善因血压高引起的头晕目眩等症状，非常适合高血压患者长期练习。

低血压

通常情况下，收缩压在90毫米汞柱以下就被视为低血压。低血压如果治疗不及时，也会造成头晕、头痛、心悸甚至猝倒等现象。严重时还能诱发脑卒中、心肌梗死等，因此低血压的危害不可小觑。

特效经穴

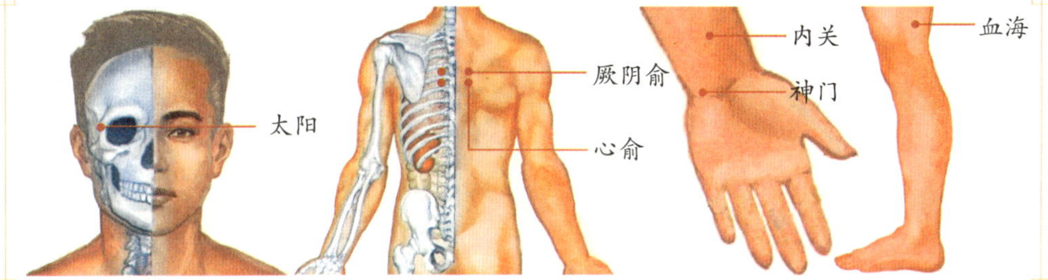

仰卧升压小功法

小功法细步骤

❶**十指交叉**：仰卧，双腿并拢伸直，双手平放在身体两侧，掌心向下，然后呼气（图①）；双手十指交叉于胸前，往外牵拉双手，然后吸气（图②）。反复进行5次，恢复原来的姿势。

❷**屈膝蜷身**：在第一步的基础上，双腿屈膝并拢，慢慢地向胸部靠拢（图③）；然后向上抬起头部并使下巴也向胸部靠拢（图④）。反复进行5次，恢复原来的姿势。

❸**抬双腿**：双腿并拢伸直，向上抬高，调整呼吸（图⑤）。反复进行5次，恢复原来姿势。

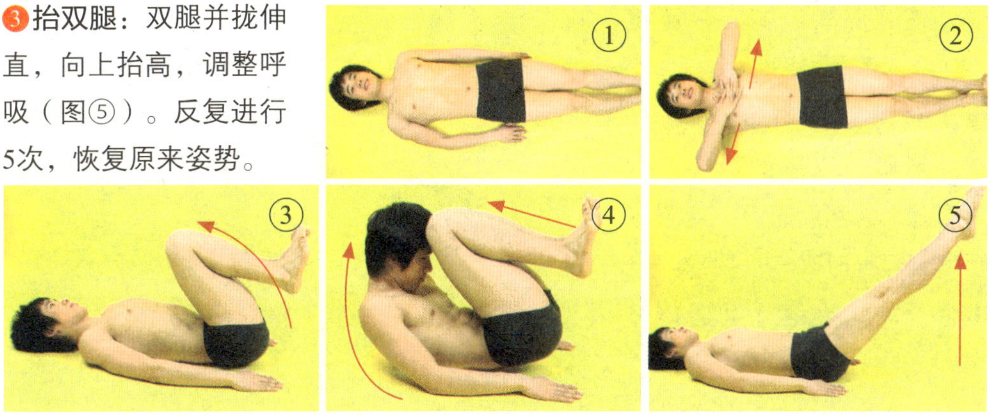

小功法大功效　此功法可益气补虚、养血补血、促进血液循环，有效缓解低血压症状。

站立升压小功法

小功法细步骤

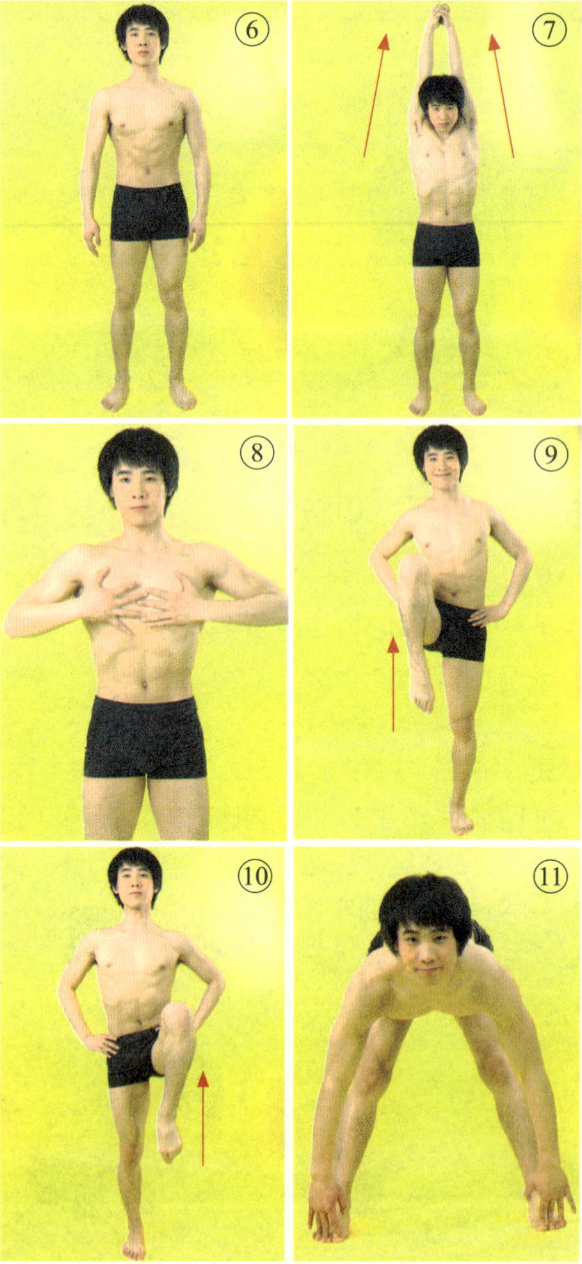

❶患者取站位，双臂自然放于身体两侧，双脚自然分开与肩同宽，全身放松。用鼻吸气、嘴呼气，力求呼吸节奏平稳，重复5～6次（图⑥）。

❷双臂从身体两侧向头上方举起至双手相握，随后吸气（图⑦）；再慢慢伸直手指，随后呼气；最后双臂从身体两侧放下回到原位。

❸取站姿，吸气，双掌用力按压胸廓下部（两肋），同时缓缓从半闭的嘴中呼气，重复4～5次（图⑧）。

❹先吸气，然后在缓缓呼气的同时用力轮流屈曲双腿膝关节，使膝部靠近胸部，重复4～5次（图⑨、图⑩）。

❺双脚分开，比肩略宽；然后弯腰，双手试触脚指头（图⑪），然后起身。弯腰时呼气，起身时吸气。要求呼吸缓慢而均匀平稳，重复4～5次。

小功法大功效　无症状的低血压者也可练习上述低血压保健操，以助血压恢复到正常的水平。

啄击腿部小功法

小功法细步骤

❶按摩者双手十指张开、弯曲，用指端自下而上啄击患者腿的后侧、外侧，反复20次（图⑫）。

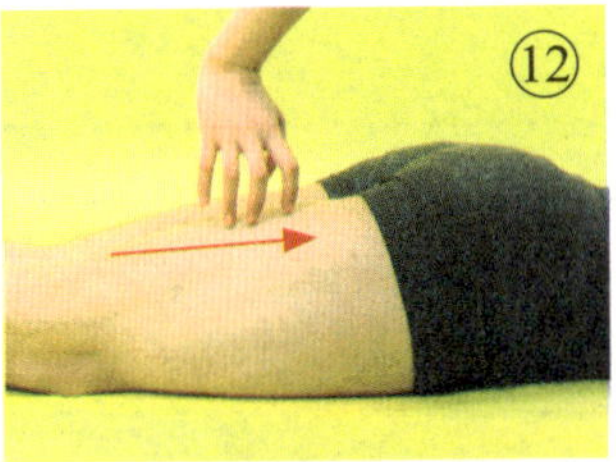
⑫

❷用手擦、捏、揉、拍、啄大腿和小腿外侧，反复操作20次，至腿部有温热感为宜（图⑬）。

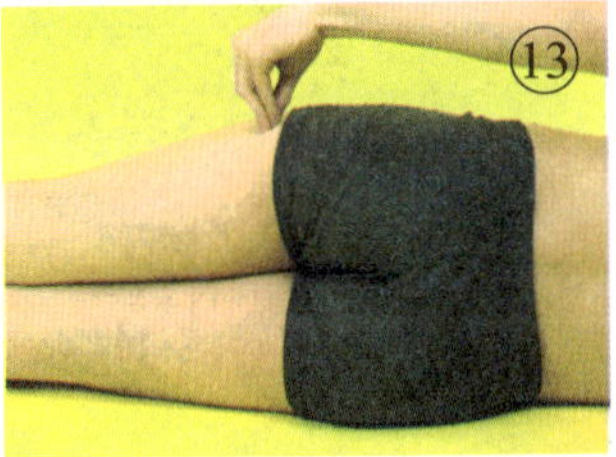
⑬

小功法大功效　此动作能消除腿部疼痛不适，祛除风湿，还能改善精神状态，帮助低血压患者稳定血压，缓解头晕目眩等症状。

坐式双脚移动小功法

小功法细步骤

患者取坐位，坐于椅子的1/2处，上身挺直，双手垂于身体两侧。右脚向前移动，同时左脚向后移动（图⑭）；接着左脚向前移动，右脚向后移动（图⑮）。

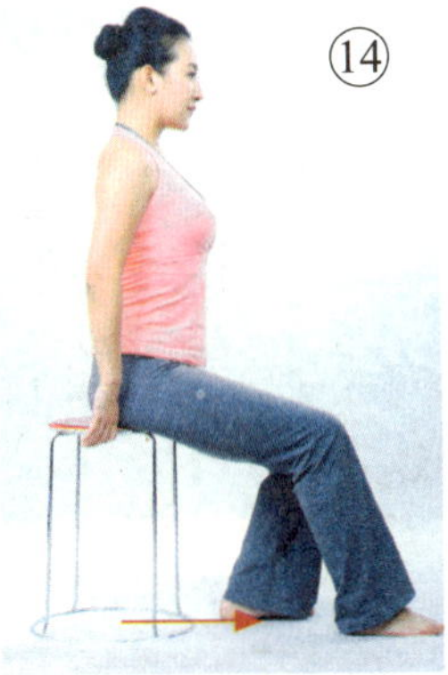
⑭

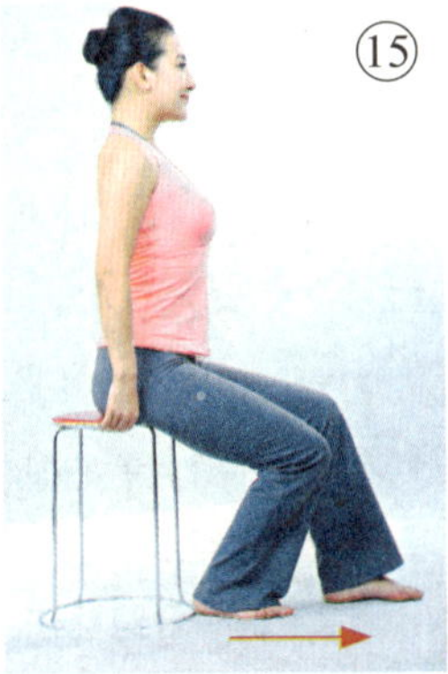
⑮

小功法大功效　此动作可刺激神经系统，改善微循环系统，平衡血压、血糖等，对低血压患者有辅助治疗的功效。

心脏病

心脏病是各类心脏疾病的总称，主要包括先天性心脏病、高血压性心脏病、风湿性心脏病、冠心病、心肌炎等各种心脏疾病。其症状主要表现为：耳鸣、打鼾、肩痛、胸痛、呼吸困难、水肿等。

特效经穴

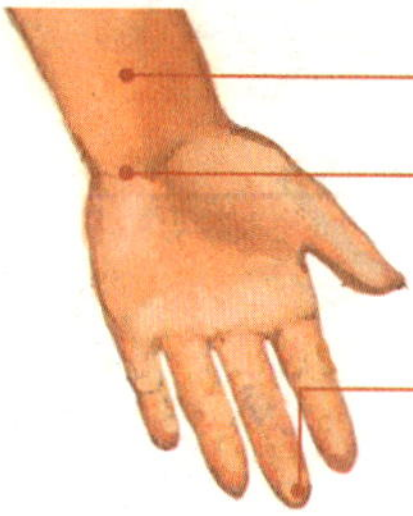

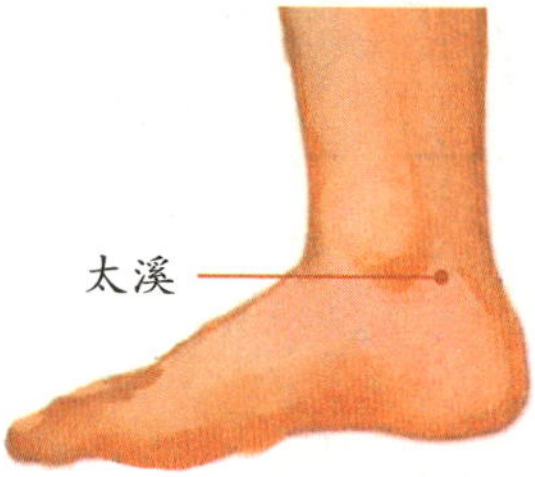

吐气护心小功法

小功法细步骤

患者先用鼻子缓缓地吸入一小口气，然后用一只手的拇指和食指捏住鼻子，用嘴缓缓地向外吐气，以争取吐出的气更多（图①）。

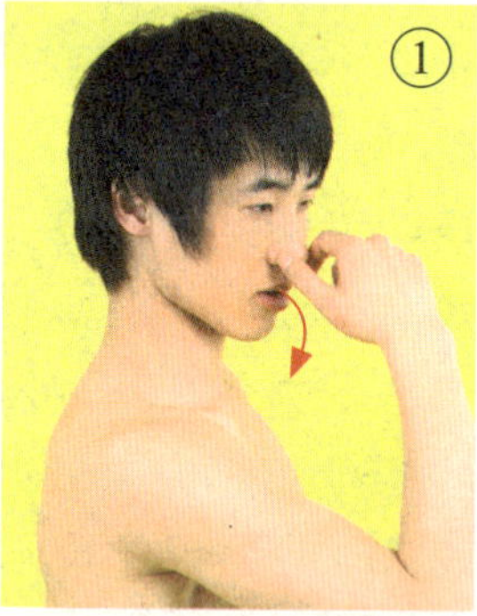

小功法大功效　此法可以排除体内废气，使气血流通舒畅，从而改善心脏功能。

心包经小功法

小功法细步骤

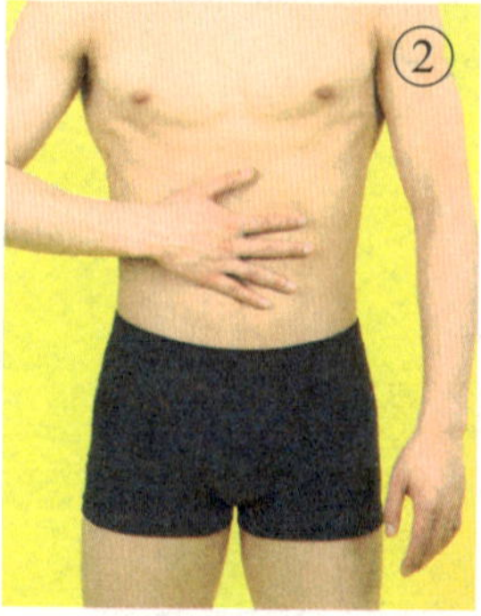

1. 患者每晚睡前先点按内关穴，然后把双掌相互搓热，将劳宫穴对准任脉上的关元穴（脐下3寸）及其周围，捂数分钟，感觉凉后，再将双掌搓热再捂，直至慢慢入睡为止（图②）。
2. 沿心包经的穴位逐个按揉，效果也非常明显。每个穴位以痛为基准，凡是按到痛的穴位就要多按几下，直至

按到它感觉不到痛为宜，按压的力度不需要太重，但按压时要多停留几秒钟，平均每个穴位按摩2～3分钟。长期坚持按摩即可促进睡眠。

小功法大功效　内关穴和劳宫穴是心包经上的要穴，常按摩这两个穴位能起到宁心安神的作用，并能有效梳理心经和心包经，进而改善心脏功能。

甩手踮脚小功法

小功法细步骤

患者取站立位，双脚分开与肩同宽，双手自前方甩过头顶，同时深吸气；然后双手自然从胸前沿体侧向后尽量甩动，双脚同时踮起并呼气，如此反复50～100次（图③）。

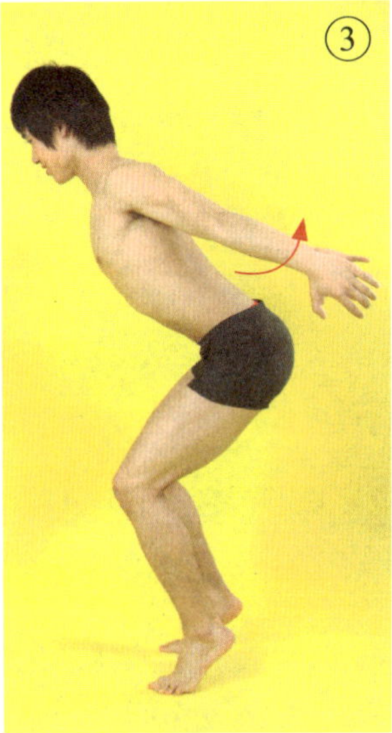
③

小功法大功效　这节练习，尤其适合轻度冠心病患者。通过大肌群低强度、长时间的运动，有利于增强心肌泵力、增加回心血量；有利于外周血管扩张、改善微循环、增加热量消耗；还有利于增加机体的平衡性、协调性及上、下肢的肌力。

马步运球小功法

小功法细步骤

患者取站位，双腿分开与肩同宽，根据自身耐受力，膝关节弯曲呈90°～135°，成马步状，即骑马蹲式，双臂前伸，五指自然分开成抱球状，并始终保持抱住假想中“球”的姿势（图④）；运用腰、髋、肩、背的活动，充分向左、右、上、下不同方向转圈，颈部要随之轻微转动，眼睛要时时跟随“运球”的方向转动，只有这样才能够逐渐达到形、意、神合一的境地。将该动作重复20～30次。

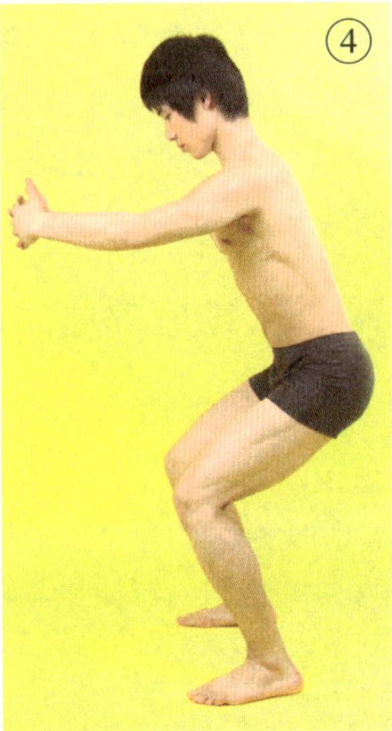
④

小功法大功效　此功法使全身经络在和缓的运动中得到疏通，并可改善心脏功能，对冠心病有较好的疗效。

内分泌及代谢系统常见病症

高血脂

血脂为血液中所含脂类物质的总称，由于脂肪代谢或运转异常，使血浆中一种或多种脂质高于正常值，最终导致高血脂。高血脂是导致动脉粥样硬化和危及人类健康的主要因素之一。

特效经穴

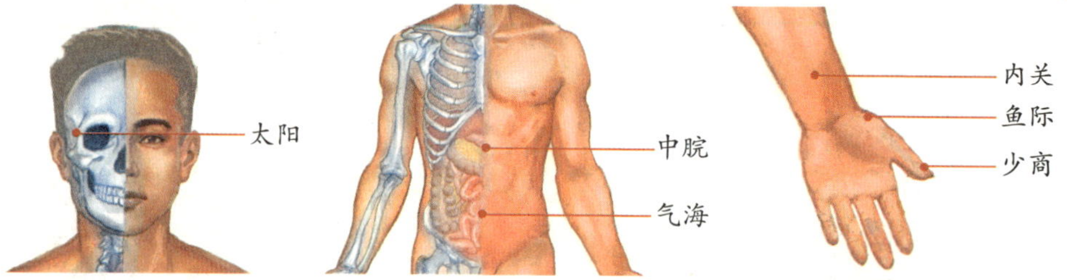

自我按摩降血脂小功法

小功法细步骤

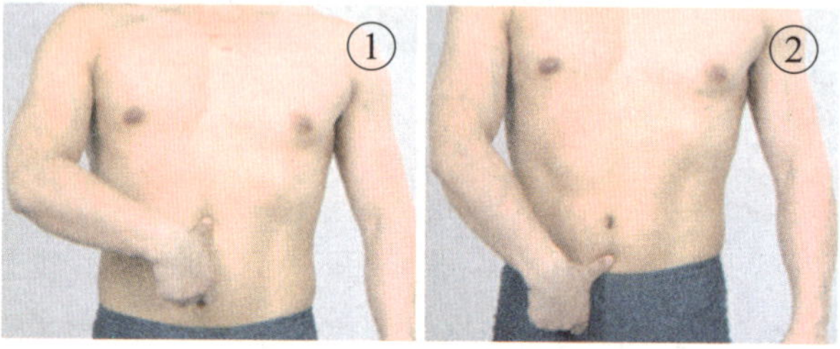

❶患者用拇指指腹按压中脘穴，每次2分钟（图①）。

❷用拇指指腹按揉气海穴，每次2分钟（图②）。

小功法大功效 按压中脘穴，可消除头晕、耳鸣、心烦等高血脂症状；按揉气海穴，能消除因高血脂而引起的遗精等不适症状。

他人按摩降血脂小功法

小功法细步骤

❶按摩者用一手拇指指端按揉患者手部的肺、心、胰腺、胃、小肠、十二指肠、肾等反射区，每个反射区各按揉1分钟。

❷按摩者用一手拇指推压患者足部的头、脑垂体、甲状腺、脾等反射区，每个反射区各按揉50次。

小功法大功效 此功法可有效缓解高血脂的症状。

贫血

正常成年人体内的血红蛋白值：男性为12～16克/100毫升，女性为11～15克/100毫升；红细胞数：男性为400～550万/立方毫米，女性为350～500万/立方毫米。血液内红细胞数和血红蛋白含量低于以上指标的即可认为是贫血。

特效经穴

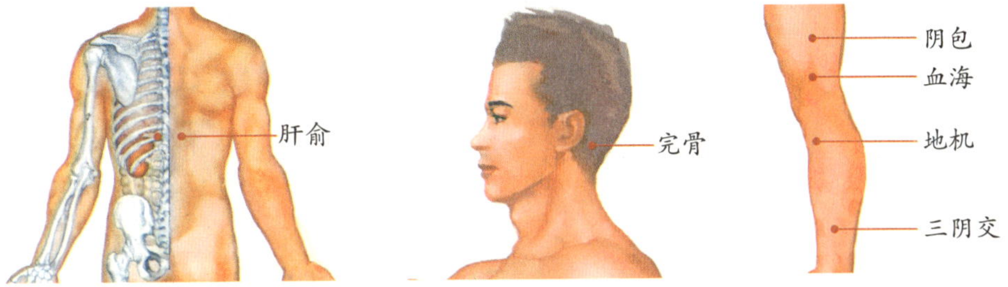

缓解贫血腿脚小功法

小功法细步骤

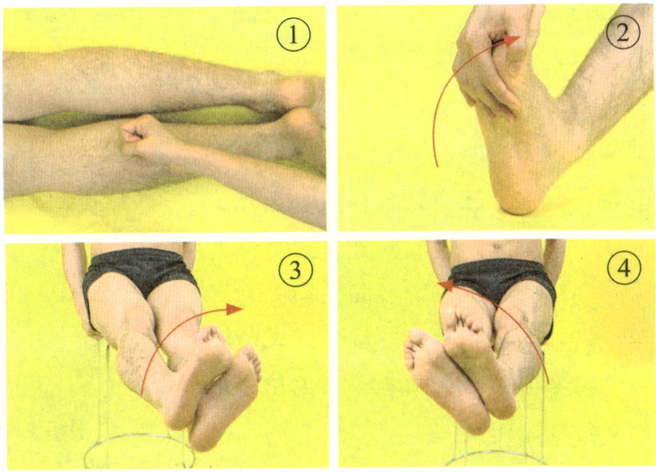

❶按摩者双手握拳，用力击打患者的小腿肚中央（图①）。

❷伸直一只小腿，用双手紧握前脚掌，用力向上扳脚（图②）。

❸双脚放于热水盆中泡脚，3分钟后，将双脚取出，脚板先向左转10次（图③），然后再向右转10次（图④）。

小功法大功效　经常做此动作可益气养血、促进气血循环、改善贫血症状，尤其适用于产后缺血的女性。

预防贫血小功法

小功法细步骤

❶患者仰卧在床或垫子上，身体伸直，放松心情，双手抚摸脸庞，保持呼吸平稳。

❷右腿尽量伸直，左腿向上屈，用左脚的脚后跟敲打位于右膝关节下方的足三里穴。

❸敲打片刻，以脚部感到温热为宜，换脚同法施行。

小功法大功效 此动作可促进全身血液循环，改善血液运行状况，并能预防贫血。

腿部穴位缓解贫血小功法

小功法细步骤

❶拍打血海穴：首先，取站姿，左脚向前跨出一步，同时双臂侧平举，掌心朝下（图⑤）；然后，尽量向上提起左膝，并且用右手掌轻轻拍打左腿的血海穴（图⑥）。

❷拍打三阴交穴：右膝屈曲盘腿向上踢起，上身稍稍向前倾，同时右手掌拍打右腿的三阴交穴，左手自然向下垂（图⑦）。

❸拍打阴包穴：取站姿，身心自然放松，双脚分开与肩同宽，双臂侧平举，掌心朝下。上身向前屈，左手拍打右腿的阴包穴，同时右手放在右腿的外侧上（图⑧）。换另一侧反复该动作。

小功法大功效 此功法可以有效打通经脉、疏通气血，以改善血液流通、促进气血运行、缓解贫血症状。

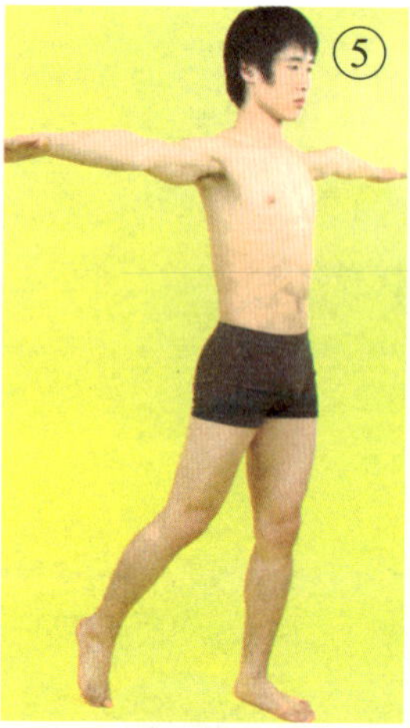
⑤

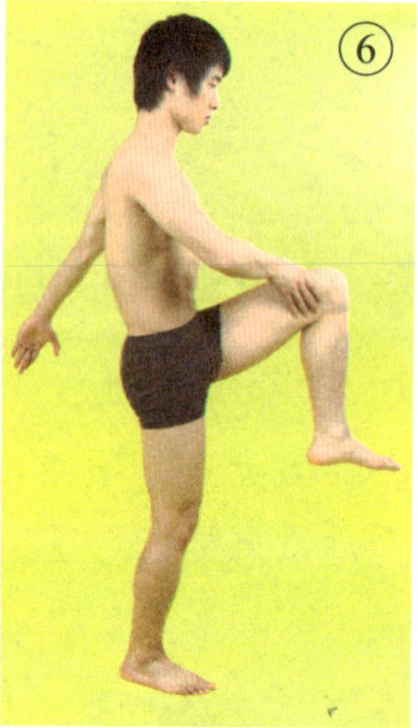
⑥

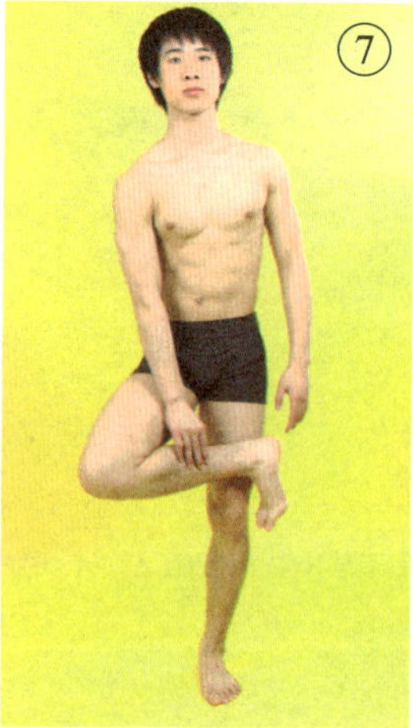
⑦

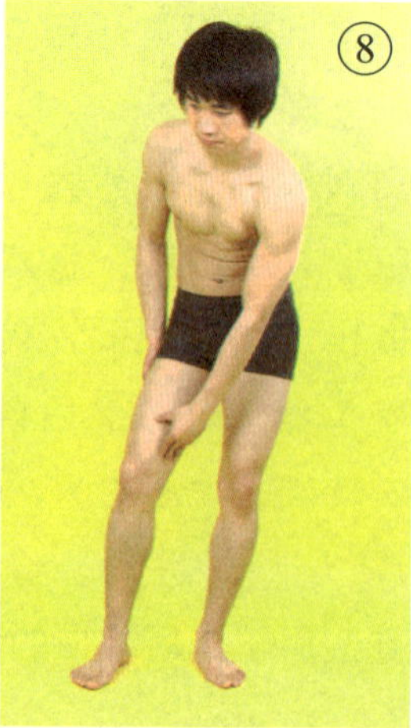
⑧

更年期综合征

女性在步入更年期后，卵巢会减少分泌雌激素和黄体酮，排卵频率也会降低，直至停止排卵。激素水平的下降不仅会令许多女性感到身体不适，还会经常引起情绪波动。

特效经穴

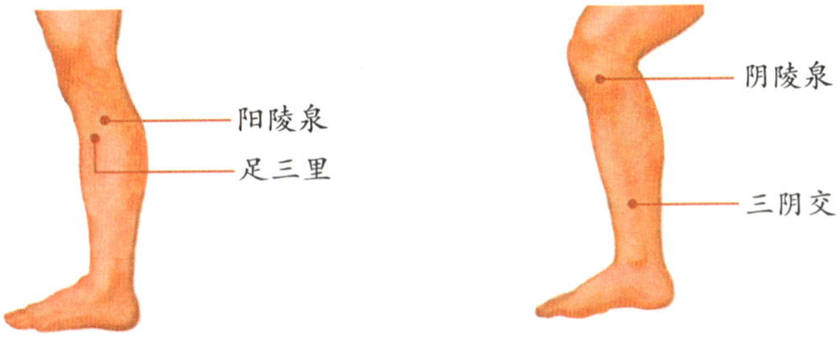

拉嘴角小功法

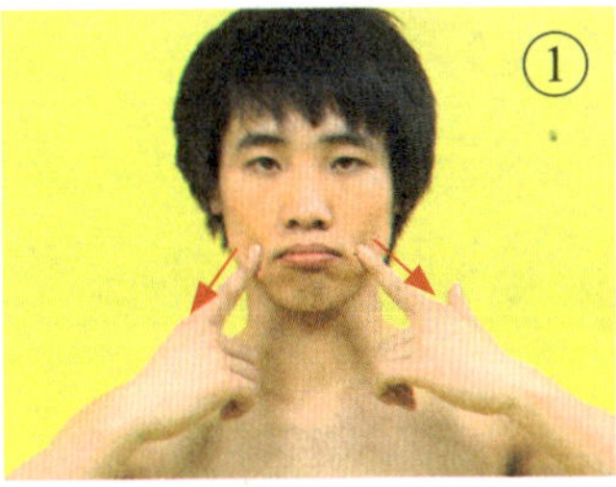

小功法细步骤

患者用双手食指使劲把嘴角往下拉，类似于苦瓜脸（图①）。

小功法大功效　此动作可以缓解更年期的不适症状，防治更年期综合征。

吸呼小功法

小功法细步骤

患者连续吸气2次，再连续呼气2次。

小功法大功效　此动作可加速心脏血液循环，改善更年期产生的头痛、头晕等症。

推抚足太阳

小功法细步骤

患者取俯卧位，按摩者双手从患者的肩背部沿膀胱经路线推抚至足跟。

小功法大功效　此功法有利于补肾气、调冲任等，有利于缓解更年期综合征。

生殖系统常见病症

月经不调、痛经

痛经是女性的常见病，指经期前后或行经期间出现下腹剧烈疼痛、腰酸甚至恶心、呕吐的现象。月经不调表现为月经周期或出血量的异常，可伴经期前、经期时的腹痛及全身症状。

特效经穴

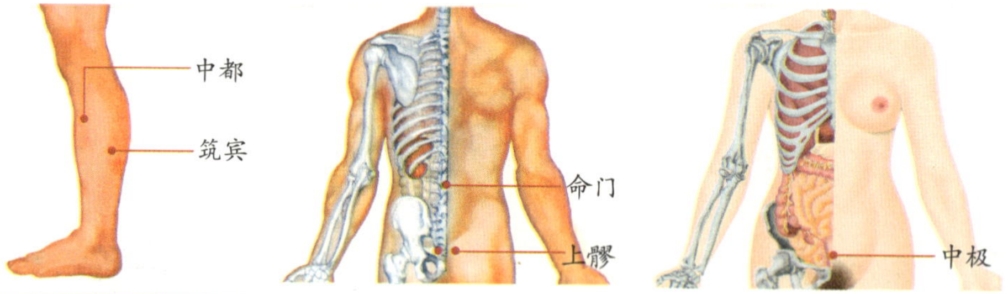

全身运动小功法

小功法细步骤

❶转圈：先在腰骨最突出的部分用力缠上宽皮筋或有弹性的围巾，然后自然站立，双手叉腰，双脚分开与肩同宽，慢慢转圈以扭动腰部，自左向右和自右向左各转20圈。此动作能够促进下半身的血液循环，减轻痛经，调理月经不调等症。

❷抱膝：坐在床上，屈起双腿，双手抱膝，用力使腹部贴近大腿。

❸转腿：平躺在床上，四肢张开成大字形，然后保持腰部不动，转动下半身，将右腿举起放在左手边，换脚重复一样的动作，反复做4次。运动时，如感到吃力，可暂停歇息。

❹抬腿：先平躺在床上，接着将抱枕或厚垫子夹在双腿间，最后做抬腿动作，需要注意的是，小腿与大腿要呈90º，保持5～10分钟后再恢复平躺姿势。

小功法大功效 此动作具有理气养血、暖宫调经等功效，可有效地通经止痛、理气活血，能够明显缓解痛经、月经不调等症状。

脊骨转圈小功法

小功法细步骤

❶患者坐在椅子上，上身挺直，右腿跷在左腿上面，双手交叉并自然安放在大腿上。

❷以腰部为轴心，保持下身不动，上半身自右向左扭动3次。

❸接着换腿运动，将左腿跷在右腿上面，双手交叉放在大腿上，下半身保持不动，上半身以腰部为轴心自左向右自然扭动3次。

小功法大功效　此动作通过拉动卵巢部位来预防和改善子宫及卵巢疾病。

缩腹小功法

小功法细步骤

女性经常进行缩腹运动可牵动下腹部中的诸多与生殖系统关系密切的穴位，同时也牵动到了膀胱和子宫。

小功法大功效　此动作可有效地帮助女性预防和缓解子宫内膜异位症引起的身体不适，还能帮助女性把体内不好的病气从肚脐以下的丹田排出体外，从而有效预防妇科疾病。

十二井穴小功法

小功法细步骤

❶爪抓式：手指尽量张开，然后曲指做爪状，再伸开，重复做数次。脚趾也如此运动。还可以反复练习抓健身球、排球等稍大的球体，若没有球，也可以随时随地在地上进行爪抓练习。

❷点钞票：食指微曲，拇指指腹和食指侧峰对捻如点钞票状。

小功法大功效　这些动作可以起到刺激十二经穴、调理手三阴经和手三阳经的作用，常练习可以改善血行不畅的状况，从而缓解痛经。

调理痛经小功法

小功法细步骤

❶患者双手重叠，掌心放在小腹上，按顺时针推摩5分钟，推摩时用力要稍重，

以10次/分的频率缓慢按摩，至小腹内有温热感为宜。

2 双手置于小腹侧面，从后向前朝外生殖器方向斜擦，不要往返擦动，至有温热感为宜，每次5分钟。

3 双手食指、中指并拢缓缓点揉子宫穴，注意点揉时用力要稍重，以感觉酸胀为宜，每次5分钟。

4 拇指重叠按揉气海穴、关元穴、中极穴，按揉时力度要适中，每穴每次各按1分钟。

5 用拇指推按大、小鱼际各2分钟。

小功法大功效 此功法可理气养血、通经止痛，能减轻痛经等症。

月经不调小功法

小功法细步骤

1 患者仰卧，按摩者先将手心搓热，用手掌掌心按揉患者的小腹部，力度稍重，至患者稍感温热即可。

2 患者改为俯卧位，按摩者用手掌掌心横擦患者的腰骶部，至患者稍感温热即可。如患者的经血色暗，且伴有瘀块，可击打其腰骶部50次。

3 按摩者分别按揉患者的命门穴、肾俞穴、关元穴各2分钟，至患者感觉温热即可。

4 患者改为坐位，按摩者找到患者的与肩胛下缘平齐的脊椎棘突，用手掌由此处向两侧分推，并沿肋间向胸部推摩，反复推摩30次，患者稍感温热即可。

5 按摩者用拇指指腹按揉患者的足三里穴、太溪穴、阴陵泉穴、血海穴，每穴每次按揉2 分钟。

6 患者取仰卧位，按摩者双手拇指并拢用指腹按压中脘穴，注意按压时用力要稍重，每次按揉3分钟。

7 一手固定患者的手臂，一手用力按压、揉捏合谷穴，每次按揉3分钟，以产生酸胀感为宜。

8 一手握住患者的膝盖，一手逐一按揉血海穴、阴陵泉穴、中都穴、筑宾穴，每穴每次各按揉1分钟，以产生酸胀感为宜。

小功法大功效 此功法具有理气养血、暖宫调经等功效，可明显地减轻月经不调等症。同样适用于因血虚气滞及下焦虚寒所导致的月经不调者。

前列腺炎

前列腺炎是男性前列腺的常见疾病，是老年男性的常见疾病之一。前列腺增生的主要症状是排尿困难，轻者夜里起床小便次数增多，有尿不尽或尿完后还有少量排出的现象；重者会出现尿流变细，甚至排不出尿的现象。

特效经穴

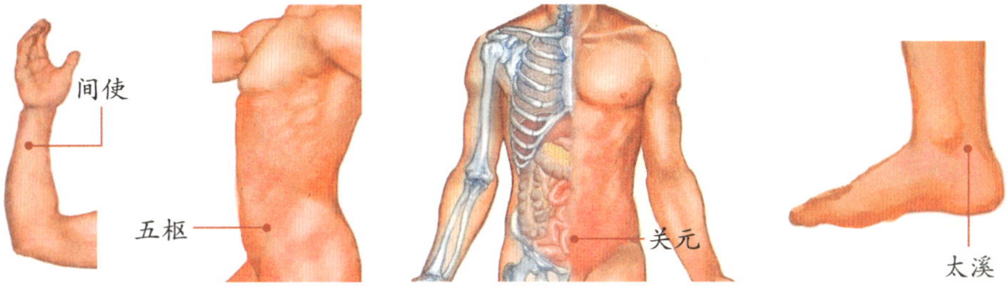

提臀小功法

小功法细步骤

❶患者仰卧于床上，双腿并拢，双手自然放于身体两侧（图①）。

❷调整呼吸，然后逐渐将双腿向上屈膝（图②）。

❸用双手和双脚支撑着身体，逐渐抬高臀部至离床面15厘米，同时深吸气和提肛（图③），保持3～6秒钟之后，缓缓地放下臀部，回到起始动作，全身放松，进行深呼吸。此动作应反复进行20～36次。

小功法大功效　此功法具有活血化瘀、补肾益精、利湿解毒的强大功效，适用于由瘀血阻滞、肾精亏损、湿热蕴结引起的慢性前列腺炎。

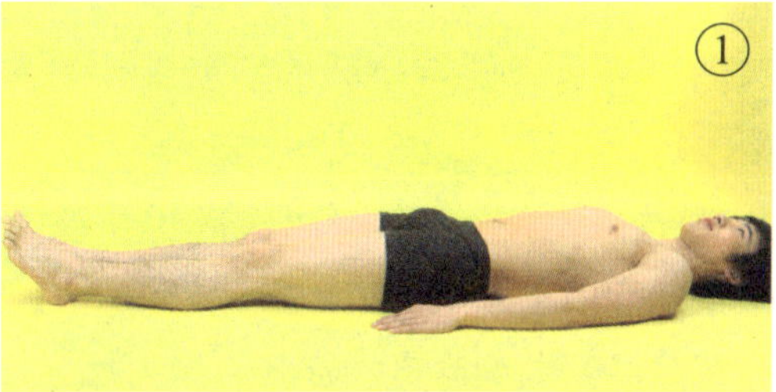
①

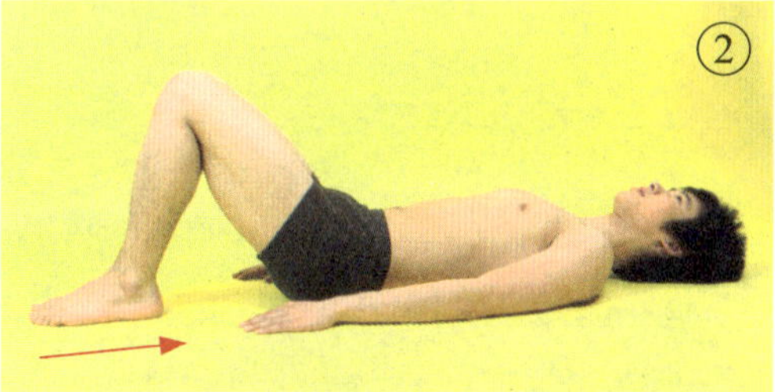
②

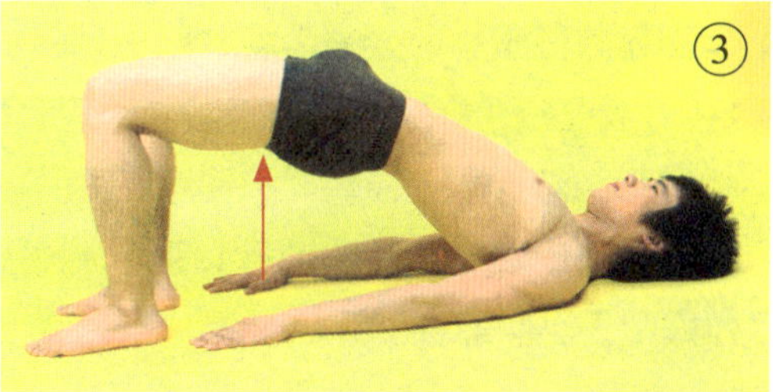
③

膝部小功法

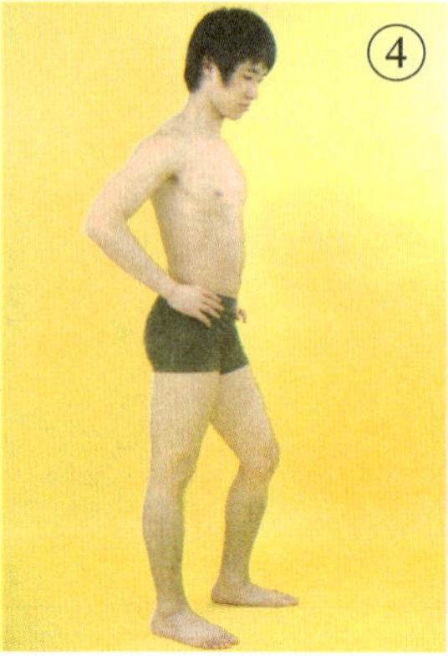

小功法细步骤

患者取站位，双手自然叉腰，身心放松，接着双脚分开与肩同宽，以每秒2～3次的频率抖动膝部（图④），抖动时长为1～2分钟。抖动时会感觉到浑身肌肉连同睾丸处都在震颤，每日早晚各抖动1次为宜。

小功法大功效 这个动作能够引起睾丸的震颤，促进睾丸的气血循行，从而有效地缓解前列腺炎。

叉腿小功法

小功法细步骤

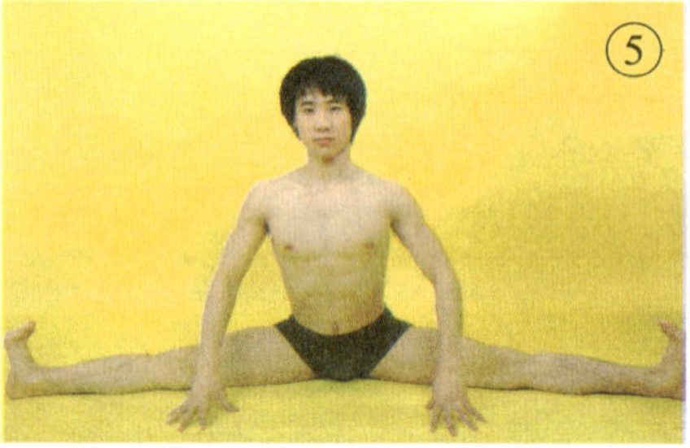

患者坐在地板或床上，双腿先向前伸直，再慢慢地分别向两边张开双腿。在整个过程中，双腿都要保持伸直状态，不要弯曲，并且大腿与小腿的腿肚要平贴在地板或床上（图⑤）。

小功法大功效 这个动作通过扩张双腿来拉动会阴部的肌肉，促进该部位的气血循环，有利于补虚养血，强肾益精，从而有效减轻前列腺炎的症状。

经络补习班

改善前列腺炎的外治方

◎ **蜗牛肉敷法：** 将2条蚯蚓和2只蜗牛的肉捣烂，加入2克车前子末调匀，将其敷在脐部，外用纱布固定。早晚各1次。

◎ **田螺肉敷法：** 取连须大葱3棵、鲜车前草30克、田螺肉7个、淡豆豉10颗、食盐1克，放在一起捣成泥后敷于脐部即可。早晚各换药1次。

◎ **药带敷法：** 取金钱草、败酱草各20克，刘寄奴、白花蛇舌草各30克，核桃仁、红花、乌药各15克，车前子12克，制香附8克，一起研成细末，然后用纱布将其包好敷于小腹即可。

泌尿系统常见病症

膀胱炎

膀胱炎可分为特异性细菌感染和非特异性细菌感染两种。前者是针对膀胱结核而言的，后者是由大肠杆菌、副大肠杆菌、变形杆菌、绿脓杆菌、链球菌和金黄色葡萄球菌引起的。

特效经穴

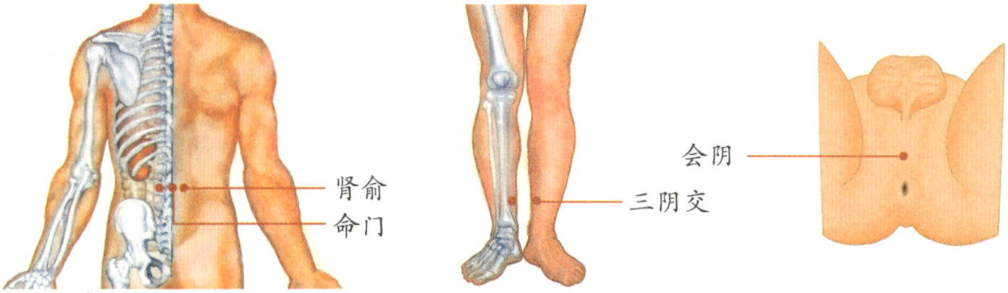

脚掌活动小功法

小功法细步骤

患者坐在地上或床上，双脚并拢，脚掌朝前（图①）；以脚跟为轴心使脚掌反复由上向下压（图②）。由起始动作往下压时，力度应最大。

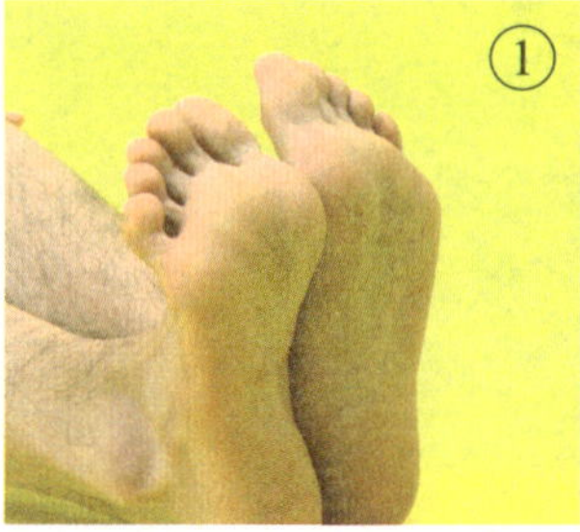

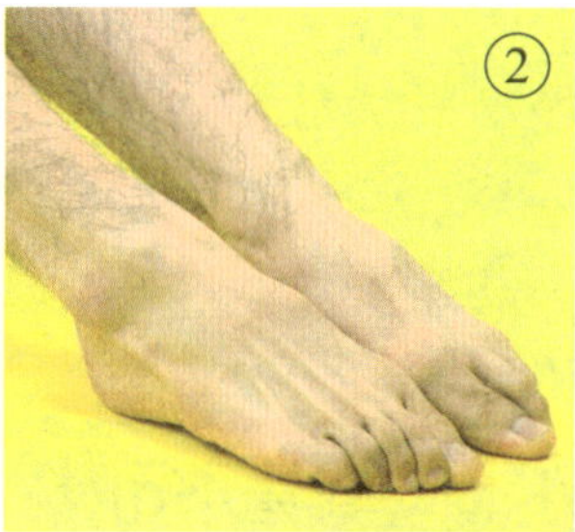

小功法大功效　此动作可拉动脚踝关节，刺激足三里穴，从而有效改善膀胱炎的症状。

腹部、肛门小功法

小功法细步骤

❶锻炼耻骨运动：取站姿，手肘弯曲，以左手握住右腿膝盖，上半身向前屈，左腿保持直立（图③）。然后换成右手握住左膝盖，右腿保持直立。

❷拉紧、松弛韧带运动：用力缩紧肚脐，保持一段时间后缓缓拉动下腹部肌肉。

❸收缩腹部运动：用力收缩肚脐周围的腹部肌肉，这样可以拉动丹田穴，从而与命门穴产生共振（图④）。

小功法大功效　此动作可促进下半身内分泌，强化肠胃、子宫与膀胱的功能。另外，该功法可以拉动括约肌及小腹肌肉，改善膀胱炎的症状。

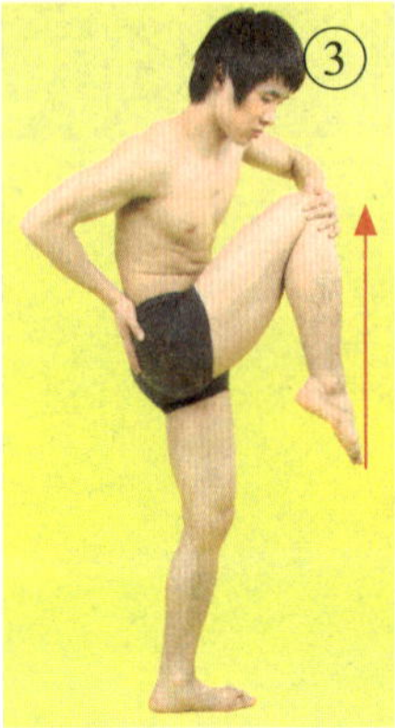

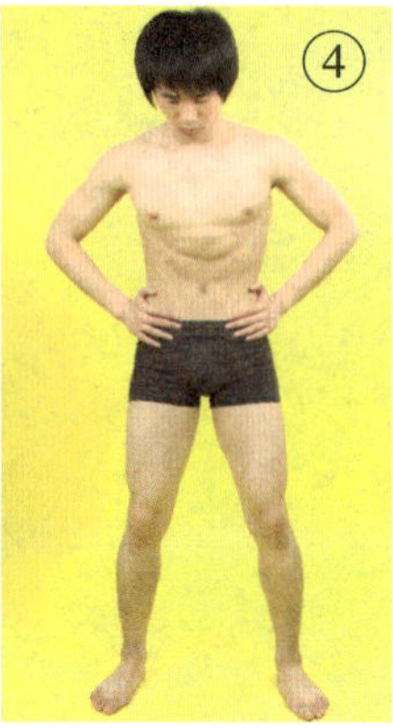

蜻蜓点水小功法

小功法细步骤

❶患者取俯卧位，脖子下垫一个枕头（图⑤）。

❷双手掌心朝下置于身体两侧的地面上，并慢慢撑起上身，同时尽量将头向后仰（图⑥）。

❸臀部向后靠，尽量使臀部贴近足跟，上身下压，双手向前伸展（图⑦）。

❹双手从前向后缩回，调整呼吸（图⑧），随后再向前伸展全身。

小功法大功效　此功法可激活膀胱功能。

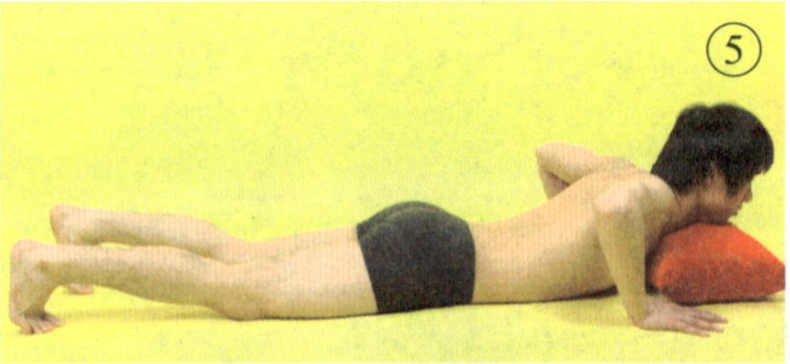

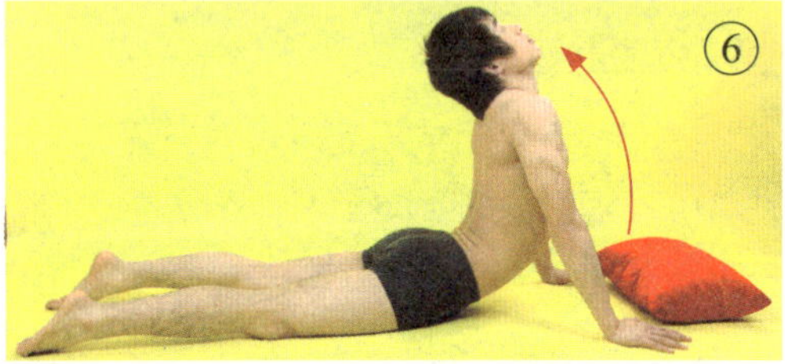

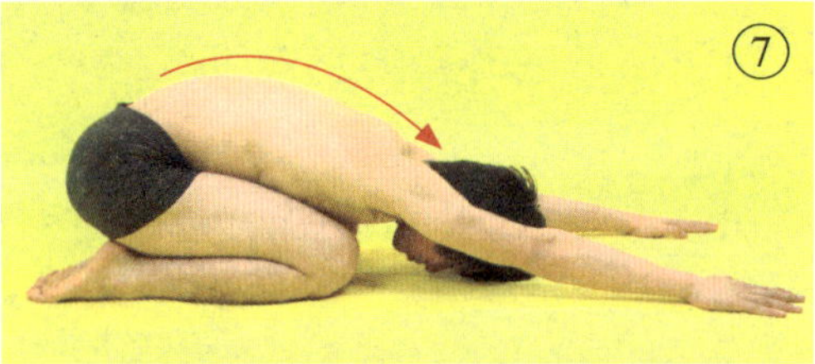

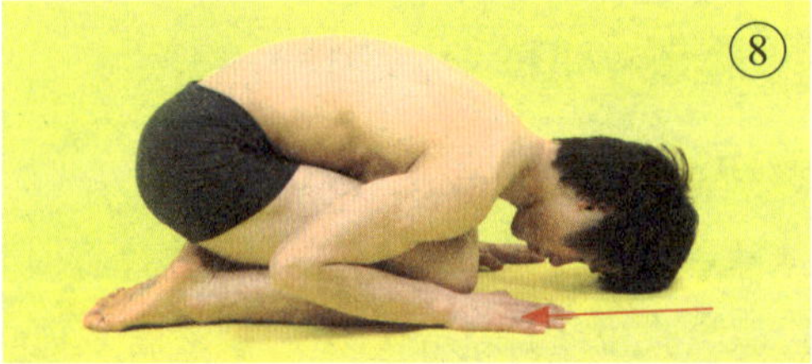

摇头摆尾小功法

小功法细步骤

患者取仰卧位，头垫枕头，双手自然置于身体两侧。双腿弯曲，并用双手抱住双腿，最大限度地将膝盖向胸前抱。将头靠在枕头上，然后身体向右转动，头也右转。反方向做相同的动作。

小功法大功效　可改善膀胱功能。

慢性肾炎

慢性肾炎是各种原发性肾小球疾病导致的一种长病程的疾病。本病可发生在任何年龄段，但以青年和中年多见，男性发病率高于女性。本病的主要临床表现为血尿、蛋白尿、管型尿、水肿、高血压等。

特效经穴

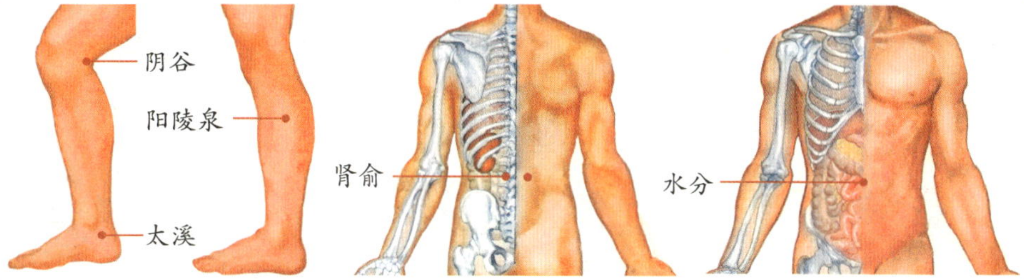

狸猫上树小功法

小功法细步骤

患者取站位，放松全身，屈膝、弯腰、含胸，类似狸猫爬上树时弓起背部的状态（图①），然后抬头挺胸，双手放于体侧，类似于狸猫上树挺胸时的状态（图②）。

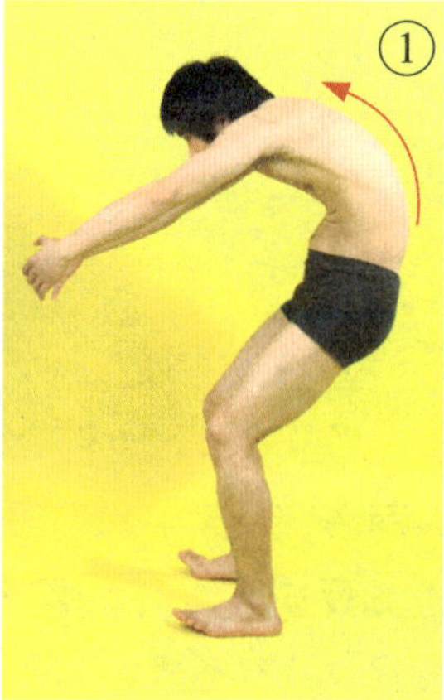

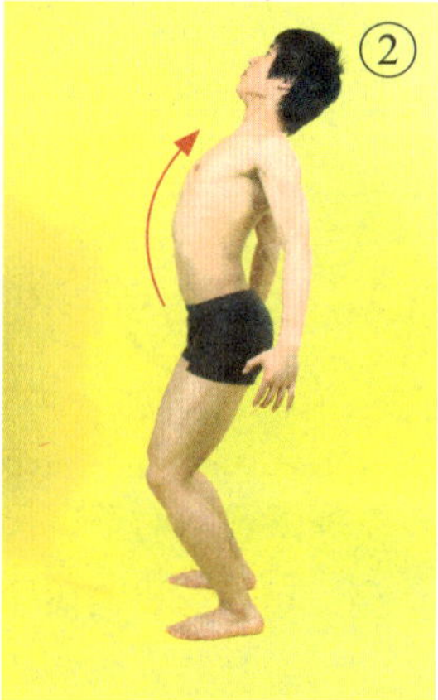

小功法大功效　通过弓背运动，可以有效地使腰部得到锻炼，改善慢性肾炎症状。

抱球转腰小功法

小功法细步骤

❶患者将双脚分开，与肩同宽，双手自然下垂，抬头挺胸，身体保持端正（图③）。

❷双腿微屈，上身保持立正的姿势，双手上举至胸前，并呈如同抱球一样的姿势（图④）。

❸左右转体，双手随着腰部转动，并保持抱球状的姿势。即身体左转，左手在上（图⑤）；身体右转，右手在上（图⑥）。

小功法大功效　抱球转腰的动作不仅可以促使腰部进行运动，而且还能够锻炼腰部的肌肉和关节，从而达到防治慢性肾炎、腰肌酸软等疾病的目的。

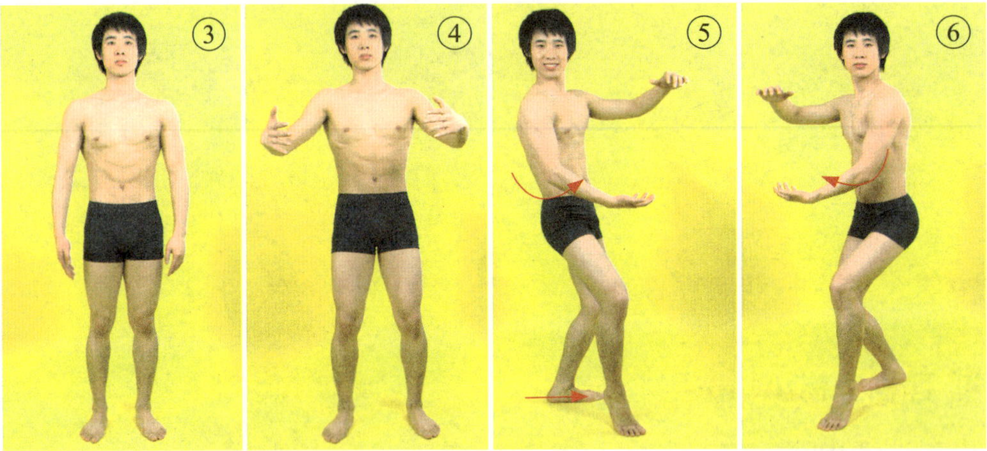

经络补习班

养肾壮阳的秘诀

◎**伸懒腰。**对于现代人而言，一天中的大部分时间都坐着，坐久了会导致腰部酸痛，其实这是肾脏不适的反应。这时每隔1小时就站起来活动一下，经常伸伸懒腰，就能很好地缓解疲劳、赶走不适。

◎**顺时养生。**15:00—17:00是膀胱经经脉最旺盛的时段，也是养肾的理想时段，这个时间若在工作或看书，可缓缓地左右转动身体5～6次，双脚自然地前后摆动数十次，然后将手掌搓热，置于腰间膀胱经背俞穴上，上下摩擦，直至腰部感觉发热为止。中医认为“腰为肾之府”，长练此动作，对腰膝有益。

◎**注意保暖。**在寒冷的季节，一定要注意保暖，尤其是腰腹部和足部的保暖，避免寒气侵入体内导致肾疾。